이비인후과 의사를 위한

보청기 처방 실전 가이드

대한이과학회 보청기연구회
Korean Otological Society Hearing Aid Study Group

이비인후과 의사를 위한

보청기 처방 실전 가이드

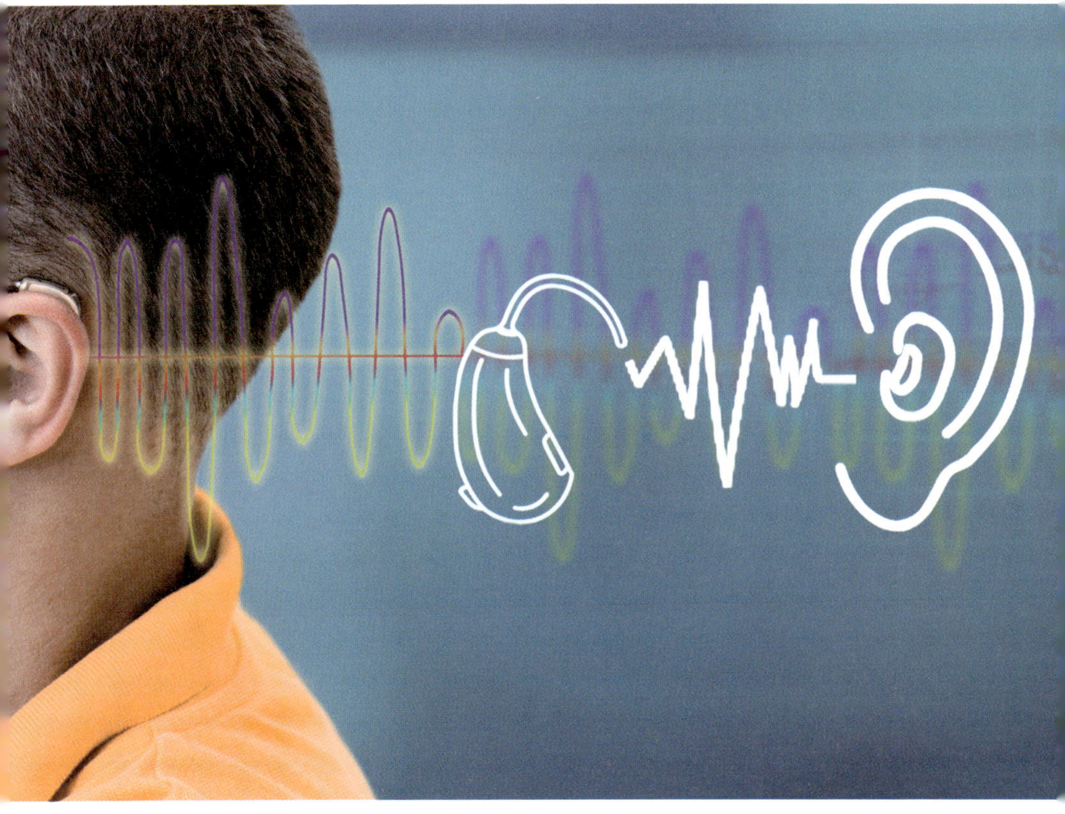

대한이과학회 보청기연구회
Korean Otological Society Hearing Aid Study Group

이비인후과 의사를 위한

보청기 처방 실전 가이드

첫째판 1쇄 인쇄 | 2022년 10월 27일

지 은 이 대한이과학회 보청기연구회

발 행 인 정연훈(회장)

편 집 인 추옥성(편집위원장)

발 행 처 세종의학

(우)07711 서울시 강서구 화곡로 111, 6층(화곡3동, 스카이빌딩)

전 화 02-2604-5323 | **팩 스** 02-2603-5323

이 메 일 pjy5322@naver.com

홈페이지 www.sjmedi.com

I S B N 979-11-89316-13-6 92510

정 가 45,000원

발간사

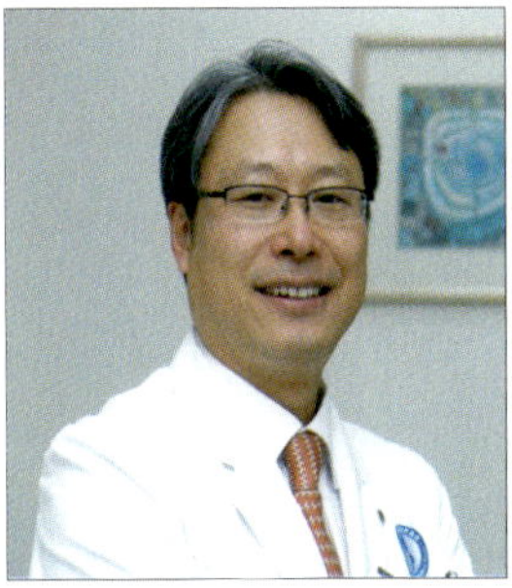

난청은 100세 시대에서 삶의 질을 결정하는 가장 중요한 질환 중 하나입니다. 듣지 못함으로 가정과 사회에서 고립되고, 치매의 가능성이 높아지는 등 난청은 사회적으로도 아주 중요한 질환이 되었습니다.

그 난청을 해결하는 주 방법 중 하나가 보청기입니다. 경도 난청에서 고도난청에 이르기까지 보청기는 큰 도움을 줄 수 있습니다. 하지만 보청기착용 비율이 국내에서는 대상자의 10-20%에 불과하다고 합니다. 이렇게 저조한 원인에는 보청기가격. 외부로 보이는 거부감, 그리고 보청기효과에 대한 의구심들이 있습니다. 하지만, 보청기 성능의 개선, 소형화, 급여보청기의 보급, 보청기의 인식변화 등으로 이제는 보청기 착용이 많이 일반화되고 있습니다.

따라서 보청기 처방과 관리는 이제 이비인후과 의사의 주진료영역이 되었습니다. 그럼에도 불구하고 보청기 처방이 쉽지는 않습니다. 환자에 대한 정확한 난청 진단과 보청기 기기에 대한 최신 지식과 경험을 절대적으로 필요로 합니다. 하지만 보청기에 관한 기존 책들이 주로 개념, 원리 등 원론적 지식에 촛점을 맞추고 있어 진료현장에 직접 적용하는 데에는 여러 한계가 있었습니다.

이에 보청기연구회에서는 창립이래 5년간 공부하고 정보교환 했던 내용들을 기초로, 외래에서 실질적으로 도움이 될 책을 준비하게 되었습니다. '보청기처방 실전 가이드'는 이비인후과 의사들이 현장에서 맞부딪히는 다양한 난청종류에 따른 보청기처방 증례와 보청기를 다루면서 생기는 질문들을 많이 다루었습니다. 아울러 보청기 이해를 돕기 위한 핵심적 기기원리 및 프로그램 다루는 방법까지 소개하고 있습니다. 그리고 현재 많이 사용되는 글로벌 보청기의 소개와 국내 보청기 관련 보험 및 법규를 자세히 설명하고 있습니다.

'보청기 처방 실전 가이드'는 그동안 보청기연구회 80여명 회원들의 땀의 결실입니다. 특별히 박무균 총무님, 추옥성 편집위원장님과 김한태, 하정호 편집위원, 여러 임원들, 그리고 저자들의 큰 수고와 대한이과학회 구자원 회장님의 지원이 있었기에 가능했습니다. 이 자리를 빌어 감사인사를 드립니다.

'보청기 처방 실전 가이드'로 이비인후과 선생님들이 더 큰 자신감을 갖고 열심히 더 많이 보청기를 다루기를 원합니다. 아울러 보청기연구회의 지속적 발전과 계속 업데이트 되는 책자가 발간되기를 고대해 봅니다. 이 모든 노력은 결국 많은 난청인들에게 더 잘 들리는 보청기로 결실을 맺을 줄 믿습니다.

2022년 10월 13일

보청기연구회 회장 정연훈

추천사

난청에 대한 이해는 이과학의 가장 기본이 되는 분야로 최근 노령인구의 증가, 소음에 대한 노출이 증가하며 난청 예방 및 재활에 대한 중요성이 커지고 있습니다. 이중, 난청재활에서 보청기는 가장 중요하며 흔하게 사용되는 방법으로 이과영역에서 필수적으로 다루어져야 하는 영역입니다. 대한이과학회는 인류의 귀건강을 위해 헌신한다는 사명 하에 임상연구회와 ORIG (Otology research interesting group)을 통해 다양한 이과질환의 임상 및 기초 연구를 선도하는데 기여하여 왔습니다. 대한이과학회는 대한청각학회와 더불어 보청기에 대한 활용과 교육을 위해 2009년 제 1회 보청기 워크샵을 시작으로 매년 보청기 워크샵을 시행하여 이과학회 회원과 이비인후과회원들에게 최신 정보를 제공하여 왔습니다. 또한, 학회 주관으로 보청기에 대한 최신 지견을 모아 2012년 “보청기-Current opinion on hearing aid’를 초판 발간하였고 이후 보청기 맞춤에 대한 다양한 상황과 증례를 추가하고 최신 기술을 반영하여 2017년 개정 증보판을 발간하였습니다.

개정증보판을 통해 보청기 임상적용과 활용에 대한 방대한 부분을 다루었지만 보청기를 처방하고 사용하는 현장에서 실무적으로 사용할 수 있고 간단히 찾아 볼 수 있는 실전 가이드라인에 대한 요구도 있어 왔습니다. 이번 대한이과학회의 보청기연구회의 주관으로 출판되는 ‘보청기 처방 실전 가이드’를 통해 이과학회 회원들이 현장에서 사용할 수 있는 매뉴얼을 가지게 될 것으로 생각됩니다. 대한이과학회의 보청기연구회가 증례 토의, 최신 저널 리뷰, 보청기 기술 업데이트와 정기 모임을 통해 다양한 연구회 사업을 진행하여 온 것을 알고 있습니다. 보청기연구회의 주관으로 출판하는 이번 ‘보청기 처방 실전 가이드’이 여러 회원들에게 보청기 실무에 널리 활용될 것으로 생각되며 회원 여러분들께 대한이과학회의 공인 도서로 추천을 드립니다.

마지막으로 책자의 집필에 수고해 주신 보청기연구회의 회원 여러분과 원고의 정리와 감수를 집행한 편집위원과 보청기연구회 정연훈 회장님께 깊은 감사를 드립니다. 또한, 보청기연구회의 발전을 기원합니다.

2022년 10월

대한이과학회 회장 구자원

추천사

우리나라는 인구의 급격화 노령화로 인하여 난청 인구가 급증하고 있습니다. 또한 난청으로 인해 의사 소통의 문제뿐만 아니라 인지 기능과 연관된 문제점과 우울증 등 삶의 질에 막대한 영향을 주는 것은 잘 알려진 사실입니다. 난청을 극복하기 난청의 예방뿐만 아니라 적절한 청각 재활법을 제시하는 것은 청각을 연구하고 다루는 모든 이들에게 중요할 것입니다. 최근 보청기는 디지털 신호 처리 기술의 무선기술, 인공지능의 활용에 따라 급격히 발달하여 왔습니다. 또한, 다양한 보청기 모델이 도입되어 이전과는 다른 보청기에 대한 이해와 실무 적용이 더욱 요구되고 있습니다. 환자들의 청각 재활에 대한 요구도 더욱 다양해지고 기대도 높아지고 있습니다.

대한청각학회는 청각질환의 극복과 청각학문의 발전을 위해 지소적으로 노력하여 왔습니다. 보청기는 청각재활의 핵심으로 대한청각학회는 다양한 학술 활동을 통해 보청기에 대한 연구와 임상 활용을 위해 노력하여 왔습니다. 대한청각학회는 대한이과학회와 더불어 2009년부터 매년 보청기 워크샵을 시행하여 보청기의 최신 지견과 정보를 알려 왔습니다. 또한, 청각사 연수과정과 더불어 보청기에 특화된 연수과정을 개발하여 인력을 양성하는데 기여하고 있으며 청력검사 강습회, 청각사 보수교육, 청각학 연구세미나등을 통해 보청기에 대한 연구와 임상활용을 교육하고 있습니다.

보청기에 대한 책자들이 국내에 소개되고 발간되어 왔으나 이번에 출판되는 '보청기 처방 실전 가이드'는 임상 현장에서 보청기를 처음 처방해서 피팅하고 경과를 보는 과정을 순서에 따라 사용하면서 활용할 수 있고 다양한 난청 증례를 통해 바로 간단히 적용해서 따라 할 수 있는 실무 중심이 매뉴얼이 될 것으로 보입니다. 그림과 사진을 보고 바로 보청기의 피팅과 조절을 해 볼 수 있을 것으로 보이며 임상 중심으로 보청기를 사용하는 이비인후과 의사들에게 특히 유용한 지침서가 될 것으로 보입니다. 또한 이를 통해 실제 보청기를 착용하는 환자의 만족도를 빠르게 높이데 기여할 것으로 보입니다. 보청기의 유용성에도 불구하고 아직 우리나라의 보청기 사용율은 낮은 것이 현실입니다. '보청기 처방 실전 가이드'가 보청기의 적절한 사용과 착용에 기여하고 보청기를 처방하는 의사에게 현장에서 사용되는 유용한 실무 메뉴얼이 될 것으로 믿습니다.

책자를 주도적으로 집필하신 보청기연구회의 정연훈 회장님과 편집위원, 집필진, 책자를 발행하는데 지원을 해주신 대한이과학회 구자원 회장님께 축하와 감사들 드리며 보청기연구회와 이과학회의 발전을 기원합니다.

2022년 10월

대한청각학회 회장 조창현

축사

대한이과학회의 보청기연구회에서 이비인후과 의사를 위한 "보청기 처방 실전 가이드"를 출간하게 된 것을 진심으로 축하드립니다. 보청기는 이비인후과 의사가 다루어야 하는 중요한 난청 재활법이며 난청 환자의 증가와 정부의 보청기 지원 사업 증가에 따라 이비인후과 의사 회원들의 관심이 증가하는 임상분야입니다. 이에 발 맞추어 이비인후과 의사들이 임상 현장에서 이해하기 쉽고 따라 하기 쉬운 가이드를 가지게 되어 반갑고 기쁘게 생각합니다.

대한이과학회는 1990년 이과 연구회로 창립되어 30년이 넘는 역사와 550여명의 회원을 가진 유서 깊은 학회로 국민의 귀 건강을 책임져 왔습니다. 난청의 치료와 재활을 위해 이비인후과 의사는 항상 최선을 다해 왔으며 대한이비인후학회는 대한이과학회와 더불어 선도적인 역할을 하여 왔습니다. ICORL, 춘추계 정기 학술 대회 및 다양한 학술 활동을 통해 난청 예방과 청각재활법을 회원들에게 교육, 홍보하고 연구활동을 지원하였습니다. 또한, 난청 예방과 청각 재활에 대한 중요성에 대해 대국민 홍보 및 교육활동을 하고 있습니다.

난청 재활을 담당하는 이비인후과 의사회원들은 최근 보청기 기술의 빠른 발달과 다양한 모델이 소개됨에 따라 보청기를 처방하고 사용하는데 있어 쉽게 따라 할 수 있는 매뉴얼 대한 요구가 있어 왔습니다. 이에 이번 책자를 통해 기존 교과서와 보청기 책자에서는 다루기 힘들었던 실무 중심의 매뉴얼이 현장의 요구에 대응하고 이비인후과 회원들에게 보청기 처방의 가이드 될 것을 믿습니다. 또한, 보청기에 대한 이러한 실무적인 책자는 보청기의 대한 환자의 만족도를 높이고 이비인후과 의사에 대한 신뢰를 높이데도 기여할 것으로 보입니다.

책자를 주도적으로 집필하신 대한이과학회 보청기연구회의 정연훈 회장님과 편집위원과 집필진, 책자를 발행하신 대한이과학회 구자원 회장님께 축하와 감사의 말씀을 드립니다.

2022년 10월

대한이비인후과학회 22대 이사장 김세헌

편집위원회

발행인

정연훈(아주대)

편집

위원장 추옥성(을지대)

위원 김한태(건양대), 하정호(아주대)

감수

정연훈(아주대), 박무균(서울대)

저자

김한태(건양대)
박무균(서울대)
서재현(가톨릭대)
오정훈(가톨릭대)
이전미(인제대)
정연훈(아주대)
조영상(성균관대)
추옥성(을지대)
문일준(성균관대)
박민현(서울대)
신유리(소리귀클리닉)
이동희(가톨릭대)
장정훈(아주대)
정진세(연세대)
최성준(순천향대)
하정호(아주대)

목 차

CHAPTER 01

보청기 클리닉의 시작 : 보청기 클리닉 운영 프로세스

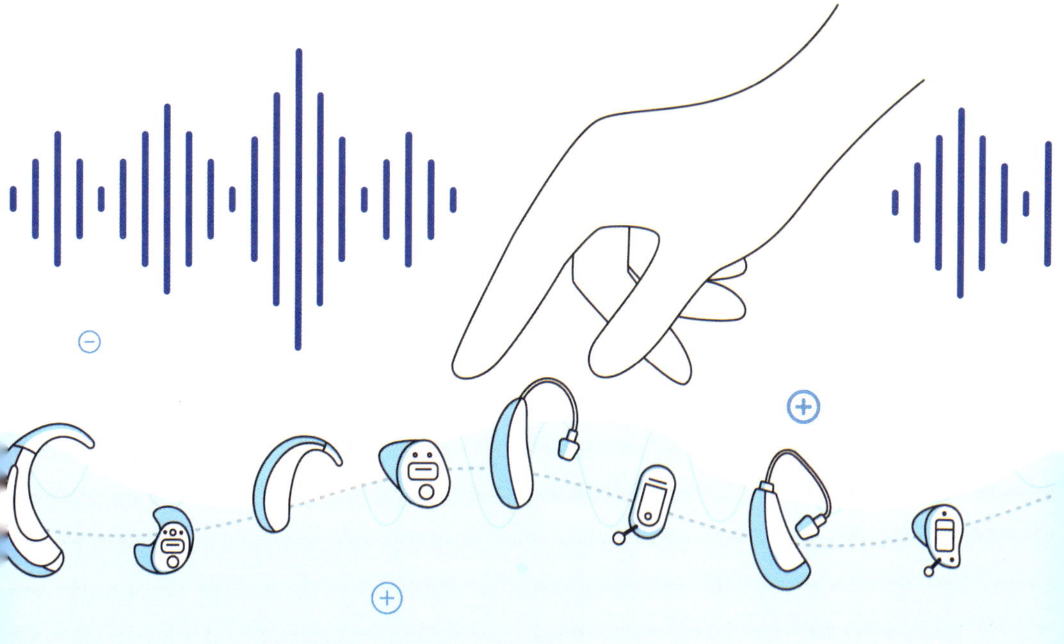

보청기 클리닉을 시작하고 성공적으로 운영하기 위해서는 적절한 장비와 인력이 필요함. 본 장에서는 보청기 클리닉을 시작과 운영과 관련된 기초 정보를 제시하고자 함.

1 보청기 클리닉 세팅

1) 보청기 클리닉 운영에 필요한 인력

- 3명의 인력이 적절하나 2인으로 역할을 분담할 수 있음.
- 의사 + 청각사 + 보청기 상담/관리사 구성이 필요하나 역할을 겸하여 인력을 줄일 수 있음.
- 의사 : 정확한 난청 진단 및 난청치료의 방법으로 보청기 사용여부를 결정
- 청각사 : 청력검사를 포함한 각종 검사
- 상담사/코디네이터/전담관리사: 보청기 전담 직원으로서 보청기의 세부적인 사항에 대한 상담, 보청기 적합 및 조절, 이어몰드 제작 등의 역할을 담당하고 착용 과정에서의 불편함에 대한 상담 등의 역할을 담당

2) 공간

- 청력검사실 (임상 청력검사가 가능한 수준의 방음 부스에 해당)
  - 스피커와 환자와의 거리를 1m 이상 유지하기 위해 최소 4평이상의 공간이 필요.
  - 스피커 위치를 대각선으로 조절함으로써 방음부스 크기를 줄일 수 있음 **(그림 1A)**.
- 상담실 - 별도의 상담실을 갖추는 것을 추천**(그림 1B)**.
- 점검실 - 수리업 신고를 한 경우에는 점검실을 별도로 설치해야 함.
- 출입구 - 보청기 판매는 이비인후과의원에서 가능하나 별도로 의료기기

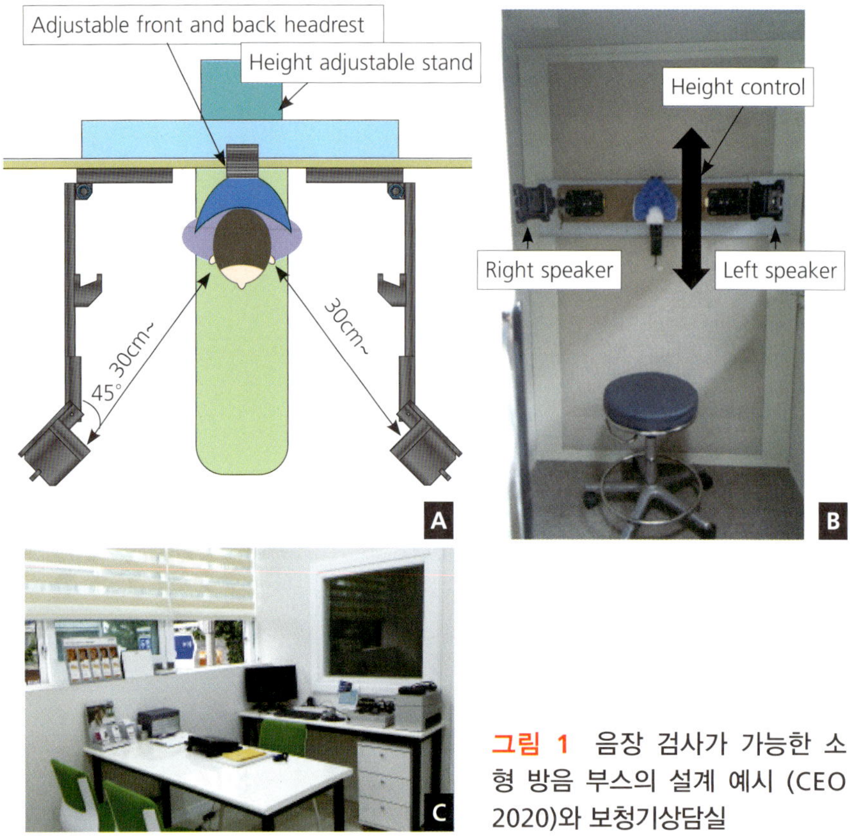

그림 1 음장 검사가 가능한 소형 방음 부스의 설계 예시 (CEO 2020)와 보청기상담실

판매업 신고를 해야 하며, 이 경우 의원과 별도의 출입구를 가지고 있어야 함. 보청기 판매량이 많을 경우 의료기기 판매업 신고를 하는 것이 유리할 수 있음.

3) 필수장비

- 이경, 귓본채취장비
- 청력검사를 위한 청력검사기와 방음부스, 음장스피커
- 상담용 PC, 보청기 연결 interface 기기
- 보청기 피팅을 위한 장비 - 실이측정장비 (REM) & 보청기 성능 분석장비 (아래에 조금 더 자세히 설명)

4) 피팅을 위한 특수장비

① **Coupler measurement (2cc)**

- 외이도의 부피를 고려한 2cc coupler를 사용.
- 접합기를 receiver에 빈틈없이 연결하여 증폭되어 나오는 소리를 측정/평가.
- ITE, ITC : HA-1 접합기, BTE : HA-2 접합기, CIC : CIC접합기(0.4cc)

② **Ear stimulator**

- 표준화된 귀 마네킹 모델을 사용하여 실제 외이도를 대체.
- 실제 용적에 가깝고 외이도의 impedance를 반영.
- Acoustic manikin : KEMAR (Knowles electronics manikin for acoustics research) - 내부에 Zwislocki coupler 또는 IEC 711 real ear stimulators 위치.
- 하지만 실제 이득을 평가하기 위해서는 실이측정으로 확인을 요함.

③ **Real ear measurement(REM)**

- 보청기 처방 및 피팅을 위한 특수장비임.
- 보청기의 전기음향학적 특성을 측정함. 보청기의 출력 또는 이득 값을 주파수별로 소리의 상태를 확인하여, 내부 잡음 또는 음의 왜곡 값 등을 분석할 수 있음.
- Natus Medical Inc 사의 Aurical® Free Fit(약 2150만원), Audioscan 사의 Verifit®2 (약 3600만원), Interacoustics 사의 Callisto™(약 3300만원) 등이 현재 많이 사용되고 있음**(그림 2-4)**.

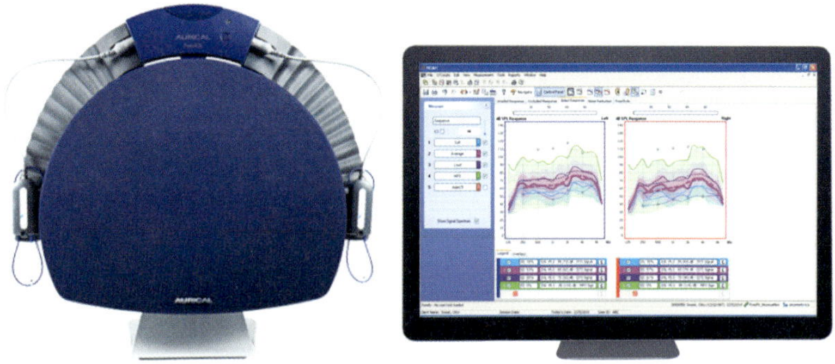

그림 2 Aurical® Free Fit (Natus Medical Inc)

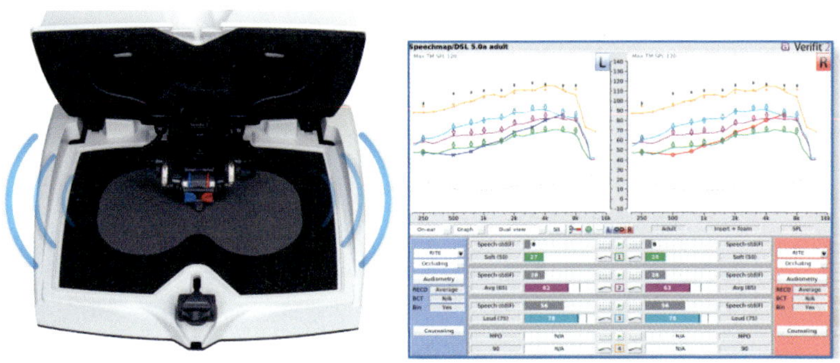

그림 3 Verifit®2 (Audioscan)

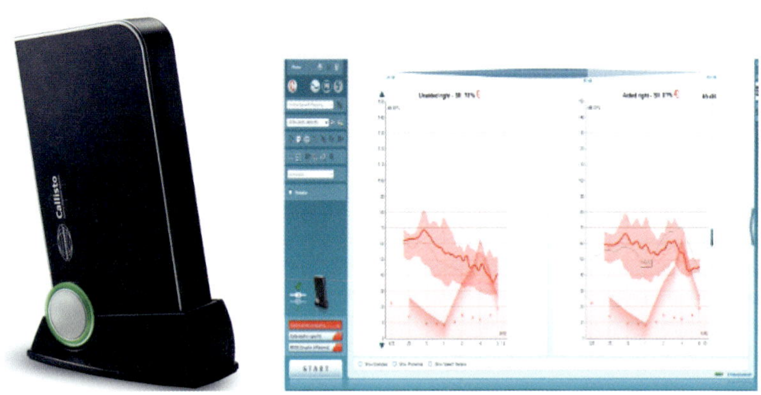

그림 4 Callisto™ (Interacoustics)

2 난청 진단 시스템 및 보청기 착용의 결정

1) 의사의 진료

- 난청의 치료가 언제나 보청기가 되는 것은 아님. 난청 치료의 여러가지 방법 중 하나가 보청기라는 것을 설명하는 것이 중요함.
- 귀 상태 확인 : 고막 및 외이도 형태, 귀 질환 유무 등을 확인. 중이염 혹은 외이의 질환으로 발생한 난청의 경우 보청기가 아닌 수술적 치료로 청력 개선을 기대할 수 있음.
- 과거력 확인 : 난청기간, 귀 수술의 병력, 보청기 착용 경험의 유무 등을 확인. 특별히 보청기 착용 실패 경험이 있는 경우 그 원인에 대하여 자세히 문진할 필요가 있음.
- 보청기 동기 : 보청기 재활에 대한 동기, 기대치, 거주환경, 직업, 교육수준 등에 사전파악이 필요함.
- 청력검사 처방 : 순음청력검사, 어음청력검사, 필요시 임피던스 검사와 이명검사
- 보청기 설문지 안내 (K-HHIE, K-IOI-HA, APHAB 등)

2) 청력검사의 시행

- 기도청력 및 골도청력, 어음명료도를 확인.
- 어음명료도는 보청기의 예후를 결정하는 결정적인 요인이므로 반드시 포함시켜야 함.
- 임피던스나 이명검사도 추가할 수 있음.
- 보청기의 착용 여부의 결정 뿐만 아니라 보청기의 형태 등 모든 결정이 청력검사 결과를 바탕으로 이루어지기 때문에 정확한 청력검사는 무엇보다 중요함.
- 정확한 청력검사를 위하여 차폐(masking)를 정확히 시행해야 함.

3) 보청기 착용 결정

- 감각신경성 난청이면서, 청력의 개선을 기대할 수 없는 경우 (돌발성 난

청이나 메니에르병에서는 약물 치료로 청력개선을 기대할 수도 있음).

- 전음성, 혼합성 난청이지만 수술 등 다른 방법으로 청력 개선을 기대할 수 없는 경우.

3 보청기 상담 프로세스

1) 의사

- 청력검사 결과와 난청 진단 및 설명
- 보청기 착용의 필요성과 착용 방향에 대한 설명 (특히 난청과 치매와의 관련성, 이명의 치료 효과 등을 귀 전문가로서 과학적으로 설명하여 동기 부여를 하는 것도 매우 중요함)
- 난청과 관련된 다양한 질병 설명
- 보청기 선정 및 처방 시 고려사항
  - 신체적 요소 : 나이 (소아의 경우 외이 및 외이도의 형태와 크기가 변하므로 이어몰드(earmold)가 교체 가능한 귀걸이형이 적합)
  - 청각학적 요소 : 난청의 기간, 형태 및 정도 (개방형 보청기의 경우 하강형 청력에 유리하며, 외이도 폐쇄 현상이 적고 상담후 즉석에서 착용과 평가가 가능한 장점이 있음. 귓속형의 경우 출력량에 제한이 있으나 미용적으로 우수함)
  - 임상적 요소 : 난청으로 인한 생활 장애 수준, 사회생활의 유무, 인지장애 정도, 생활 환경 (최근에는 코로나로 인해 마스크 착용이 늘어나면서 귓속형 보청기가 개방형 보청기에 비해 착용이 편리해 수요가 증가하고 있음. 양측 난청의 경우 양측 보청기를 권하는 것이 원칙이나 노인의 경우 양이 간섭 현상으로 양측 보청기 착용이 어려운 경우도 있어 충분한 진단과 상담이 필요함).

2) 청각사 또는 상담사

- 의사의 진단 내용 재전달

- 보청기의 시험 착용
- 보청기 착용 효과에 대한 설명
- 세부적인 사항(가격, 보청기의 기능, 부가기능, 배터리 등)에 대한 질의 응답

  많은 환자들이 보청기 착용을 권유하고 필요성을 설명하더라도 착용을 원치 않는 경우가 많기 때문에 정확한 상담은 필수적임. 따라서 보청기 상담에 대해서는 본 책의 별도의 장**(Chapter 3)**에서 다룰 예정.

4 보청기 착용 및 추적 관찰 프로세스

보청기는 착용 후 적응하기까지 수개월이 걸리기 때문에 정기적으로 추적 관찰을 할 필요가 있음. 적합 초기에는 매달 내원할 수 있고 점차 적응이 되면 6개월-1년에 한차례 내원하는 걸로도 충분함. 추적관찰의 과정은 아래의 **그림 5**를 참고.

5 종합/대학병원급 보청기 클리닉 운영 현황

2021년 대한이과학회 보청기 연구회에서 조사한 전국 44개의 종합/대학병원의 보청기 처방 현황을 일부 재구성하여 소개하고자 함. 실제 대학병원에서 운영되는 보청기 클리닉의 현황을 참고할 수 있음.

- 보청기 처방 여부

  : 42개 병원(95.5%)에서 보청기를 처방
- 보청기 처방 건수 (연평균)

  400개 이상 : 8개(17.3%)

  100-200개 : 13개 기관(28.3%)

  50-100개 : 11개 기관 (23.9%)
- 처방 형태

난청을 주소로 내원 한 자 → 환자 평가 및 청력검사 → 난청 확인 및 보청기 안내 → 보청기 처방 및 상담

	보청기 처방 및 첫 상담	첫 착용	착용 후 1개월째 FU	착용 후 3개월째 FU	착용 후 6개월째 FU	착용 후 1년째 FU
공통	〈 첫 상담시 〉 • 보청기 시험 착용 • 보청기 안내 • 보청기 제작	〈 첫 사용시〉 • 사용법, 관리법, 주의사항 안내 • 보청기 fitting	〈 병원 내원시 〉 • 음장검사 • 의사진료 • 보청기 fitting	〈 병원 내원시 〉 • 음장검사 • 의사진료 • 보청기 fitting	〈 이후 내원시 〉 • 음장검사 • 의사진료 • 보청기 fitting	〈 이후 내원시 〉 • 음장검사 • 의사진료 • 보청기 fitting
M 병원		• Target gain의 약 30% 로 fitting	• 설문지 • Target gain의 약 70~80%로 fitting	• 설문지 • Target gain까지 fitting • 필요시 실이측정	• 설문지 • 필요시 실이측정	
	(**경우에 따라 2주 및 2개월 외래를 추가하여 보청기 사용을 확인하고 gain 조절을 좀더 fine 하게 하는 경우도 있음.)					
A 병원		• 음장검사 • 불쾌역치검사 • 소음하 문장검사 (unaided) • Target gain의 약 70%로 fitting	• Target gain의 약 85% 로 fitting	• 설문지 • 소음하 문장검사 실이측정 • Target gain까지 fitting	• Trouble shooting	• Trouble shooting
S 병원	• 진료시 보청기의 간단한 설명 • 보청기 상담 일정 예약 및 안내 (가능할시 당일 상담)	• 설문지	• 설문지(전후 비교) • 실이측정 • 보청기 반환 가능 시기	• 설문지		• 설문지
S 클리닉	• 설문지(1차)	• 언어상담 필요 여부 등 확인	• 설문지 (2차) • UCL, MCL 확인 • 보청기 반환 가능 시기		• 설문지 (3차) • PTA, SA, 음장검사 • Fitting : targeting 완료, 주파수별 최적화, fine tuning • 심화평가 : 소음하 평가, 말지각검사, 언어평가	• 기기 점검 • PTA, SA, 음장검사 설문지 (4차 이상 연단위) • 문제 발생시 trouble shooting
	(**환자에 따라 프로토콜을 달리 적용, 보장구 적응과 이득에 대한 verification 결과에 따라 개별적으로 F/U이 결정됨)					
Y 병원		〈 착용 1개월 후부터 병원 내원시 〉 • 실이측정, 필요시 보청기 fitting • 환자 순응도 및 환자 상황에 따라 f/u 기간 조절				

그림 5 보청기 착용 및 추적관찰 프로세스

: 대부분(37개 기관. 86%) 원내처방을 통해 이루어졌고 (36개 기관은 원내 코드를 잡아서 처방) 일부는 원외처방을 병행하기도 함.

- 원내 취급 보청기 회사수

: 4개 회상 이상 - 25개 기관, 3개 회사 이하 - 19개기관

- 보청기 상담 인력

: 의사 + 청각사 + 상담사 (회사직원) - 18개 기관 (39.1%)

: 의사 + 보청기 전담 청각사 - 5개 기관 (10.8%)

- 이어몰드(ear mold) 제작

: 의사가 직접 – 14개 기관(20.8%), 상담사 - 30개 기관(70.2%)

6 보청기 클리닉의 등록과 수익 구조의 개요

보청기 클리닉의 운영을 위해서는 보청기에 해당하는 의료기기 사업 및 판매업에 대한 등록이 필요함. 이를 통해 병원 공급가로 보청기를 납품하는 것이 가능해지고, 이는 곧 보청기 클리닉의 수익성과 직접 연결됨. 필요과정은 다음과 같음.

- 사업자 등록증 (의료기기 판매업 등록증에 해당) 발급 – 세무서 방문
- 의료기기 판매업 등록증 발급 후 보건소 등록이 필요함.
- 의료기기 사업자 등록(보장구 업소등록에 해당)도 필요함.
- 의료기기 사업자로 등록이 되는 경우 보청기를 '병원 공급가'로 납품이 가능.
- 권장소비자가격과 병원공급가 사이의 금액 차이, 예상되는 보청기 처방 건수, 보청기 클리닉의 운영에 필요한 인력 및 장비에 소모되는 비용 등을 고려하면 수익성을 어느 정도 가늠할 수 있음.

7 보청기 관련 처방(수가) 코드

보청기의 착용 및 조절과 관련되어 요양급여 사항은 다음과 같음.

수가 코드	분류 번호	한글명	영문명	급여 여부	보험 수가
F0341	나634 -1가	음장검사-음장역치검사	Sound field Audiometry-Sound field Threshold Audiometry	급여	21,879
F0342	나634 -1가주	음장검사-음장역치검사-편측으로 시행하는 경우	Sound field Audiometry-Sound field Threshold Audiometry	급여	15,314
F0343	나634 -1나	음장검사-음장어음검사	Sound field Audiometry-Sound field Speech Audiometry	급여	24,388
F0344	나634 -1나주	음장검사-음장어음검사-편측으로 시행하는 경우	Sound field Audiometry-Sound field Speech Audiometry	급여	17,071
F6300	나630	언어청각검사	Speech Audiometry	급여	24,388
F6301	나630 -1	소음환경하 어음 인지력 검사	Hearing in Noise Test	급여	24,388
F6340	나634가	청력검사[순음청력계기에의한검사]-표준순음청력검사	Pure Tone Audiometry	급여	21,879
F6341	나634가주	청력검사[순음청력계기에의한검사]-표준순음청력검사-불쾌강도역치검사를 시행한 경우	Pure Tone Audiometry	급여	15,314

수가 코드	분류 번호	한글명	영문명	급여 여부	보험 수가
FY333	너734	보청기 조절검사	Hearing Aid Fitting	급여	123,032
FY333A00	너734	보청기 조절검사 (만1세미만)	Hearing Aid Fitting	급여	184,548
FY333B00	너734	보청기 조절검사 (만1세이상~만6세미만)	Hearing Aid Fitting	급여	159,952

① **음장검사-음장역치검사**

- 보청기 착용 후 음장에서 시행하는 청력역치검사에 해당(기능이득검사)
- 편측으로 시행한 경우 소정점수의 70%를 산정

② **음장검사-음장어음검사**

- 보청기 착용후 음장에서 시행하는 언어청력검사(어음명료도, 어음인지력)에 해당
- 편측으로 시행한 경우 소정점수의 70%를 산정

③ **소음환경하 어음인지력 검사**

- 보청기 착용 전 · 후 청각재활효과 평가에 쓰일 수 있음.
- 보청기 착용 등 전 · 후 1회 인정

④ **보청기 조절검사**

- 적응증 : 보청기를 착용한 모든 형태의 난청 환자. 보청기 제작 및 맞춤 후 보청기가 제대로 제작되었으며 제 기능을 발휘하는지, 그리고 실제로 환자에게 어느 정도 도움이 되었는지를 확인하고 문제를 해결하기 위해 실시한다.
- 행위 정의는 다음과 같이 되어 있음 : 1. 특수장비(REM, real ear measurement)인 청력계기검사와 연결된 컴퓨터 시스템을 이용한다. 2. 고

막 앞쪽에 마이크로폰을 넣고 각 주파수 별로 불쾌역치(UCL)와 최적 가청역치(MCL)를 측정한다. 3. 환자에게 가장 편안한 상태에서 gain과 maximum output을 정해서 보청기에 적용시킨다. 4. 결과를 종합적으로 판독한다.

- 단, 〈보청기 조절검사〉와 〈음장검사〉는 동시에 처방할 수는 없음. REM 등 검사를 시행하며 조절하는 경우에는 보청기 조절검사만 처방.

8 보청기 회사별 제품군 (2022년 최신 제품 기준)

1) 포낙 오데오 P

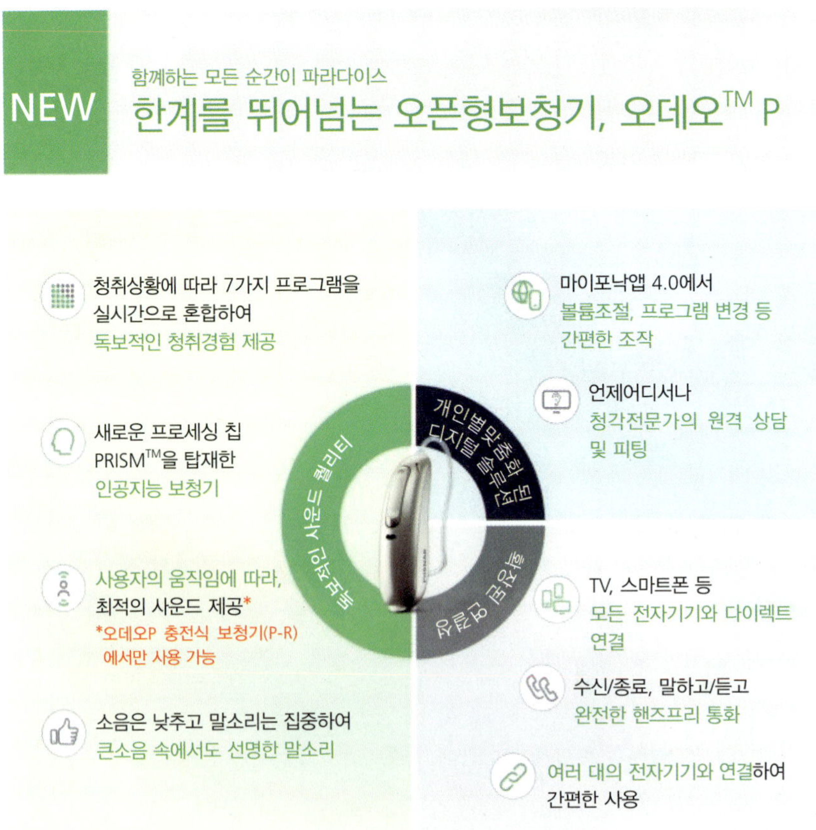

가격표

| 제품보증기간 : 보청기 2년

타입	등급		채널	최대출력/이득	배터리	권장소비자가격
충전식	P90-R	프리미엄(Premium)	20	S 111/47 M 114/51 P 122/59 UP 132-71	충전용 리튬-이온 배터리	6,200,000
	970-R	최고급형(Advanced)	20			5,200,000
	P50-R	고급형(Standard)	16			4,200,000
	P30-R	표준형(Essential)	12			3,400,000
배터리식	P90	프리미엄(Premium)	20		312A 13A	6,000,000
	P70	최고급형(Advanced)	20			5,000,000
	P50	고급형(Standard)	16			4,000,000
	P30	표준형(Essential)	12			3,200,000

2) 시그니아 X 플랫폼

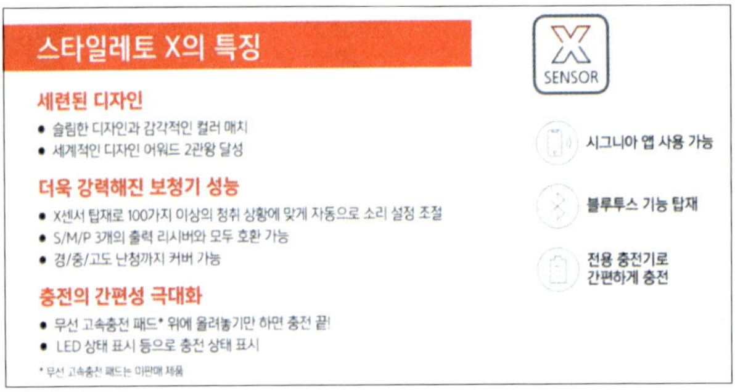

Signia Xperience

· 스타일레토 X 구입 시 스타일레토 X 충전기가 기본 제공됩니다

출력리시버	P	M	S
출력/이득	124/70	119/60	108/45

채널	모델명	출력리시버	배터리	보증기간	권장소비자가
48	스타일레토 7X Styletto 7X	P / M / S	슬림 리튬이온전지 (충전식)	2년	6,600,000 (편이) 12,500,000 (양이)
32	스타일레토 5X Styletto 5X				5,600,000 (편이) 10,500,000 (양이)
24	스타일레토 3X Styletto 3X				4,600,000 (편이) 8,500,000 (양이)
16	NEW 스타일레토 2X Styletto 2X				3,600,000 (편이) 6,500,000 (양이)
16	NEW 스타일레토 1X Styletto 1X				3,000,000 (편이) 5,300,000 (양이)

· 충전기 보증기간 1년

블루투스 충전식

3) 스타키 이볼브

E2E 기능					
E2E 바람소음 관리	●	●	●		
E2E 기계소음 관리	●	●	●		
E2E 방향성**	●	●	●		
E2E 전화 스트리밍*	●	●	●		
음향관리					
자동 음악	1 2 3 4	1 2	1		
조용한 소음	1 2 3 4	1 2	1		
공간어음강화	●	●	●		
기계 소음	최대 20 dB 감쇄	최대 10 dB 감쇄	최대 5 dB 감쇄	최대 5 dB 감쇄	최대 5 dB 감쇄
소음속 어음	최대 22 dB 감쇄	최대 10 dB 감쇄	최대 8 dB 감쇄	최대 8 dB 감쇄	최대 8 dB 감쇄
일회성 소음 제거	최대 15 dB 감쇄	최대 9 dB 감쇄	최대 6 dB 감쇄	최대 6 dB 감쇄	최대 6 dB 감쇄
바람 소음	최대 30 dB 감쇄	최대 15 dB 감쇄	최대 7 dB 감쇄	최대 7 dB 감쇄	최대 7 dB 감쇄
방향성 처리					
몰입	●	●	●	●	●
자동	●	●	●	●	●
동적	●	●	●	●	●
Telehealth 서비스					
TeleHear	●	●	●	●	●
텔레코일					
텔레코일	ITE R, RIC R, BTE R, BTE 13에서 호환가능				
AI 기능					
통역	●				
멀티플렉스 이명기술	●				
Thrive Care 앱 호환성	●				
Edge 모드: 탭 컨트롤	●	●			
기록	●	●	●		
Edge 모드: Thrive 앱 접근	●	●	●		
Thrive 지원	●	●	●		
내전화 찾기	●	●	●		
참여와 활동 추적	●	●	●	●	●
넘어짐 알림	●	●	●	●	●
알림	●	●	●	●	●
자가진단	●	●	●	●	●
자동 켜기/끄기	●	●	●	●	●
탭 컨트롤	●	●	●	●	●
TeleHear 원격지원	●	●	●	●	●
REM타겟매취	●	●	●	●	●
CROS 시스템*	●	●	●	●	●

충전식

<table>
<tr><th>모델명</th><th>출력</th><th>독립
조절구간</th><th>타입</th><th>배터리</th><th>무상
보증기간</th><th>권장소비자가격</th></tr>
<tr><td>Evolv AI 2000 R</td><td rowspan="4">130/70
120/60
115/50</td><td>40</td><td rowspan="4">ITC</td><td rowspan="4">Li-ion
충전식
배터리</td><td rowspan="4">2년</td><td>5,600,000</td></tr>
<tr><td>Evolv AI 1600 R</td><td>32</td><td>5,100,000</td></tr>
<tr><td>Evolv AI 1200 R</td><td>24</td><td>4,600,000</td></tr>
<tr><td>Evolv AI 2000 R</td><td>20</td><td>4,100,000</td></tr>
<tr><td>Evolv AI 2000 R</td><td rowspan="4">130/70
120/60</td><td>40</td><td rowspan="4">ITE</td><td rowspan="4">Li-ion
충전식
배터리</td><td rowspan="4">2년</td><td>5,600,000</td></tr>
<tr><td>Evolv AI 1600 R</td><td>32</td><td>5,100,000</td></tr>
<tr><td>Evolv AI 1200 R</td><td>24</td><td>4,600,000</td></tr>
<tr><td>Evolv AI 1000 R</td><td>20</td><td>4,100,000</td></tr>
</table>

배터리 교체식

<table>
<tr><th>모델명</th><th>출력</th><th>독립
조절구간</th><th>타입</th><th>배터리</th><th>무상
보증기간</th><th>권장소비자가격</th></tr>
<tr><td>Evolv AI 1000 NW</td><td rowspan="2">110/40
110/35</td><td>40</td><td rowspan="2">IIC</td><td rowspan="2">10A</td><td rowspan="2">2년</td><td>5,900,000</td></tr>
<tr><td>Evolv AI 1600 NW</td><td>32</td><td>5,400,000</td></tr>
<tr><td>Evolv AI 2000</td><td rowspan="4">120/60
115/50</td><td>40</td><td rowspan="4">CIC</td><td rowspan="4">312A</td><td rowspan="4">2년</td><td>5,600,000</td></tr>
<tr><td>Evolv AI 1600</td><td>32</td><td>5,100,000</td></tr>
<tr><td>Evolv AI 1200</td><td>24</td><td>4,600,000</td></tr>
<tr><td>Evolv AI 1000</td><td>20</td><td>4,100,000</td></tr>
</table>

모델명	출력	독립 조절구간	타입	배터리	무상 보증기간	권장소비자가격
Evolv AI 2400 NW	120/60 115/50 110/40	48	CIC	10A	2년	6,100,000
Evolv AI 2000 NW		40				5,600,000
Evolv AI 1600 NW		32				5,100,000
Evolv AI 1200 NW		24				4,600,000
Evolv AI 1000 NW		20				4,100,000

NW : 유선제품

4) 와이덱스 모멘트

WIDEX **MOMENT™**

M-플랫폼 / MOMENT					
제품명	형태	모델명	출력/이득	소비자 가격	기능 설명
MOMENT™ 440 M-Platform 기반 무선 보청기 WidexLink™기반 무선통신기술 **15채널**	mRIC R D	M4-RR2D	123/65 (P)	7,100,000	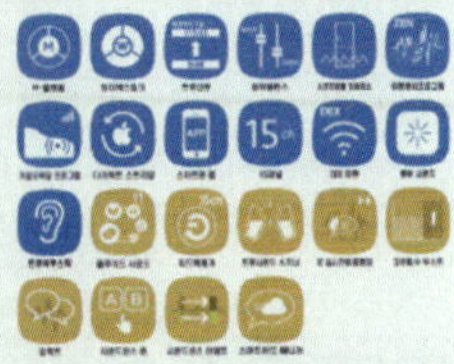
	RIC 312 D	M4-RB2D	122/64 (P)	7,000,000	
	BTE 13 D	M4-BB3D	135/68		
	RIC 10	M4-RB0	114/59	6,900,000	
	BTE 312	M4-BB2	130/59		
	ITE 312	M4-XP	118/59		
	CICM 10	M4-CIC M	114/57		
	CIC 10	M4-CIC	114/57		
MOMENT™ 330 M-Platform 기반 무선 보청기 WidexLink™기반 무선통신기술 **12채널**	mRIC R D	M3-RR2D	123/65 (P)	6,000,000	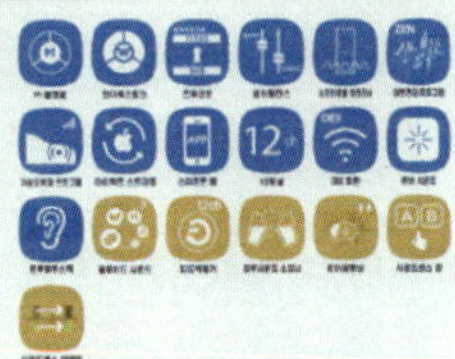
	RIC 312 D	M3-RB2D	122/64 (P)	5,900,000	
	BTE 13 D	M3-BB3D	135/68		
	RIC 10	M3-RB0	114/59	5,800,000	
	BTE 312	M3-BB2	130/59		
	ITE 312	M3-XP	118/59		
	CICM 10	M3-CIC M	114/57		
	CIC 10	M3-CIC	114/57		
MOMENT™ 220 M-Platform 기반 무선 보청기 WidexLink™기반 무선통신기술 **10채널**	mRIC R D	M2-RR2D	123/65 (P)	4,700,000	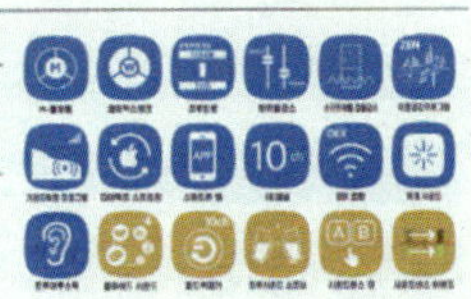
	RIC 312 D	M2-RB2D	122/64 (P)	4,600,000	
	BTE 13 D	M2-BB3D	135/68		
	RIC 10	M2-RB0	114/59	4,500,000	
	BTE 312	M2-BB2	130/59		
	ITE 312	M2-XP	118/59		
	CICM 10	M2-CIC M	114/57		
	CIC 10	M3-CIC	114/57		
MOMENT™ 110 M-Platform 기반 무선 보청기 WidexLink™기반 무선통신기술 **6채널**	mRIC R D	M1-RR2D	123/65 (P)	3,900,000	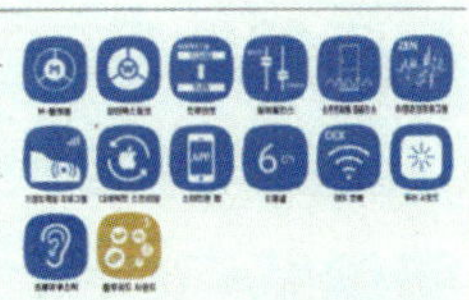
	RIC 312 D	M1-RB2D	122/64 (P)	3,800,000	
	BTE 13 D	M1-BB3D	135/68		
	RIC 10	M1-RB0	114/59	3,700,000	
	BTE 312	M1-BB2	130/59		
	ITE 312	M1-XP	118/59		
	CICM 10	M1-CIC M	114/57		
	CIC 10	M1-CIC	114/57		

5) 벨톤 이매진

프리미엄

벨톤 이매진[Beltone Imagine]

2022년 2월 기준

※충전기 별도 구매 시
프리미엄 차저 30만원 (권장소비자가격)
스탠다드 차저 25만원 (권장소비자가격)

충전형 | 리튬 이온 충전형 배터리

※전 제품 [이명 기능] 탑재

형태	제품군	모델명	권장소비자가격 [만원/한쪽] (프리미엄 차저 포함)	출력/이득	채널	배터리	스마트 무선	보증기간
RIE(오픈형) M&RIE [MM 리시버]	Imagine 17	IMG1763-DRWC	740	115/53(MM)	17	리튬 이온 충전형		2년
	Imagine 9	IMG963-DRWC	640		14			
	New Imagine 6	IMG663-DRWC	530		12			
RIE(오픈형) [스탠다드 리시버]	Imagine 17	IMG1763-DRWC	740	113/53(LP) 116/58(MP) 122/65(HP) 130/75(UP)	17			
	Imagine 9	IMG963-DRWC	640		14			
	Imagine 6	IMG663-DRWC	530		12			

비충전형 | 일반 배터리

※전 제품 [이명 기능] 탑재

형태	제품군	모델명	권장소비자가격 [만원/한쪽]	출력/이득	채널	배터리	스마트 무선	보증기간
RIE(오픈형) M&RIE [MM 리시버]	Imagine 17	IMG1763-DRW	690	115/53(MM)	17	312		2년
	Imagine 9	IMG963-DRW	590		14			
	New Imagine 6	IMG663-DRW	480		12			
RIE(오픈형) M&RIE [MM 리시버]	Imagine 17	IMG1764-DRW	690		17	13		
	Imagine 9	IMG964-DRW	590		14			
	New Imagine 6	IMG664-DRW	480		12			
RIE(오픈형) [스탠다드 리시버]	Imagine 17	IMG1763-DRW	690	113/53(LP) 116/58(MP) 122/65(HP) 130/75(UP)	17	312		
	Imagine 9	IMG963-DRW	590		14			
	Imagine 6	IMG663-DRW	480		12			
RIE(오픈형) [스탠다드 리시버]	Imagine 17	IMG1764-DRW	690		17	13		
	Imagine 9	IMG964-DRW	590		14			
	Imagine 6	IMG664-DRW	480		12			

※RIE(오픈형) 제품의 리시버는 보청기 보증기간이 아닌 별도의 리시버 보증기간이 적용됨

D(듀얼 마이크) W(무선) C(충전형)

6) 오티콘 모어 (More)™

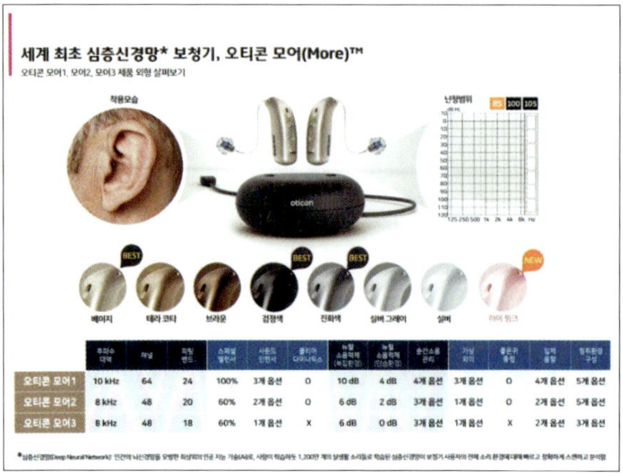

	주파수 대역	채널	피팅 밴드	스페셜 밸런서	사운드 인핸서	클리어 다이나믹스	뉴럴 소음억제 (복잡환경)	뉴럴 소음억제 (단순환경)	순간소음 관리	가상 외이	[illegible]	입체 음향	청취환경 구성
오티콘 모어1	10 kHz	64	24	100%	3개 옵션	O	10 dB	4 dB	4개 옵션	3개 옵션	O	4개 옵션	5개 옵션
오티콘 모어2	8 kHz	48	20	60%	2개 옵션	O	6 dB	2 dB	3개 옵션	1개 옵션	O	2개 옵션	5개 옵션
오티콘 모어3	8 kHz	48	18	60%	1개 옵션	X	6 dB	0 dB	3개 옵션	1개 옵션	X	2개 옵션	3개 옵션

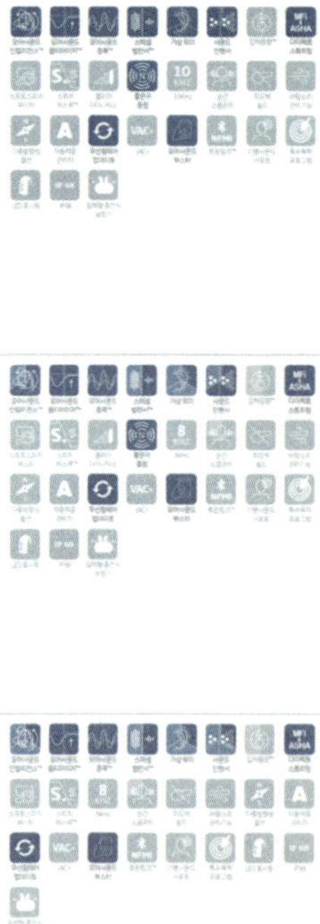

More Series

제품명 채널	형태	피팅 범위	무선 여부	배터리	최대출력 이득	권장소비자가격	기능
모어1 More1 (64채널) 24밴드	miniRITE R (충전형)	85	무선	312+A	117/55	7,700,000원	
		100			124/57		
		105			127/64		
모어2 More2 (48채널) 20밴드	miniRITE R (충전형)	85	무선	312+A	117/55	6,600,000원	
		100			124/57		
		105			127/64		
모어3 More3 (48채널) 18밴드	miniRITE R (충전형)	85	무선	312+A	117/55	5,000,000원	
		100			124/57		
		105			127/64		

CHAPTER 02

한국 보청기 시장, 회사 및 제품 라인업 현황 및 리뷰

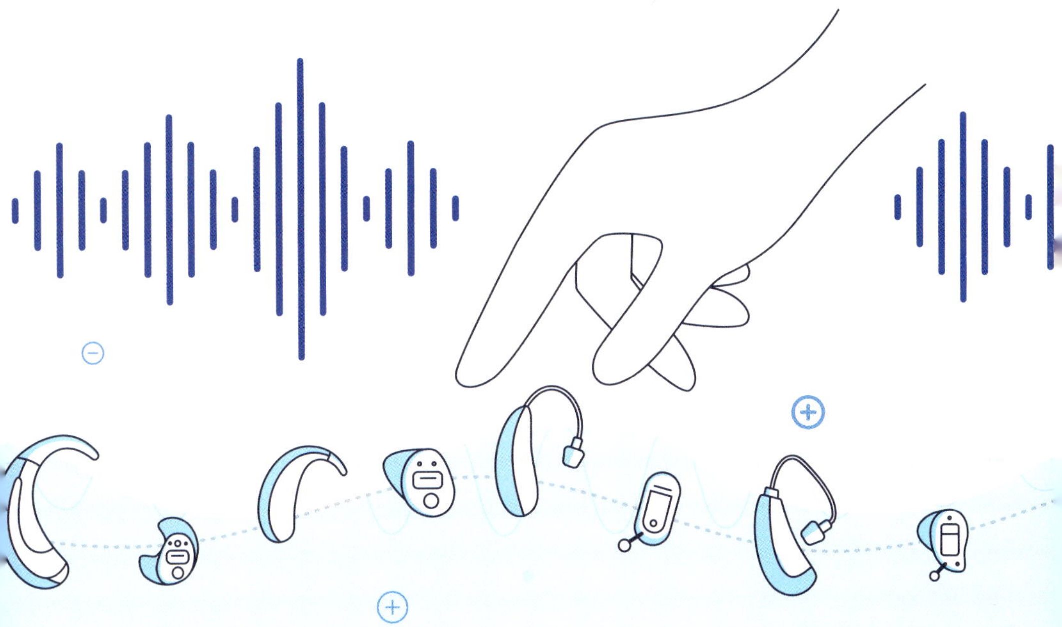

1 한국 보청기 시장

1) 한국 보청기의 역사

보청기가 개발된 서양에 비해 상대적으로 짧다. 서양의 경우 19세기말 전화가 발명된 직후 무게 100 kg을 초과하는 진공관 보청기로부터 그 역사가 시작되었고 1900년에는 1.5 kg 정도 무게의 카본 보청기가 이어폰, 마이크로폰, 배터리로 구성되어 현대 보청기의 시초가 되었다. 국내 보청기의 역사는 6·25 전쟁 중 미군에 의해 처음으로 들어오기 시작되었으며, 1977년에서야 국내 보청기 회사가 설립되었고, 1990년대 중·후반부터 본격적으로 해외 유명 보청기들이 유입되며 현재의 시장을 형성하게 되었다.

2) 한국 보청기 시장

(1) 보건산업진흥원에서 2015년 발표한 국내 의료기기 주요품목

- 2014년 생산 및 수출·입 단가 기준 약 616억원, 연간 평균 8.5% 성장.
- 해외기업 약 508억원 (82.5%), 국내기업 약 108억원 (17.5%)으로 보고.
- 이는 해외에서 수입된 원재료 가격을 바탕으로 한 것으로, 완제품 기준 국내 시장 규모는 3000억원 이상으로 추정.
- 당시 국내 보청기 시장의 성장률은 중국, 독일, 프랑스에 이어 네번째로 높았음.
- 이후 체계화된 국내 시장 보고는 없으나 2015년 말 보청기 급여지원 확대 및 환자들의 인식 변화 등으로 인해 최근에는 더욱 국내 보청기 시장이 커졌을 것으로 예상.

(2) 현재 국내에 들어와 있는 해외 보청기 그룹

- 세계 시장을 선도하고 있는 빅5 그룹이 모두 들어와 있음.
- 2019년 세계시장점유율은 Sonova Holding AG, Willian Demant Holding, Sivantos/Widex, GN ReSound, Starkey 순이었음 (그림 1).
  - 2019년 Sivantos와 Widex사가 합병하여 WS Audiology 그룹으로 재탄생.

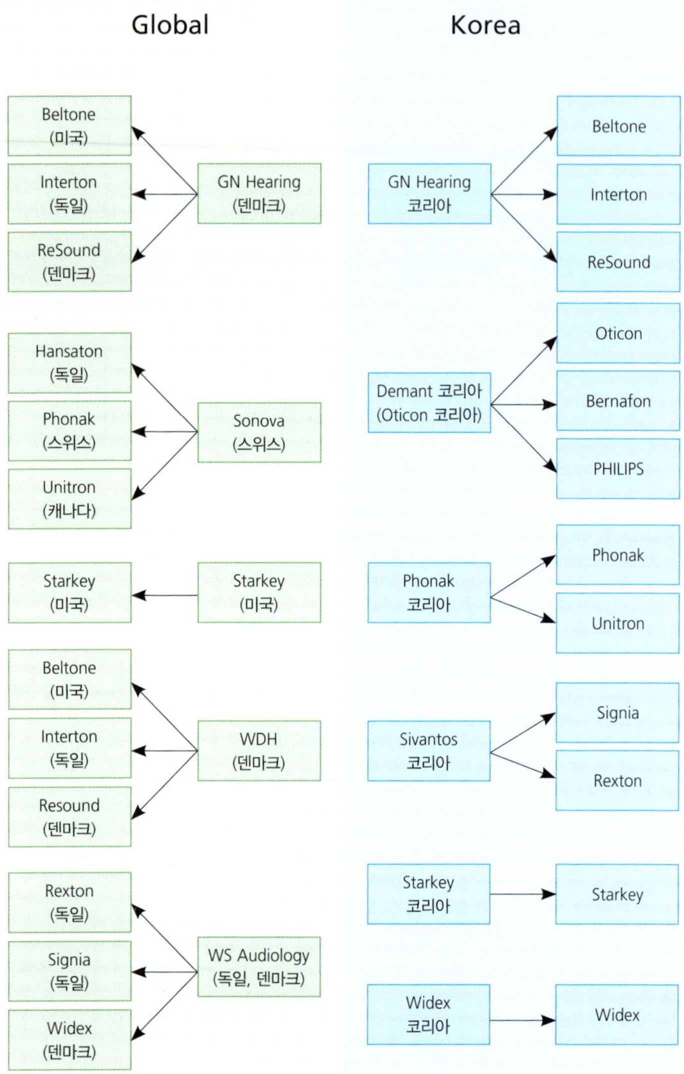

그림 1 대표적인 보청기 브랜드 현황

(3) 국내에서 보청기의 주요 수입국

- 덴마크 약 54.3%, 미국 16.1%, 스위스 13.9% 순.
- 기존의 국내 제품들은 전량 국내에서만 소비되었지만 2012년 이후 국내 제품도 중국, 독일 등으로 일부 수출되기 시작함. ["보청기 국내외 시장분석", 보건산업진흥원, 2015].
- 현재 국내에서 판매되고 있는 주요 보청기 업체들은 **그림 1**과 같음.

(4) 한국의 보청기 급여보청기 시장

- 2015년 11월 15일 보장구 급여 기준액이 인상되며 급여보청기를 중심으로 크게 확대.
- 2014년에 15,447건, 2016년에는 58,235건으로 4배 가까이 폭발적으로 증가.
- 2018년에는 65,257건까지 증가, 최근 COVID-19 pandemic 및 급여 보청기에 대한 정책적 변화로 다소 낮아져 2020년에는 45,265건을 기록함 **(그림 2)**.
- 2015년에 발표한 보건산업진흥원 자료 이후로 현재까지 급여 보청기를 포함한 전체 국내 보청기 시장의 규모를 보고한 공식적인 자료는 없음.

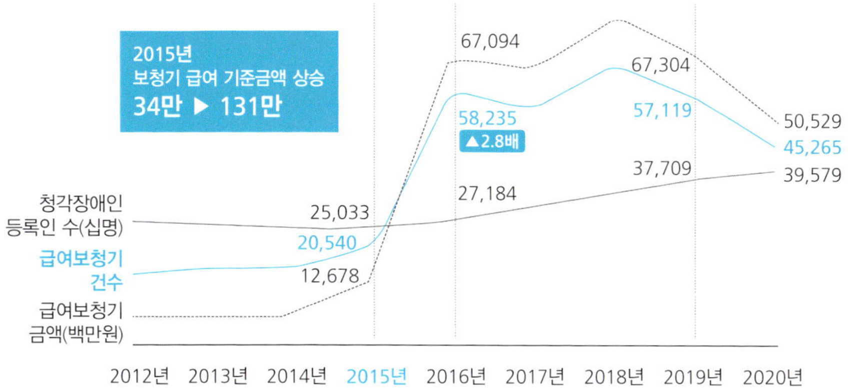

출 처 : 국민건강보험공단, 통계청, 보건복지부
자료재구성 : 오티콘코리아 빅데이터센터

그림 2 연도별 청각장애인 등록 현황 및 급여 보청기 구매건수

- 업체별 판매량과 실적 등을 추산하여 보았을 때 2019년 국내 대표 보청기 회사의 판매 수량은 약 204,000대, 2020년에는 약 214,300대, 2021년에는 약 228,000대 정도로 추정됨.
- 총 판매 금액은 2019년 940억원 정도 규모였으나, 2021년에는 약 994억원 정도로 늘어나고 있는 추세.
- 2014년에 수출입단가 기준 616억원 보다 크게 증가, 국내 총 시장 규모 또한 당시 발표치인 3,000억원 보다 크게 증가하였을 것으로 예상됨.

(5) 향후 한국 보청기 시장

- 우리나라는 전 세계에서 가장 빠르게 노인인구가 급격히 증가.
- 현재 65세 이상 인구는 국민 전체의 16.48%, 2025년에는 20%를 넘으며 초고령사회로 진입할 전망.
- 노인인구의 증가는 자연스럽게 노화성 난청 (presbycusis 또는 age-related hearing loss)의 유병률을 높여 보청기 시장이 더욱 커질 것으로 예상.
- 최근 시행된 KoreaTrak 보고서에 의하면 국내 보청기 시장의 크기는 대략 연 20만대 정도로 추산.
- 연간 급여 보청기 건수 통계치를 보았을 때 이 중 급여 보청기가 전체 보청기 시장에서 차지하는 비율은 20% ~ 30% 정도로 판단.
- 향후 노인인구의 증가 및 복지 정책의 변화 및 확대 등으로 이러한 급여 보청기의 비율은 더욱 증가할 것으로 예상.

2 해외 보청기 시장 및 현황

(1) 해외 보청기 시장규모

- 해외 기관 (Fortune business insights)의 자료에 의하면 2021년 한해동안 전 세계 보청기 시장의 규모는 약 96억 8천만 달러 (한화 약 12조 6400억원)의 규모, 2022년에는 102억 달러, 2029년에는 176억 달러 까

지 커질 것으로 전망됨.

- 보청기 시장은 2020년에는 COVID-19 팬데믹의 여파로 2019년도에 비해 -12.2% 역성장을 한 것을 제외하면 과거부터 지속적으로 성장하고 있는 추세.
- 세계적으로 Sonova 그룹과 William Demant Holing 두 회사의 시장 점유율이 60%에 이르는 것으로 추정되며 뒤를 이어 WS audiology, GN Resound, Starkey 순 **(그림 3)**.

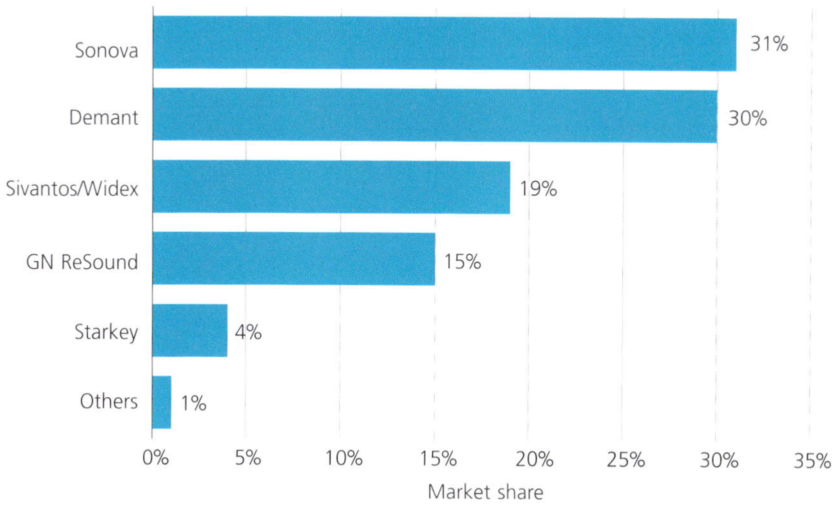

그림 3 보청기 2019년 세계점유율 (Statista)

(2) 최근 보청기 시장 화두

- Over-the-Counter (OTC) 보청기와 Personal Sound Amplification Products (PSAP)
- 북미에서 정책적인 변화와 맞물려 급격히 진행중.
- 북미 보청기 시장은 약 36억6천만 달러 정도로 전 세계 시장의 1/3 이상 차지.
- OTC 보청기 및 PSAP에 대한 관심은 늘어나는 고령 및 난청인구로 보

청기의 보급률이 현저히 떨어진다 판단되어 2015년 오바마 행정부 시절부터 본격적인 조사가 시작.

- 2017년 미 FDA에서 이에 대한 규제를 만들도록 하는 법안이 통과되고, 2021년에 OTC 보청기에 대한 공식적인 규제가 만들어 졌음.
- 향후 글로벌 음향 가전 제조사들이 본격적으로 OTC 보청기 시장에 뛰어들면서 난청 환자의 청각재활 시장에 큰 지각변동이 일어날 것으로 예상.

3 국내 보청기 회사 소개 (2022년 상반기 기준)

1) GN ReSound

(1) 개요

- GN Store Nord社의 주력 회사로 본사는 Denmark의 Ballerup에 위치하며 ReSound, Beltone, Inserton, Jabra를 자회사로 두고 있음.
- 전세계 100여개국에서 보청기 판매, 150년 전통의 세계 3대 주요 보청기 제조사 중 하나.
- 보청기 관련 대표적인 기술
  - 1989년 : WDRC(wide dynamic range compression) 개발
  - 1993년 : 피드백 제거 핵심 기술 DFS(digital feedback suppression) 개발
  - 2010년 : 무선 통신 기술 wireless 2.4GHz tech 방식의 무선 보청기 출시
- 최근 microphone & receiver-in-ear (M&RIE)를 선보여 소리의 위치 및 거리감, 소리의 음질 및 우수한 바람소리 제거 능력을 보여줌.

(2) 주력 제품 및 기술력

- 2022년 상반기 주력 제품: "리사운드 원(ReSound ONE)"
  - 오픈형(RIE)과 귀걸이형(BTE)이 있으며, 오픈형의 리시버는 M&RIE와 Standard receiver 중 선택가능 (현재 국내에서는 오픈형만 판매).
  - 채널 수에 따라 크게 RT 5(12채널), RT 7(14채널), RT 9(17채널) 모델

로 구분, 충전식 배터리형(일체형 배터리형), 312 배터리형, 13 배터리형이 있음.

- 최근 GN ReSound社가 선보이는 주요 핵심 기술

All Access Directionality : 주변의 청취 환경을 모니터링하여 사용자 주변의 소리 신호에 따라 방향성 모드가 자동으로 전환되는 기술.

- 자동화된 청취 방향성 기술로 다중대역 분할 방향성과 빔포밍(beam forming) 블랜딩 밸런스 원리로 작동.
- 방향성 마이크로 주변 소리를 모니터링 하고, 주파수 대역을 세 구역으로 분할하여 방향성을 달리 적용.
- 저주파수 대역 : 전체 방향성(omni directional) 마이크로 양쪽 귀에 도달하는 소리의 시간 차이(inter time difference)를 보존.
- 중간주파수 대역 : 양쪽 귀 빔포밍을 이용해 음성 대역으로 신호대 잡음비(signal to noise ratio, SNR)를 향상.
- 고주파수 대역 : 청취 공간간 방향성을 통해 양쪽 귀로 증폭되어 들리는 소리 크기의 차이를 자연스럽게 조절.
- SNR이 더 좋은 방향의 음성 대역 소리를 나쁜 SNR 방향으로 스트리밍 시켜 청취력을 향상, 양측 음성 대역의 소리를 결합시켜 자연스러운 청취환경을 만들어 줌.

울트라 포커스(Ultra Focus) : 강력한 방향성 설정 프로그램으로 소음 환경에서 사용자가 정면에 있는 상대방과 더 잘 대화할 수 있도록 해주는 기술.

- 시끄러운 소음 환경에서 정면 말소리를 청취하는데 도움을 주는 기술.
- 최저 교차 주파수 550 Hz에서 양이 빔포머(beam former)가 활성화되어 기존 기술보다 SNR을 최대 2 dB까지 개선, 대화가 어려운 소음 환경에서도 명확하게 말소리를 인식하고 대화를 가능하게 함.

M&RIE 리시버 : 세계 최초로 3개의 마이크를 탑재하여 자연스럽고 직관적인 소리를 제공해줌.

- 소리를 집음하는 마이크가 리시버에 장착된 형태.

- 보청기 본체에 기존의 표준 방향성 마이크 2개와 귀 내부에 위치하는 M&RIE 리시버의 마이크까지 총 3개의 마이크를 사용.
- 고막과 가장 가까이 위치한 마이크 덕분에 소리의 방향성 및 거리감이 개선, 전후방에서 들리는 소리에 대해 약 10%의 소리 방향성이 더 향상.
- 이개의 자연적인 증폭 기능을 활용하여 소리가 더 자연스럽게 들림.
- 마이크가 귀 속에 위치하기 때문에 마이크 위치에 따른 특성만으로 약 15 dB 정도(주변 풍속 5m/s 기준) 바람 소음이 감소되어 바람이 부는 야외 환경에서도 선명한 말소리 청취가 가능.

(3) 액세서리

- ReSound의 액세서리는 사용자 편의성을 위해 모두 무선으로 되어 있음.
- 타사 대비 애플리케이션에서 다양한 기능들을 제공하는 편임.
- 애플리케이션으로 보청기의 다양한 고급기능들을 사용자가 직접 조절 가능함.
- 보청기 자체의 펌웨어 업데이트도 가능함.

표 1 GN ReSound의 다양한 무선 액세서리 *(계속)*

마이크로 마이크	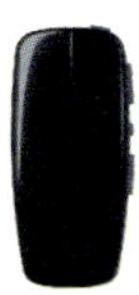	- 클립모드(세로)에서는 말하는 사람의 입 방향으로 집중하는 소음 제어 마이크로 작동하여, 더 명료한 청취가 가능함. - 낙하 음소거 기능 - 최대 25m(장애물 없을 시)의 무선청취 거리 지원.
멀티 마이크	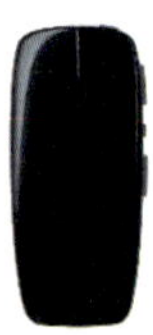	- 마이크로 마이크의 기능과 여러 부가 기능이 추가됨. - 여러 명이 대화하는 환경에서 테이블 모드(가로)로 놓으면, 소음 제거기능이 활성화된 무방향성 마이크모드로 자동 전환. - FM(FM수신기 필요), 텔레코일, 케이블 라인 입력을 포함한 대부분의 음원 청취 가능.

표 1 *(계속)* GN ReSound의 다양한 무선 액세서리

TV 스트리머 2		- TV에서 나오는 소리를 돌비 사운드로 스테레오 또는 모노로 무선 청취할 수 있음. - 무선 청취가 가능한 거리에서 벗어나고 5분 안에 돌아올 경우 자동으로 재연결됨. - 한 쌍의 보청기에 최대 3개까지 액세서리를 연결하거나, 하나의 TV 스트리머 2에 리사운드 보청기를 여러 대 연결할 수 있음.
폰클립+	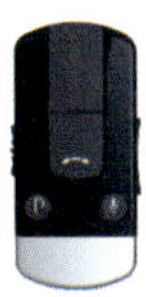	- 블루투스를 이용하여 전화통화를 보청기로 직접 들을 수 있음. - 스마트폰에서 들리는 오디오 신호를 보청기로 무선 청취 가능. - 주변 소음을 차단하는 음소거 버튼을 통해 편리한 기능 사용. - 보청기의 볼륨 및 프로그램을 조절할 수 있음. - 3m 거리까지 청취 거리 지원 (중간에 가리는 사물이 없을 때). - 완전히 충전된 상태에서 전화 통화 약 6시간, 대기 모드 약 80시간 지속.
리모트 컨트롤 2	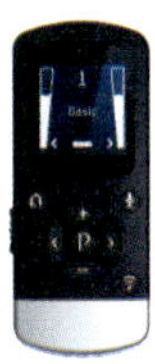	- 프로그램과 볼륨을 비롯하여 다양한 기능을 컨트롤 가능함. - 오른쪽/왼쪽 보청기 볼륨을 각각 또는 함께 조절할 수 있으며, 무선 액세서리 및 보청기의 음향 밸런스를 조절할 수 있음. - LCD 디스플레이로 조절 내용을 시각적으로 확인할 수 있음. - 잠금 버튼으로 가방이나 주머니 안에서 실수로 버튼이 눌리는 것을 방지. - 3m 거리까지 청취 거리 지원 (중간에 가리는 사물이 없을 때).
New 리모트 컨트롤	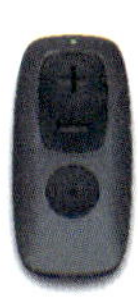	- 양쪽 보청기의 볼륨을 조절할 수 있음. - 보청기 프로그램을 변경할 수 있음. - 사용하기 쉬운 큰 버튼으로 한 눈에 볼 수 있는 디자인으로 재구성됨.

2) Sonova Holding AG

(1) 개요

- Sonova 그룹은 고급 무선 및 청력 개선 시스템의 설계, 개발, 제조 및 유통을 담당하는 세계적으로 가장 큰 글로벌 청각 관련 기업 중 하나임.
- 보청기로는 대표격인 Phonak과 Unitron, Hansaton 브랜드를 운영, 인공와우 회사인 Advanced Bionics와 청각 전문 리테일 분야인 AudioNova등을 운영하면서 세계 청각 케어 시장을 주도하고 있음.
- Sonova 그룹은 1947년에 설립되어 현재 100여개국 이상에 진출해 있으며, 본사는 스위스의 Stafa에 위치해 있음.
- 1995년 : 멀티마이크로폰 기술 AudioZoom 기능을 세계 최초로 선보임.
- 2003년 : 보청기와 블루투스 기능이 탑재된 휴대전화와 무선통신을 통해 직접 연결할 수 있는 보청기인 SmartLink 보청기 최초 출시.
- 2012년 : 양이통신 기술로 다양한 청취 환경에서 보청기를 통해 최상의 어음인지도를 경험할 수 있는 VoiceStream Technology를 발표.
- 2018년 : 리튬이온 충전식 배터리를 탑재한 첫번째 CROS 보청기를 출시하는 등 CROS, Bi-CROS 보청기에 있어서 우위를 점하고 있음.

(2) 주력 제품 및 기술력

- 2022년 상반기 현재, Phonak의 주력 제품은 Marvel과 Paradise 제품으로 Marvel의 경우 2018년 12월에, Paradise는 2020년 12월에 각각 출시되었음.
- Phonak 제품은 보청기 유형(**표 2**) 및 등급(**표 3**)에 따라 각각 명칭이 아래 표와 같이 나뉘어져 있음.
- Phonak 보청기의 최근 핵심기술

오토센스 OS : 최적의 청취를 돕는 자동환경설정 프로그램.

- 2022년 현재 4.0까지 출시, 소아 전용 운영체제 오토센스 스카이 OS도 제공.
- 주변 소리를 0.4초마다 분석하여 사용자의 일상적 청취 상황을 인식하도록 만들어졌으며, 어디서든 주변 소리에 맞춰 자연스럽게 조정.

표 2 Phonak 보청기 제품 유형에 따른 명칭

형태	제품명
귓속형	Virto 비르토
오픈형	Audeo 오데오
귀걸이형	Naida 나이다
유소아	Sky 스카이

표 3 Phonak 보청기 제품 등급에 따른 명칭

	표기법	Quest ~ Marvel	Paradise
P 프리미엄	90	20 채널	20 채널
A 어드밴스드	70	16 채널	20 채널
S 스탠다드	50	12 채널	16 채널
E 에센셜	30	8 채널	12 채널

- 일반적으로 주변 상황을 고려한 기능은 시끄러운 식당, 자동차, 콘서트 홀 또는 실내에 있을 때를 수동으로 조정.
- 주변을 감지한 후 프로그램 혼합(블렌딩) 방식을 사용, 200가지가 넘는 고유한 설정을 만들어 사용자의 정확한 소리 환경과 정밀하게 일치시킴.

멀티 페어링 : 다양한 블루투스 기기와 동시에 페어링이 가능.

- Phonak 보청기의 경우, 무선 통신 및 페어링이 확실한 강점임.
- Marvel과 Paradise 두 제품은 유일하게 스마트폰 뿐만 아니라 모든 블루투스 장치(태블릿 PC, 노트북 등)와 연결이 가능, 핸즈프리 전화통화도 지원 가능함.

- Paradise 제품의 경우 2개의 블루투스 장치와 동시에 연결이 되며 중간에 블루투스를 끄거나 다시 연결할 필요없이 기기 간 자동 스위칭이 가능하며 iOS, Android 기기 모두 연결이 가능.

탭 컨트롤 기능

- 보청기를 착용한 상태에서 이개를 건드리는 것만으로 전화 수신/종료, 스트리밍 일시정지/재개, 음성 어시스턴트 기능을 활용, 사용자 편의성을 높임.
- 탭 컨트롤 기능은 충전식 배터리형에서만 지원 가능.

유소아를 위한 전용 보청기

- Phonak에는 유소아를 위한 전용 보청기를 활발히 판매.
- 유소아 전용 귀걸이형(BTE) 보청기 '스카이 M'도 블루투스 장치와 연결 가능.
- 교체형 배터리형의 경우에는 이중 안전 잠금 장치가 있어 아이가 열어서 배터리를 삼키지 못하도록 설계됨.
- 상태표시등이 있어 부모가 외관만 보고도 보청기의 상태를 쉽게 파악이 가능.

(3) 액세서리

TV 커넥터(표 4)와 마이크인 로저(roger)

- TV 커넥터는 돌비 TV 호환이 가능하며, 스테레오 사운드를 제공하여 음질이 매우 훌륭함. 블루투스 페어링으로 쉽게 연결이 가능하고, 15m 이내에서는 보청기와 자동 연결되도록 설정가능.
- 마이크 시스템인 로저는 모든 제조사의 보청기 및 인공와우와 호환이 가능.
- 인공와우 회사인 AB社가 그룹내에 있어 인공와우 일체형 수신기도 있음.
- Marvel과 Paradise 제품의 경우에는 별도의 수신기 없이 로저 송신기와 다이렉트 연결이 가능.

표 4 포낙의 TV 커넥터

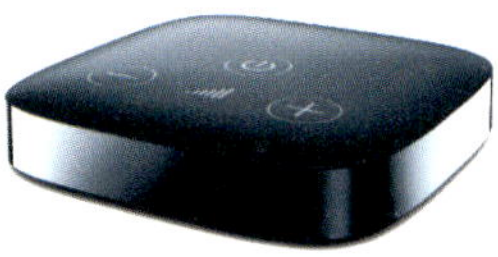	- 블루투스 페어링으로 쉽게 연결 - 15m 이내에서 보청기와 자동 연결 - 3가지 연결 옵션(자동/수동/수동 비프음) - 돌비 호환 가능 - 스테레오 사운드

3) Starkey

(1) 개요

- Starkey는 미국 최대 청각 전문기업인 Starkey Hearing Technologies의 보청기 브랜드이며 타사 대비 역사는 상대적으로 짧음.
- 1963년에 미국 미네소타주에 Starkey Labs를 열었고, 1971년에 최초의 이갑개형(ITE) 보청기를 출시 및 판매하고 있음.
- 1984년에는 스타키 청력재단(Starkey Hearing Foundation)이 설립되었고, 국내에는 1996년 ㈜스타키코리아가 설립되면서 본격적인 판매가 시작되었음.
- 2010년에는 업계 최초로 초소형 고막형(invisible-in-the-canal, IIC) 유형의 보청기를 출시, 2019년에는 인공지능을 활용한 Livio AI 제품을 출시하였음.

(2) 주력 제품 및 기술력

- 2022년 상반기 현재, Starkey의 주력 제품은 Livio AI 제품군. 이 안에서 채널 및 기능에 따라 6개의 제품으로 세분하고 있음.
- 각 제품 군 내에서 외이도형(ITC), 이갑개형(ITE), 오픈형(RIC), 귀걸이형(BTE) 등 여러 유형을 다양하게 출시하고 있어 선택의 폭이 넓음.
- 최근 주요 핵심기술

Edge Mode : 인공지능을 활용하여 주변 환경에 따른 최적의 청취음을 제공.

- Edge Mode는 Phonak의 오토센스 OS와 유사한 기능.
- 인공지능, 머신러닝, 딥러닝이 결합된 기술로 Edge Mode 활성화시 모든 음향 환경에 대해 주변소리를 지속적으로 분석, 특별한 조절 없이도 음질의 편안함과 대화의 선명도가 높아짐.

Fall Alert : 넘어짐 감지 및 경고 기능.

- 보청기 착용 중 낙상을 하게 되면 이를 지정해 놓은 보호자에게 알려주는 기능.

Thrive Assistant : 사용자가 간단한 말로 보청기를 제어하는 음성명령 기능.

- 보청기 또는 스마트폰의 마이크를 이용하여 사용자가 명령 또는 질문을 하면 명령을 이행하거나 답변을 제공.
- 이 기능은 특히 고령층에게 매우 유용, 사용자의 음성 명령을 통해 알림 설정, 보청기 조절(볼륨 증가 및 감소, 음소거, 메모리 변경 등)을 수행할 수 있어 손쉽게 보청기를 컨트롤할 수 있음.

(3) 액세서리

Table Microphone (그림 4)

- 다양한 액세서리 중에서 타사 대비 우위를 점하고 있는 액세서리.
- 다자간 대화환경(회의, 토론 등) 및 소음환경에서 최상의 음질을 제공.
- 블루투스가 아닌 2.4 GHz의 FM 방식으로 보청기와 연결되며 배터리 충전형으로 완충까지 2시간이 소요됨.
- 한번 충전 시 최대 12시간 사용 가능하며 보청기 착용자와 15미터 이내에서 연결이 가능.
- 테이블 위에 제품을 위치시키고 화자의 수나 위치에 따라 빔포밍(beam forming) 위치를 개인이 설정할 수 있으며, 화자가 3인 이상일 때에는 서라운드 모드로 전환이 가능.
- 3.5mm 오디오 출력 잭이 있는 TV 또는 모든 오디오 장치에 연결하여 스트리밍 용도로도 사용이 가능함.

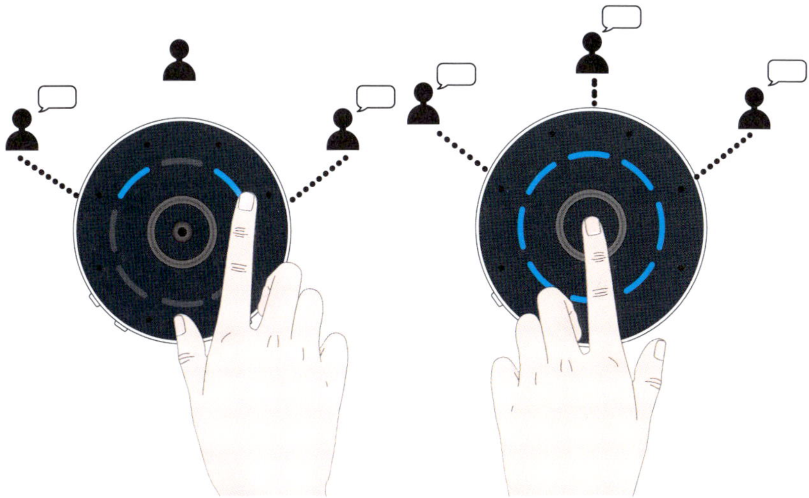

그림 4 화자가 두 명일 때 (좌)와 화자가 세명 이상일 때 서라운드 모드로 사용 가능한 Table Microphone (우)의 활용 예시

4) William Demant Holding

(1) 개요

- William Demant Holding은 청각 개선용 제품을 전문적으로 개발, 제조, 유통하는 글로벌 기업이며 1904년에 창시되어 118년의 오래된 역사를 자랑하며, 본사는 덴마크 Smorum에 위치함.
- 보청기, 청각진단기기, 개인용 통신 등 3가지 사업 영역에 초점을 맞추고 있으며 보청기는 대표격인 Oticon과 Bernafon 두 개의 자회사를 통해 제조함.
- 회사의 규모면에 있어서 Sonova 그룹과 함께 전 세계 보청기 시장을 이끌고 있는 양대 거대 그룹.
- 청취 보조장비에 속하는 Sonic Ear, Phonic Ear, Frontrow 브랜드도 속해 있으며 인공와우로는 Oticon Medical, 청각진단장비로는 Interacoustics, Amplivox, Maico, MedRx, GSI, Micromedical社가 포함.
- 개인 통신 장비로는 이어폰이나 헤드셋 브랜드로 이미 인지도가 높은 Sennheiser가 속해 있음.

- 보청기에 있어서 오랜 개발의 역사와 별도의 연구소(Eriksholm Research Center)를 두어 R&D에 있어서 상당한 강점이 있으며, RISE로 대표되는 칩셋과 폴라리스로 대표되는 플랫폼 기술력은 업계 최고 수준임.

(2) 주력 제품 및 기술력

- 2022년 상반기 주력 제품은 오티콘 모어(Oticon More). 심층 신경망(deep neural network, DNN)기술이 적용되었고, 새로운 폴라리스(Polaris) 플랫폼이 탑재됨. 오픈형(miniRITE)으로 출시되었고, 충전식 배터리형(일체형 배터리형)과 배터리(312) 교체형이 있음.
- 주요 핵심 기술

MoreSound Intelligence : 심층 신경망 (DDN)을 활용.

- 360도 원형 마이크를 통해 약 1,200만개의 일상 생활 환경을 녹음한 후 심층 신경망(DNN)을 이용한 학습을 통해 주변 환경에 따른 최적의 고해상도 증폭을 제공할 수 있는 기술.
- 초당 500개 소리 장면을 스캔하여 주변 환경을 정밀 분석하여 소리 특성 및 우선 순위를 분류하여 균형 잡힌 증폭이 가능.
- 연구를 통해 기존 방향성, 소음제거, 압축 시스템을 단순히 결합한 것보다 특히 소음 속에서 말소리의 세부 사항을 더 잘 전달하는 것으로 확인.
- 빠른 칩셋과 플랫폼 덕분에 바뀌는 청취환경에 대해 타사 대비 훨씬 빠르게 주변 청취환경에 적응하고 배경 소음을 효과적으로 억제.

MoreSound Optimizer : 피드백을 예측하여 미리 제거.

- 해당 기술은 혁신적인 피드백 제거 기술
- 28개의 독립적인 분석 채널 및 Spectro Temporal Modulation을 적용하여, 피드백을 미리 예측하고 효과적으로 제거함. 조절 과정에 있어서 최대 6dB의 이득을 더 줄 수 있는 것으로 보고됨.
- 모어(More)는 채널 수 및 기능에 따라 세 가지 제품 라인 업, 모어1(64

채널), 모어2(48채널), 모어3(48채널)으로 구분.

- 채널은 타사 채널과 다른 개념으로 실제 소리조절을 위한 피팅 밴드 수는 모어1의 경우 24개, 모어2는 20개, 모어3은 18개를 가짐.
- 모어1과 모어2의 경우에는 기능적인 면에서는 동일하며, 모어3의 경우에는 일부 기능(말소리가 더 크게 들리는 방향 귀 강조, 음악 등의 큰 입력음에도 왜곡 없이 신호 보존)이 제외됨.

(3) 액세서리

- 리모트 컨트롤부터 UV 살균 제습기까지 그 종류가 매우 다양.
- 그 중 특징적인 것은 일반 마이크와는 구분되는 에듀마이크(EduMic).
- 저전력 블루투스가 탑재, 총 4가지 모드(마이크,잭,FM,텔레코일)를 지원함.
- 한 대의 마이크에 무제한의 보청기를 직접 연결할 수가 있고, 자체에 오픈 사운드 네비게이터가 적용되어, 1초에 500회 주변 환경을 분석하여 교사의 목소리는 그래도 전달하며 교실 소음까지 빠르게 억제함.
- 그 외에 추가적인 액세서리는 아래 표와 같음.

제품명		사용
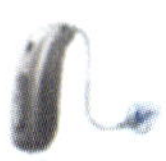	크로스 Cros	편측성 난청을 위한 프리미엄 솔루션, 세계최초 오픈사운드 네비게이터가 적용된 크로스 송신기 *크로스, 바이크로스로 선택하여 사용 가능
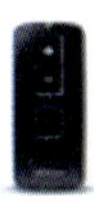	리모트 컨트롤 Remote Control	볼륨 조절, 프로그램 선택가능 *해당모델 : RC3.0 : 뷔록스, 뷔록스 S(무선전용)/RC2.0 : 이니윰, 이니윰 센스(무선전용)
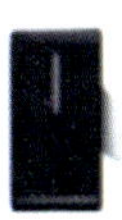	커넥클립 Connect Clip	고음질의 스트리밍을 제공할 수 있는 액세서리, 안드로이드 휴대폰 사용자의 전화 통화 지원 뿐 아니라 다양하게 활용 가능. *해당모델 : 뷔록스, 뷔록스 S 전용

제품명		사용
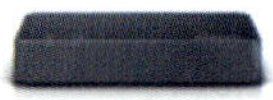	TV 어뎁터 TV Adaptor	TV와 보청기를 연결하여 TV 소리를 깨끗하고 선명하게 들을 수 있는 장치. *해당모델 : TV 3.0 : 뷔록스, 뷔록스 S(무선전용) TV 2.0 : 이니윰, 이니윰 센스(무선전용), 스트리머 프로 필수
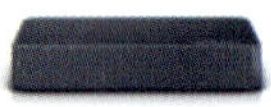	폰 어뎁터 Phone Adaptor	유선 전화기와 스트리머 또는 커넥클립을 연결하여 전화 소리를 깨끗하고 선명한 소리로 들을 수 있는 장치 *해당모델 : 뷔록스, 뷔록스 S 커넥클립, 이니윰, 이니윰 센스(무선전용), 스트리머 프로 필수
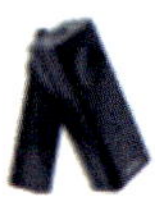	마이크 Mic	스트리머와 마이크의 블루투스 통신을 통하여 소음상황에서도 원활한 일대일 대화를 할 수 있도록 도와주는 장치 *해당모델 : 무선기능이 탑재된 보청기 전용 (뷔록스, 뷔록스 S 제외)
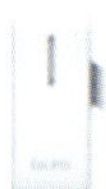	에듀마이크 Edu Mic	보청기와 연결하여 난청 아동들의 학습 능력을 증진시켜주는 무선마이크 *해당모델 : 뷔록스, 뷔록스 S
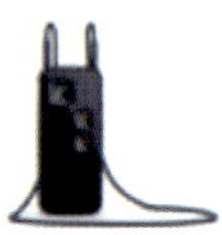	스트리머 프로 Streamer Pro	보청기와 연결되는 인터페이스 장비로 볼륨 조절, 프로그램 선택, 블루투스 연결, MP3 음악 청취, PC 연결, 휴대폰 연결이 가능 *해당모델 : 무선기능이 탑재된 보청기 전용 (이니윰, 이니윰 센스 전용)
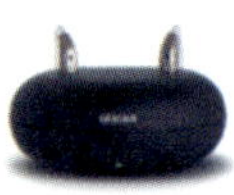	보청기 충전기 Rechargeable Dock	뷔록스 S 칩셋의 일체형 보청기 충전기 충전식귀걸이형(miniRITE R)보청기의 리튬-이온 충전지 (1알)
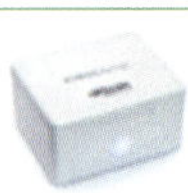	UV 살균제습기 Perfect Dry Lux	UV-C 자외선으로 보청기 살균 및 제습을 자동으로 도와주는 보청기 살균제습기

5) WS Audiology (Sivantos, Widex)

(1) 개요

- 두 개의 세계적인 청각전문기업 Sivantos와 Widex가 2019년에 합병함.
- 두 보청기 회사의 합병으로 WS Audiology는 연매출 170억 유로(한화 약 2조 1천억원), 1만명이 넘는 직원과 800여명의 R&D 인력을 갖춘 글로벌 최대 그룹.
- Sivantos는 Simens社에서 시작되었고 역사가 매우 오래되었음.
  - 독일의 발명가이자 Simens의 설립자인 베르너 폰 지멘스(Werner von Semens)가 1878년 말굽의 편자 자석을 이용해 전화 수신기를 개발, 이 과정에서 음성 증폭이 되는 것에 착안하여 현대 보청기의 원리를 세계 최초로 발견.
  - 1966년 : 세계 최초의 귓속형 보청기를 개발.
  - 1997년 : 세계 최초로 dual microphone이 탑재된 디지털 보청기를 개발, 2004년에 양이 통신기술, 2007년에는 충전식 보청기 등을 출시하며 다양한 보청기의 기술 개발에 앞장서 왔음.
  - 현재 Sivantos는 Signia, Rexton, Audio Service, A&M 등 4개의 보청기 브랜드를 소유, 세계 최대 온라인 청각관리 전문 브랜드 Audiobene가 포함.
- Widex는 Simens에 시초를 두고 있는 Sivantos 보다는 보청기의 역사가 짧음.
  - 1956년 설립, 본사는 덴마크에 위치하며 전량 덴마크 현지생산을 하고 있음.
  - 회사의 설립 초기부터 디지털 보청기 개발에 앞장서 왔으며, 1995년에는 세계 최초의 디지털 이갑개형(ITE) 보청기를 개발하여 판매하기도 하였음.
  - 한국에는 2009년 Widex Korea가 설립되면서 국내에 첫 진출이 이루어졌고, 2019년 Sivantos와의 합병을 통해 국내에서도 WSA Korea로 합병되었음.

(2) 주력 제품 및 기술력

〈 **Sivantos** 〉

- Signia는 2018년 Nx 제품을 출시하여 주력으로 해오다가, 2022년에 기존 Xperience 시리즈를 보강한 Augmented Xperience(AX) 시리즈를 출시.
- 유형에 따라 모델명이 다르며 슬림 오픈형(slim RIC)은 스타일레토(Stylетto), 오픈형(RIC)은 퓨어(Pure), 귀걸이형(BTE)은 모션(Motion), 귓속형(ITC)은 인시오(Insio)로 불림.
- 주요 핵심 기술

증강 포커스 (Augmented Focus) : 소음 속에서 또렷한 말소리를 구현.

- 말소리와 배경소음을 따로 분리하여 처리함으로써 소음하에서도 더 쉽게 청취할 수 있도록 도움.
- 보청기의 양이 착용시 가능하며, 빠른 양이 통신 기술과 빔포밍(beam forming)으로 사용자의 앞에서 나오는 화자의 소리와 주변 환경음을 완벽하게 독립적으로 분산 처리 후 통합하는 방식.

무선 통신 (Wireless 4.0) : 양이 통신에 있어 업계 최저 지연시간 (latency).

- 이번 최신 제품부터 Signia의 양이 통신 기술이 많이 향상.
- 양이 통신시 지연시간(latency)은 8ms 정도로 업계 최저 수준으로 보고됨.
- 빠른 양이 데이터 통신 교환 속도로 증강 포커스가 가능.
- 본인 목소리 처리 기술(own voice processing, OVP)을 통해 본인 목소리가 어색하거나 울릴 경우 본인이 말할 때만 이득이 감소하여 본인의 목소리를 자연스럽게 들리도록 함.
- 좁은 방향성(narrow directionality)으로 소음 공간에서 말소리에 더 집중할 수 있도록 함.

인시오 C&G AX : 충전식 귓속형 보청기.

- 이번에 출시된 인시오 C&G AX는 귓속형 중 최초의 충전식 배터리형

으로 1회 완충 시 24시간 사용 가능.

- 블루투스 기능이 탑재되어 아이폰과 안드로이드 모두 상관없이 보청기와 직접 전송(direct streaming)이 가능함.

〈 **Widex** 〉

- 모멘트(MOMENT) 시리즈를 현재 최신 주력 제품으로 판매중임.
- 모멘트는 유형에 따라 고막형(CIC), 이갑개형(ITE), 외이도형(ITC), 오픈형(RIC), 귀걸이형(BTE)이 있고, 채널 수에 따라 440(15채널), 330(12채널), 220(10채널), 110(6채널)으로 나뉨. 오픈형(RIC)의 경우, 충전식 배터리형(일체형 배터리형)과 교체형 배터리형(312 배터리, 10 배터리)이 있음.
- 주요 핵심 기술

퓨어사운드(PureSound) : 제로 딜레이(ZeroDelay) 기술을 기반으로 소리지연을 줄이고 음의 왜곡을 방지.

- 자연음과 증폭음의 시간차를 줄여 부자연스러운 음질을 제거하고 음의 왜곡을 방지하는 기술.
- 경중도 난청인에게 있어서 자연스러운 소리를 제공.
- 외부 소리에 대한 증폭의 반응 시간이 매우 짧아야 하기 때문에 기존의 칩셋이나 플랫폼보다 업그레이드된 기술이 필요함 (제로 딜레이, ZeroDelay).
- Sound delay는 0.5ms 수준으로 타사 대비 가장 적은 것으로 생각됨.

사운드센스 런(SoundSense Learn) : 머신러닝을 통해 청취환경에 맞는 최적의 소리를 찾음.

- 머신러닝을 기반으로 작동.
- 사용자가 청취 의도에 맞게 직접 스마트폰 애플리케이션으로 환경 별 최적의 프로그램을 생성, 프로그램 별로 음질을 비교하여 더 선호하는 쪽을 선택하여 개인에 맞는 최적의 소리를 추려 나가는 방식.
- 딥러닝을 이용한 기술보다는 수동적이라 할 수 있으나, 개인의 청취 성향이 반영된다는 면에서는 오히려 사용자 입장에서는 더 좋을 수 있음.

젠(Zen) : 이명완화 특수 프로그램.

- Widex社에서 과거 모델부터 강조해 오던 이명 완화 프로그램.
- Zen 톤의 멜로디 자체가 느린 템포에 자연스러운 전개 및 편안한 화음 구조를 가지고 있어 이명완화는 물론 스트레스 감소, 심신 안정에 도움.
- 템포, 피치, 음량, 음조가 각각 다른 5가지 ZEN 멜로디(아쿠아, 코랄, 라벤더, 그린, 샌드)와 광대역 잡음(white noise)이 사용 가능하며 사용자의 선호도와 이명 정도에 따라 선택하여 청취가능.
- 기본 소리크기는 청력도 입력 값에 따라 제시.

(3) 액세서리

〈 **Sivantos** 〉

- Signia의 액세서리 또한 타 브랜드와 큰 차이는 없음. 리모컨과, 마이크, TV 스트리머, 몇 가지 종류의 충전기가 있으나 기기별로 호환되는 제품이 다름.

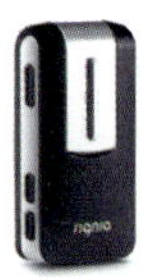	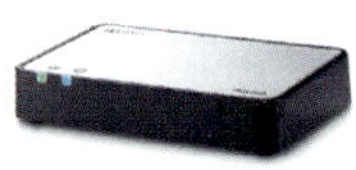	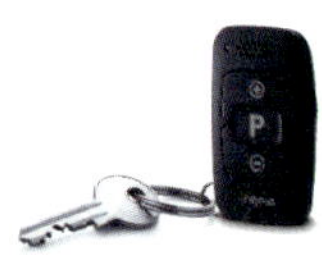
Streamers		Remote controls
블루투스 기기(스마트폰, 테블릿)와 보청기를 연결해 전화통화/음악청취/영상 시청을 돕는 무선 액세서리	TV 소리를 보청기로 직접적으로 연결하여 더욱 선명하게 들을 수 있게 하는 무선 액세서리	보청기의 소리조절을 지원하는 리모트 기능으로 스마트폰을 사용을 원하지 않는 착용자를 위한 리모트 컨트롤

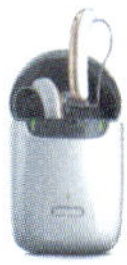	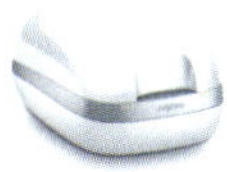	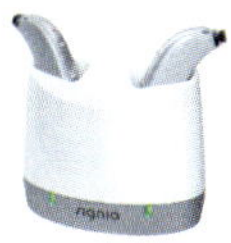	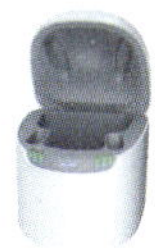
Portable Charger	Inductive Charger	Stand Charger	Dry & clean Charger
휴대용 충전기로 충전기가 완충이 되어 있다면 외부에서도 보청기 충전이 가능한 충전기	인덕티브 방식으로 보청기를 올려두면 충전되는 충전기	갈바닉 방식으로 보청기를 꽂으면 충전되는 충전기	UV 살균, 건조, 충전이 동시에 가능한 충전기

〈 **Widex** 〉

- Widex 또한 액세서리로는 리모컨, 마이크, TV 및 오디오 기기 스트리머로 구성되어 있음

	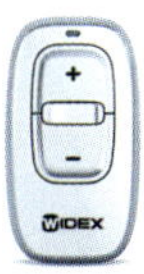	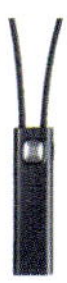	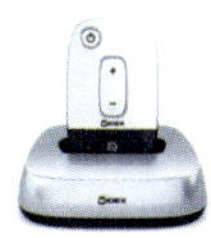	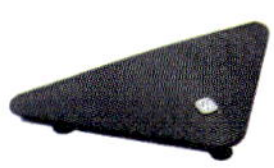
제품명	RC-DEX	COM-DEX	TV-DEX	TV PLAY
제품특징	- LED 표시기능 볼륨 조절 - 프로그램 조절 - 열쇠고리 부착	- 스마트폰의 통화를 핸즈프리로 사용 (보청기로 스마트폰 소리 전달) - 스마트폰의 동영상 및 음악소리를 보청기로 전달	- 오디오 장치 및 TV에 무선연결 - 무선신호 송수신 및 볼륨조절 - EchoFree (빠른 신호 전달로 소리 울림 방지)	- 다이렉트 제품 전용 2.4 GHz 블루투스 연결 앱으로 조절 가능 (볼륨조절 및 Room Off 기능 등)

		- 보청기의 음량 및 프로그램, 마이크로폰 방향을 조절	- Room Off (연결된 장치의 소리만 집중 청취)	- 간편한 설치와 세련된 디자인
적용범위	- 1m (리모컨 → 보청기까지)	- 1m (컴덱스 → 스마트폰까지)	- 거치대와 최대 10m (거치대 → 리모컨) - 보청기와 최대 1m (리모컨→ 보청기)	- 페어링 시 2m (TV PLAY → 보청기) - TV 청취 시 15m (TV PLAY → 보청기)
배터리	- 배터리 교환방식 (CR2032 배터리 사용)	- 충전식 (작동 8시간, 대기 8일, 3시간 완충)	- 충전식 (작동 10시간, 3시간 완충)	- USB 전원 연결

CHAPTER 03

보청기 상담의 신이 전수하는 팁

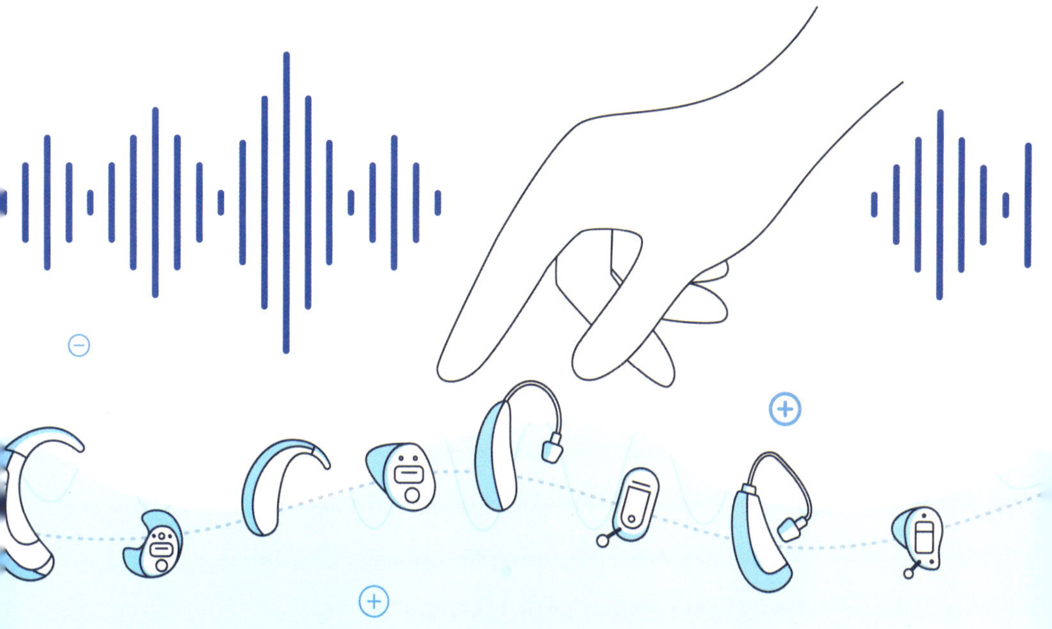

난청으로 환자가 내원하는 경우, 병력 청취, 고막 및 외이도 검진과 청력 검사를 시행하게 되고, 이러한 결과들을 바탕으로 보청기가 필요한 환자들의 경우 상담을 진행하게 된다. 환자의 청력이 다르고, 개인별로 난청으로 인한 불편한 점들이 다를 수 있기 때문에 보청기를 처방하기 전에 충분한 상담이 선행되어야 한다.

환자의 청력손실 정도, 형태, 종류, 어음인지 능력에 따라 동일한 보청기를 착용하더라도 그 효과는 다를 수 있기 때문에 환자에게 적합한 보청기를 선택하는 것은 만족도를 결정짓는 중요한 요소라 할 수 있다. 또한 성공적인 보청기 상담을 위해서는 난청 환자의 청력 손실의 정도보다 환자 본인의 난청에 대한 태도나 보청기에 대한 동기 부여의 정도가 더 중요하다고 할 수 있다. 따라서 환자와 상담하면서 환자의 내적, 외적 요인에 맞는 질문을 하면서 보청기에 대한 현실적인 기대치를 수립해야 한다.

1 환자의 난청과 보청기에 대한 인식 평가

① 환자와 상담을 시작할 때 환자가 본인의 난청에 대해 어떻게 생각하고 있는지를 확인하는 것이 상담을 진행하는 방향 설정에 중요.

② Elisabeth Kubler의 슬픔의 5단계를 활용하여 난청에 대한 환자의 인식을 이해하는 데 정보를 얻음.

③ 상담 시작 시 환자가 어느 단계에 있는가를 알면 도움이 많이 되며 가족이나 보호자가 있으면 좋으며, 난청은 서서히, 생명에 위협이 없기 때문에 분노나 우울의 단계가 없을 수도 있음.

④ 환자의 난청에 대한 감정 상태에 따라 난청의 정확한 상태, 난청을 방치할 경우에 발생하는 문제들, 보청기 착용의 장기적인 효과 등에 대해 자세히 설명하여 난청을 받아들이고 보청기가 필요하다는 인식을 갖게 하는 것이 중요.

표 1 환자의 난청에 대한 감정 상태

부정 (denial)	'나는 청력에 문제가 없는데, 다른 사람들이 중얼거려서 안 들릴 뿐이지 내가 들어야 할 것은 다 듣고 있다.'
분노 (anger)	'왜 내 뒤에서 얘기하면서 일부러 못 듣게 하는 거지?' '검사를 제대로 못한 거 같아요.'
타협 (bargaining)	'내가 듣는 게 나빠지기는 했어. 하지만 더 집중해서 들으면 문제없어.' '지내다 보면 다시 잘 들릴지도 몰라'
우울 (depression)	'내가 듣지 못해서 가족들이 나하고는 얘기를 안하려고 한다.' '점점 듣는 게 나빠지면 나중에는 다시는 들을 수 없을지도 몰라.'
수용 (acceptance)	'눈 나빠지면 안경 쓰듯이 보청기도 착용하는 거지 뭐.' '보청기를 껴서 잘 들리면 내 삶이 좀 더 편해질 거야.' '내 나이에 난청 말고도 더 심각하게 아픈 사람들도 많아.'

⑤ 안경과 달리, 보청기는 환자들에게 여전히 '늙었다', '사람들이 쳐다본다' 등의 부정적인 이미지가 존재하며 보청기 상담 시 이러한 부정적인 stigma를 바꿔주는 노력도 중요.

- 안경 낀 사람이 다 시각장애인이 아니지만 안경을 착용해서 생활이 편리해지는 것처럼 보청기를 착용하면서 생활이 긍정적으로 달라질 수 있음을 설명.
- 보청기는 청력을 보조해주는 기기로 난청의 진행을 늦출 수 있도록 도움을 주는 생활 기구의 하나라는 인식을 심어주되, 청력이 완전히 손상된 후에 착용해서 소리를 듣게 해주는 기기가 아님을 설명.
- 본인의 부정적 인식으로 인해 stigma가 강화될 수 있고, 보청기를 착용함으로써 얻게 되는 일상 생활에서의 의사소통이 향상될 수 있는 기회를 부정적 stigma로 인해 놓칠 수 있음을 인식시키도록 함.

2 동기 강화 면담

- 성공적인 보청기 상담은 결국 환자가 보청기를 착용하게 하는 것인데, 환자로 하여금 보청기를 본인 의지로 착용하게 되도록 동기를 부여하는 것이 환자의 난청 상태보다도 더 중요.
- 본인의 난청은 인정하지만 보청기 착용은 stigma 등의 영향으로 부정하는 경우가 많기 때문에 동기 강화 면담을 통해 환자로 하여금 자신의 양면성 (난청이 있으나 보청기는 부정한다)을 해결하고 탐색하는 것을 도와줌으로써 행동의 변화를 이끌어 낼 수 있게 하는 것이 중요.
- 단순히 '당신은 청력검사 결과에서 난청이 확인되었으니 보청기가 필요합니다.'라고 환자에게 보청기 착용을 설득하는 것은 효과가 없으며, 환자들은 우리의 난청과 보청기에 대한 지식보다 우리가 얼마나 환자에게 관심을 가지고 돌보려 하는지에 대해 더 관심이 있음.
- 이와 같은 상담을 위해서는 정확한 청력검사가 필수적이며 순음청력검사를 통해 난청의 정도를 인식시킬 수 있고, 어음 명료도 평가를 통해 환자의 난청의 장애를 수치화해서 설명함으로써 병식을 인정하는 데 활용함.
- 이명도 검사를 통해 난청의 진행으로 인해 발생한 이명이나 청각 과민의 정도를 공감 시킬 수 있음.

1) four habits model

보청기 상담 과정에 'four habits model'을 적용하면 환자의 보청기 착용에 대한 동기부여를 강화하는 데 효과적일 수 있음.

Four habits는 'invest in the beginning', 'elicit the patient's perspective', 'demonstrate empathy', 그리고 'invest in the end'의 4단계로 구성

① 1번째 단계에서는 환자와 라뽀를 형성하고 빠르게 신뢰관계를 형성.

② 2단계에서 체계적인 과정으로 효과적인 정보교환이 이루어질 수 있도록 함.

③ 3단계 'demonstrate empathy'의 경우 환자의 감정에 공감하는 것이 굉장

표 2 four habits model의 기본 요소들

HABIT	SKILL
Invest in the beginnig	• Create rapport quickly • Elicit the patient's concerns • Plan the visit with the patient
Elicit the patient's perspective	• Ask for patient's/family's ideas about problem • Elicit patient's specific requests • Explore impact on patient's life / work / family / activities
Demonstrate empathy	• Be open to patient's emotions • Make an empathic statement • Convey empathy nonverbally
Invest in the end	• Deliver diagnostic information • Provide information / education/ counseling • Involve patient in decision making • Complete the visit

히 중요.

- Reflection (반영, "환자분이 ~하는 게 보이네요."), legitimation (정당, "환자분이 왜 그렇게 느끼는지 이해할 수 있어요."), support (지지, "제가 돕고 싶어요."), partnership (파트너십, "함께 노력해 봅시다."), respect (존중, "잘 하고 계신거예요.") 등이 담긴 여러 가지 표현을 상담 과정에서 보여줌으로써 환자는 본인의 난청과 관련된 여러 고민 사항을 인정해주고 있다고 받아들이게 됨.
- 환자의 문제점, 가족이나 보호자와의 관계 등을 파악하면서 이에 대해 공감하면 우리가 얼마나 환자의 난청에 관심을 가지고 있고, 돌보려 하는지를 보여줄 수 있음.

④ 4단계 'invest in the end'에서 환자가 처음에 난청과 관련된 여러 걱정이나 고민에 대해 검사 결과들을 포함하여 설명하고 교육하면서 환자의 의

사결정에 도움을 주어 궁극적으로 환자의 결정에 긍정적 영향을 주면서 성공적인 보청기 상담으로 이어질 수 있게 함.

2) 난청 환자에서의 보청기 착용 동기부여

난청 환자들이 보청기 상담 과정에서 보청기를 꼭 껴야 하는지를 가장 많이 질문을 한다.

① 노인 환자들의 경우 난청에 대한 병식은 많지 않으나 치매에 대한 두려움을 대부분 가짐. 난청이 방치되는 경우, 인지기능 저하와 기억력 저하가 가속화되면서 치매로 진행될 가능성을 증가시킨다는 점을 환자 및 보호자에게 주지시키는 것이 좋음.

- 2011년 미국 존스홉킨스의대의 연구에 따르면 정상 청력과 비교하여 경도(25-40dB), 중도(41-70dB), 고도(71dB이상) 난청일 때 치매 발병률은 1.89배, 3배, 4.94배나 높았음.

② 청소년의 경우, 난청이 지속되면 경우 집중력 저하 등으로 인해 학업 성취도가 저하되어 성인이 된 후 원하는 직종에서 일할 수 있는 가능성이 떨어지게 될 수 있음을 환자와 보호자에게 설명하는 것이 필요. 적절한 시기에 난청 상태에 맞는 보청기를 착용함으로써 장기적으로 난청이 진행되어도 극복할 수 있고, 여러가지 심리/인지 치료 효과의 긍정적인 면을 얻을 수 있음을 이해시키도록 함.

3) 보청기 상담 시 고려 사항들

이비인후과 전문의처럼 환자들은 전문지식이 없기 때문에, 너무 많은 정보를 제공하게 되면 오히려 혼란을 줄 수 있기 때문에 최대한 간결하게 의견을 전달하는 것이 효과적.

① 환자에게 가장 중요한 것을 제일 먼저 설명하는 것이 좋음.

② 확실한 지시 (instruction)의 형식으로 조언.

③ 최대한 이해하기 쉬운 언어를 사용하고 짧은 단어와 문장을 사용.

④ 다음 내용으로 설명을 진행하기 전에 질문을 하거나 환자에게 이해했는지 다시 한번 확인.
⑤ 이해하기 복잡한 문장들보다는 내용을 잘 설명해주는 그림, 그래프로 된 정보를 집에 가져갈 수 있도록 전달.
⑥ 너무 많은 정보를 통해 혼란을 주지 않도록 하는 것이 좋음.
⑦ 최대한 단순하게 환자가 기억해야 할 중요한 정보만을 강조.
⑧ 고령의 환자들, 특히 인지 기능에 문제가 있을 수 있는 노인 환자들에게는 최대한 천천히, 더 많은 시간을 할애하여 설명을 하고 가급적 보호자가 동반한 상태에서 상담을 진행.
⑨ 중요한 내용은 반복해서 다시 설명.

4) 환자의 보청기 선택 결정 상담

환자가 보청기를 선택할 지 의사 결정을 하는 과정에서 보청기의 필요성에 대해 최대한 설득력 있게 상담하도록 한다.

① 보청기 외의 다른 방법은 없는지, 왜 보청기가 최상의 선택인지 명확한 근거를 제시.
  - 그림 등의 자료를 활용하여 설명하고 환자로 하여금 가져가서 계속 생각해 볼 수 있도록 함.
② 실제로 환자가 보청기를 구입하는 데 걸림돌이 되는 부분이 무엇인지 파악.
  - 경제적인 문제, stigma, 본인의 보청기 필요성에 대한 부정 등.
③ 보청기 착용 후 조절에 대한 전체적인 과정을 설명하여 의사, 청각사 등의 전문인력이 함께 일하여 보청기 착용 만족도를 향상시켜 줄 수 있음을 인지시키도록 함.
④ 보청기를 착용하는 것으로 관계가 끝나는 게 아니고, 지속적인 관리를 위한 파트너십이 존재하는 것을 확신시킴.

3 환자 유형별 상담

실제 보청기를 착용하는 환자들 중에는 보청기를 착용하기 위해 내원하는 경우도 있지만 본인의 청력 상태를 알고 싶어 내원하거나 이명으로 내원하는 경우도 있다. 따라서 여러 환자의 유형에 따라 상담의 방향도 다르게 진행되어야 한다.

1) 기존에 보청기를 착용해왔던 환자

① 보청기를 착용해왔던 환자가 보청기 상담을 원하는 경우는 기존 보청기에 만족하지 못하거나 기존 보청기에 만족하였으나 교체시기가 되어 바꾸러 온 경우 다음과 같은 질문이 환자의 보청기에 대한 만족도를 평가하는데 도움이 될 수 있음.

- 보청기를 일측 혹은 양측으로 착용하는 상태인가요? 양측 난청으로 양측 보청기가 필요한 상태인데 일측 귀에만 사용해왔다면 그 이유는 무엇인가요?
- 보청기를 몇 년 동안 사용해 왔나요? 가장 최근에 보청기를 구입한 게 언제인가요?
- 현재 사용중인 보청기를 교체하고 싶은 이유는 무엇인가요? 보청기 소리에 불만족스러운가요? 오래 사용해서 고장이 잦아지면서 교체할 시기가 된 건가요?
- 착용하는 보청기의 브랜드를 알고 있나요? 당시 구입가격은 어느 정도였나요?
- 과거 보청기를 착용하고 생활하면서 의사소통에 문제가 있었거나, 보청기 고장이 자주 생겨서 수리 관련 문제가 있었나요?
- 보청기를 교체하려고 하는 결정적인 사유가 있나요?

② 기존 보청기에 만족하지 못한 경우에는 기존 보청기의 스펙, 작동 상태 등을 확인하고 환자의 난청 상태에 적합한 모델인지 평가.
새로운 보청기로 교체하기 전에 REM을 포함하여 fitting을 다시 시도.

③ 새로운 보청기를 착용해도 만족감이 떨어지는 경우에는 한쪽 귀에만 보

청기를 착용하던 환자의 경우에는 양측 귀에 새로운 보청기를 권유하거나, 청력 상태에 따라 반대측 귀에 새로운 보청기를 착용하게 함.

④ 보청기 외의 방법으로 인공 와우, 중이 이식형 보청기, 또는 골도 보청기 등의 수술적 청각 재활 방법을 설명.

⑤ 보청기를 착용하게 될 경우, 정상 청력에서 듣는 소리와는 다를 수 밖에 없기 때문에 환자이 주관적인 만족도는 다양할 수 있고, 어떠한 보청기를 착용하더라도 해결이 어려운 부분이 있음을 충분히 설명하여 인식시킴으로써 환자의 보청기에 대한 기대치를 현실적인 수준으로 조정해주는 것이 필요.

2) 이명이 동반된 난청 환자

보청기를 통해 이명을 완화시키는데 효과적이라는 사실은 이미 알려져 있음.

① 보청기 착용시 배경 소리 증폭을 통해 이명이 감소하게 되고 대화음 청취를 용이하게 하고, 흥미로운 소리를 잘 듣게 하여 이명으로부터 주위를 분산시켜주는 효과.

② 전반적인 소리의 증폭으로 인한 청각 중추의 완화 효과를 기대.

③ 환자로 하여금 이명이 난청에서 비롯된 것임을 인지시키는 것이 필요하고, 이명에 대한 지시적 상담 치료와 함께 난청환자에게 적절한 보청기 적용 시 소리 치료의 효과를 극대화하여 이명이 극복될 수 있음을 알게 하는 것이 중요.

④ 보청기를 활용한 소리 치료를 통한 이명재훈련 치료를 통해 이명이 호전된 사례들을 정리하여 제시하며 설명하고, 이명이 호전된 환자의 인터뷰 동영상이나 보청기 체험을 통한 이명 개선 효과를 확인할 수 있게 해주는 것도 좋은 방법.

3) 난청을 인지하고 있는 환자

① 본인이 난청이 있음을 인지하고 있는 환자들 중 보청기에 대해 부정적인

인식을 가지고 오는 경우 보청기 외의 다른 청력개선 방법에 대한 기대를 가지고 있는 경우가 많음.

② 이학적 검진과 청력검사를 통해 전음성 난청과 같이 수술적 치료 등을 통한 청력 개선의 가능성이 있는 경우에 해당되는 지를 확인.

③ 보청기가 가장 효과적인 방법이라면 난청의 종류에 따른 치료 방법에 대해 환자에게 이해시키고 환자의 경우 보청기가 최선의 방법일 수 있음을 구체적으로 설명하는 것이 필요.

4) 난청을 인지하지 못하고 있는 환자

① 자신이 난청이 있다는 것을 인정하지 못하는 환자들의 경우, 처음부터 보청기를 착용하도록 상담하는 것은 환자로 하여금 보청기를 아예 거부하게 될 가능성이 높음.

② 환자로 하여금 우선 난청에 대한 병식을 인지할 수 있도록 일상생활에서 환자가 난청으로 인해 경험했을 만한 상황을 설명하는 것이 필요.

- 예를 들어 직장/집에서 크게 얘기하거나 되묻는 경우가 많지는 않았는지, 전화를 받을 때 한번에 이해하기 힘든 경우가 자주 있지는 않은지 등에 대해 상담을 통해 라뽀(Rapport) 형성하면서 환자로 하여금 본인의 난청 상태를 받아들이도록 하는 것이 필수적.
- 단순히 청력 결과를 통해 난청을 설명하고 보청기의 증폭 효과를 설명하는 것으로는 환자가 보청기의 필요성을 받아들이지 못할 수 있으므로 본인의 난청 상태를 인식할 수 있도록 설문지를 활용하는 것이 효과적.
  - APHAB 설문을 실시하고 그 결과를 가져가게 해서 자신의 의사소통 상태를 고민해보도록 하는 것도 환자에게 도움이 될 수 있음.
  - Korean dementia screening questionnaire-cognition와 같은 설문지를 활용하여 환자 본인의 인지 기능의 기본적인 상태 등을 자각하도록 하는 것도 동기부여에 도움이 될 수 있음.

③ 이러한 상담과정을 통해 난청에 대한 인식 과정을 충분히 거치고 보청기

의 필요성을 인식하게 된 후에 보청기에 대한 구체적인 상담이 이루어져야 효과적인 보청기 상담이 될 수 있음.

5) 난청 및 보청기에 대한 환자 대상 설명 자료의 활용

보청기 상담이 이루어진 후에 환자로 하여금 이해하기 쉬운 자료를 제작하여 환자가 가져가서 반복적으로 활용하는 것이 좋음.

① 난청이 개선되지 않을 경우에 발생하게 되는 문제점

난청은 단순히 말을 알아듣지 못하는 문제 외에도 다음과 같은 이차적인 문제에도 영향을 줄 수 있음.

- 짜증, 신경질, 부정적인 심리, 분노
- 피로, 긴장, 스트레스, 우울감
- 사회 생활을 피하거나 포기하게 됨.
- 사람을 만나는 것을 회피하게 되고 고립될 수 있음.
- 주의력/집중력의 감소
- 주변의 소리를 인지하지 못하면서 안전에 대한 위험성이 커질 수 있음.
- 기억력이 저하되고, 인지기능이 저하되면서 새로운 것을 배우는 능력이 떨어짐.
- 일의 수행 능률이 저하되고, 취업의 어려움으로 인해 경제 활동이 줄어들 수 있음.
- 정신적 건강, 특히 치매 등의 질환이 발병할 가능성이 증가하게 됨.

② 보청기 사용의 유용성

보청기를 착용하여 청력을 개선시킴으로 인해 실생활의 많은 부분에서 변화가 생김.

• 보청기를 통해 향상시킬 수 있는 것들

- 취업이 용이해지면서 경제 능력이 향상되고, 의사소통이 원활해지면서 대인관계의 친밀감이 좋아질 수 있음.

- 고립감, 우울감, 불안감 등의 개선으로 정서적으로 안정을 얻을 수 있고 일상 생활에서 일어나는 일들에 대해 방관자가 아닌 주관적인 관점에서 참여할 수 있게 됨.
- 기억력과 인지기능이 보존되면서 적극적으로 사회 생활에 참여할 수 있음.
- 난청인에 대한 차별이나 위축으로부터 벗어날 수 있고, 난청이 없는 것처럼 과장되게 행동하지 않아도 됨.
- 우울증, 피해망상, 불안감, 대인 기피를 해소하고, 낮아진 자존감을 회복할 수 있게 됨.
- 보청기 착용을 통한 청각 자극이 전정, 시각, 고유수용체와 함께 균형감각유지에 도움을 주게 되어 어지럼증 증상 완화에도 도움이 될 수 있음.

4 난청의 형태에 따른 보청기 상담

1) 하강형 난청 (Ski slope 난청)

① 저주파수대의 청력이 상대적으로 남아있고 고주파수대의 급격한 청력 저하를 보이는 난청으로 중간 주파수대의 청력 상태에 따라 귓속형 보청기나 오픈형 보청기를 선택할 수 있도록 상담.

② 저주파수대의 청력이 좋은 경우에는 오픈형 보청기가 효과적일 수 있고, 고령이면서 장기적인 관점에서 중간 주파수대역의 청력이 저하될 가능성이 있다면 귀속형 보청기를 선택하게 하는 게 효과적일수 있음.

③ Frequency lowering 기능을 가지고 있는 보청기가 효과적일 수 있으므로 함께 설명.

2) 수평형 난청 (Flat type 난청)

① 귓속형 보청기 형태를 선택하도록 상담하는 것이 일반적.

② 고도 이상의 난청의 경우, BTE 형태의 보청기를 상담하고, 효과에 따라 인

공 와우와 같은 수술적 치료에 대해 함께 상담하는 것이 좋음.

3) 상승형 난청 (Reverse ski slope 난청)

보청기 착용 효과 및 주관적 만족도가 가장 떨어지는 난청의 형태로 귓속형 보청기를 일차적으로 상담하면서 close follow-up을 통해 초기 적응 과정에 세세한 조절 과정이 중요하다는 점을 상담과정에서 강조해주는 것이 좋음.

4) 비대칭형 난청 (Asymmetric 난청)

① 양측 청력이 중등도-고도의 난청으로 비대칭인 경우, 양측 귀에 보청기를 착용하도록 상담.

② 비대칭성이 심한 경우, 난청이 심한 쪽의 보청기 만족도 저하로 인해 반대측 보청기를 착용한 청력에 영향을 주면서 양측 보청기를 모두 착용하지 않게 되는 경우도 있으므로 정기적인 체크를 통한 보청기 평가가 필요함을 주지해야 함.

③ 일측 귀는 전농이고 반대측 귀는 중등도의 난청인 경우, Bi-CROS를 상담하고, 일측 귀는 전농이고 반대측 귀는 정상 청력인 경우에는 CROS에 대해 상담.

5 보청기 상담 tips

1) 환자에게 난청의 정도 (청력검사)와 진단에 따른 맞춤 치료 방법 제시

① 청력검사상 난청이 확인된 것만으로 보청기를 무조건적으로 강요하는 상담은 성공하기 어려우며 청력 개선을 위한 수술적 치료, 이식형 청각기기를 포함한 기타 치료법과의 비교 설명을 통해 보청기가 환자에게 가장 적절한 난청 재활 수단임을 이해시키는 것이 중요.

② 양측성 난청의 경우, 말소리 분별력이 저하되고 작은 소리의 청취에 문

제가 된다는 것을 설명.

③ 일측성 난청의 경우 난청 귀 방향의 대화음 청취에 어려움이 있고 소리의 방향을 인지하거나 소음환경에서 대화가 어려울 수 있다는 문제들을 설명하여 난청 상태에 따른 실생활에서 경험하게 되는 어려운 상황을 이해시킴.

2) 보청기 선택의 필요성과 그 역할을 충분히 이해시킬 것

① 보청기 상담을 통한 라뽀 형성을 통해 파트너쉽을 형성하고, 보청기 착용을 통한 난청 및 이명 치료에 환자로 하여금 팀으로서 동참하는 것임을 인지시킴.

② 보청기 착용을 통한 난청 및 이명 개선 효과에 대해 과학적인 근거에 기반한 설명을 통해 긍정적인 인식을 심어주도록 한다. 사회적 고립, 일상에서의 소외감, 자신감 저하, 그리고 스트레스 극복에 보청기가 큰 역할을 할 수 있음을 설명하여 난청 개선 외의 다양한 면에서의 효용성을 인지시킴.

③ 인지기능과 감정상태에 대한 난청과 보청기의 영향에 대한 과학적 근거를 이해하기 쉽게 설명하고, 환자로부터 실시한 관련 설문지 결과들을 연계하여 본인의 상태를 주지시키도록 함.

3) 선택이 가능한 보청기 종류에 대한 전반적인 소개

① 보청기 상담 과정에서 보청기의 개념 및 종류에 따른 구체적인 소개와 더불어 각 종류별 장단점을 비교설명하여 환자가 보청기를 선택할 때를 대비한 기대치를 재조정.

② 환자의 연령, 성별, 외이도 및 고막 상태, 안경 착용 여부 등에 대한 정보를 반영하고 보청기 상담 과정을 통해 환자의 성향 등을 파악하여 환자에게 가장 적합한 보청기를 선택하도록 도와줌.

③ 기존에 보청기를 착용한 경우, 기존 보청기에 대한 객관적인 정보와 환자의 주관적인 만족도 등을 참고함.

4) 보청기에 대한 부정적인 인식에 대한 적극적인 설명

① 환자들이 상담 과정 중에 보청기를 착용하니까 시끄럽기만 하고 불편하다, 괜히 비싸기만 하다 등의 얘기를 하는 경우가 많음.

② 환자마다 난청의 정도가 다르고, 난청의 형태도 다양하기 때문에 자신의 연령, 성별, 청력손실 정도, 보청기 사용 경험 등을 토대로 한 자신에게 꼭 맞는 보청기를 검사를 통해 알아내고 구입하는 것이 가장 중요한 것임을 주지시킴.

5) 환자의 개별적 요구사항에 최대한 근접할 수 있는 보청기의 상담

보청기 착용을 결정한 환자들 중 개인마다 세세한 요구사항이 다를 수 있음.

① 양측 난청이 있지만 한쪽만 사용하길 원하는 경우에는 양이로 소리를 듣는 장점을 최대한 설명하고 양측 보청기를 권고하도록 하되 양측 보청기를 강요하기 보다는 일단 한쪽 보청기를 사용하게 한 후 보청기 효과를 체감하게 하면서 추후 반대측 보청기를 착용할 수 있도록 상담하는 것도 대안이 될 수 있음.

② 최대한 보이지 않는 보청기를 원하는 환자에게는 환자의 난청이 허용하는 범위라면 초소형 보청기 (IIC)를 선택하게 함.

- 고령의 환자들의 경우, 보청기를 조작하는 게 쉽지 않을 수 있기 때문에 배터리 교체가 필요 없는 충전식 보청기를 상담하는 것이 도움이 될 수 있고, 청년 및 중년층의 경우, life style에 활용할 수 있는 여러가지 무선 액세서리를 연결할 수 있는 보청기를 상담하는 것도 효과적.
- 난청으로 인한 불편감보다 지속적인 이명이 힘들다고 호소하는 환자들의 경우에는 보청기의 이명 치료 효과를 구체적으로 설명하는 것이 오히려 환자로 하여금 보청기를 선택하게 하는 데 효과적.

6) 장기적인 관점에서의 보청기 상담 전략 수립

① 내원하는 환자들의 난청 및 보청기에 대한 인식의 차이에 따라 한 번의 상담으로 마무리될 수 있고, 여러 번의 상담이 필요할 수 있으며, 보청기 착용으로 진행되지 못할 수도 있음.

② 난청이 있는 환자들은 기본적으로 보청기가 필요한 대상자들이므로 장기적인 관점의 보청기 상담 관리가 필요.

③ 경제적 이유로 인해서 쉽게 결정을 못하는 환자들도 있으므로 상담 내용과 보청기 스펙, 가격이 포함된 브로셔를 제공하여, 좀 더 생각해 볼 수 있는 기회를 제공하는 것도 도움이 됨.

④ 보청기 착용으로 인한 여러 가지 기대 효과에 대한 정보가 적힌 자료 등을 환자에게 제공하고, 상호간의 자유로운 컨택이 가능한 연락처를 공유하는 것도 장기적인 상담의 관점에서 효과적임.

참고문헌

1. 보청기 Harvey Dillon (채성원 옮김) 2018년 2판 p.239-268, p336-355
2. Modern hearing aids _Pre fitting testing and selection considerations, H.Gustav Mueller, Todd Ricketts, Ruth Bentler, 2014년 p29-51
3. Strategies for selecting and verifying hearing aid fittings, Michael Valente 2002년 2판 p345-368
4. Hearing loss and incident dementia, F, Lin. J.Metter, R O'Brien et al. Arch Neurol 2011. February 68(2):214-220

CHAPTER 04

보청기 부품과 소프트웨어

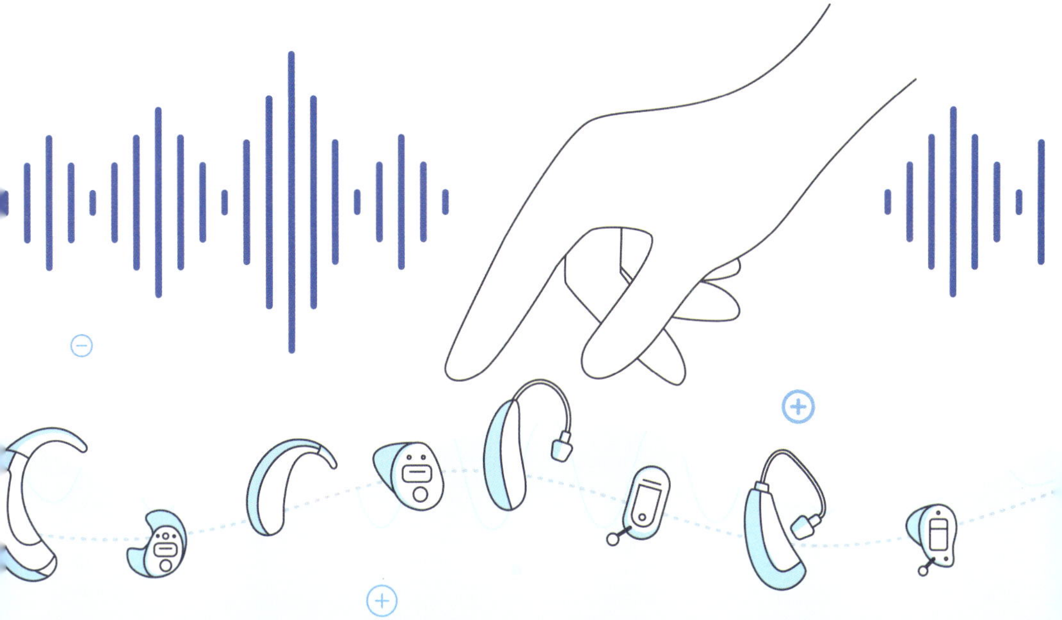

1902년 최초의 상업용 보청기가 개발된 이후 보청기는 압축형의 아날로그 보청기에서 출발하여 다양한 채널(channel)과 채널별로 고유의 이득(Gain), 출력(Output), 압축률(compression ratio)을 갖은 다채널 보청기(multichannel Hearing aid)를 거쳐, 소리신호는 더 크고 명료하며 소음은 줄여 신호 대 잡음 비(signal to noise ratio)를 개선한 디지털 보청기로 발달하였다. 현대의 디지털 보청기를 처방하고 관리하기 위해서는 보청기의 기본적인 부품과 소프트웨어를 이해해야 한다. 본 장에서는 보청기의 기본 구성 요소 중 출력/이득, 채널, 밴드, 마이크로폰, 주파수 하강, 무선기술 등에 대해 설명한다.

1 출력과 이득

- 각 제품별로 보청기의 출력과 이득이 명시되어 있으며, 대체로 BTE 보청기가 높은 출력을 갖고 더 작은 형태의 보청기로 갈수록 대체로 출력과 이득이 감소한다.
- 그러나 점차 보청기 기술의 발전으로 귓속형 보청기도 충분한 출력을 제공하는 경우가 많아지고 있다.
- RIC는 리시버 dome의 종류에 따라 같은 모델임에도 출력에서 차이가 발생할 수 있다.
- 아래 **그림 1**은 몇몇 회사의 최대 출력과 이득에 대한 사양을 간단히 정리한 것으로 전체적인 경향을 파악할 수 있다.

2 채널 (channel)과 밴드 (band)

많은 보청기가 채널과 밴드의 수가 동일한 경우가 많기 때문에 같은 기능으로 오해할 수 있지만 이 둘은 조금 다른 개념이다.

Resound		IIC	CIC	ITC	ITE	RIC (Battery:312,13)				Mini BTE	BTE	Power BTE	Power BTE (고심도전용)	
Receiver		LP	MP	HP	UP	LP	MP	HP	UP	Battery 312	Battery 13	13	13	675
최대출력 OSPL90	Peak	115	119	121	130	113	116	122	129	122	124	132	134	141
	HFA	110	113	120	125	108	114	118	124	117	121	128	130	130
이득 FOG50	Peak	40	50	60	70	52	58	65	75	55	57	67	73	83
	HFA	38	45	54	63	43	51	56	64	49	53	63	67	67

Starkey		IIC		CIC	ITC	ITE	RIC (Battery:312,13)				Mini BTE	BTE
Receiver		35	40	50	60	70	40	50	60	70	312	13
최대출력 OSPL90	Peak	110	110	115	120	130	107	115	120	130	130	130
	HFA	106	106	109	117	124	102	109	117	124	117	122
이득 FOG50	Peak	35	40	50	60	70	40	50	60	70	60	70
	HFA	30	36	46	54	64	35	45	56	65	51	62

Widex		CIC-M	CIC	ITC	ITE	RIC(battery:312)				Mini BTE	BTE	Power PTE
Receiver						S	M	P	HP	312	312	13
최대출력 OSPL90	Peak	114	114	118		107	114	121	132	130	131	135
	HFA	110	110	114		102	111	118	126	123	125	126
이득 FOG50	Peak	57	57	59		52	58	65	74	59	62	75
	HFA	52	52	56		50	55	59	70	54	56	63

그림 1 각 회사별 보청기 종류에 따른 최대출력과 이득.

OSPL90: 90dB 입력음압에서 수화기에서 측정되는 음압, FOG50: 50dB 입력음압에서 볼륨이 최대일 때 측정한 이득. HFA: 고주파수(1000,1600,2500Hz) 평균이득,

- 채널은 주파수를 받아들이는 영역(압축 관련 기능 수행의 단위)을 의미하며, 밴드는 증폭량을 결정하고 이득을 조절하는 구간을 의미한다 (그림 2).
- 채널은 소리를 처리하는 compressor의 갯수이고, 밴드는 이러한 각각의 compressor의 처리에 대응하여 소리의 출력 크기를 조절하는 것에 해당한다
- 사양표에 밴드라는 표현 대신 조절구간이라는 명칭을 쓰기도 하며 채널수는 많아도 실제 조절구간의 갯수는 더 적을 수도 있기 때문에 보청기 구입시 동봉되어 오는 technical data sheet를 통해 두가지 모두 정확히 확인해야 한다 (그림 3).

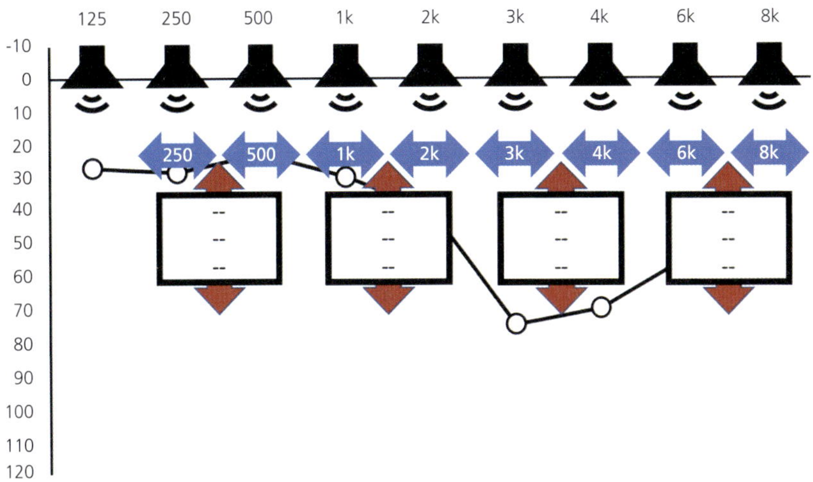

그림 2 8개 채널과 4개 밴드를 가진 보청기의 예시.
소리를 처리하는 compressor는 8개이나 실제 출력은 4개 구간으로 나누어서 조절한다.

		Oticon Opn1	Oticon Opn2	Oticon Opn3
Speech Understanding	OpenSound Navigator™	Level 1	Level 2	Level 3
	Max. noise removal	9 dB	5 dB	3 dB
	Speech Guard™ LX	Level 1	Level 2	Level 3
	Soft Speech Booster LX	•	•	•
	Speech Rescue™ LX	•	•	•
Sound Quality	Clear Dynamics	•	•	-
	Fitting Bandwidth*	10KHz	8KHz	8KHz
	Processing Channels	64	48	48
Listening Comfort	Transient Noise Management	4 configurations	On/Off	On/Off
	Feedback shield LX	•	•	•
Personalization & Optimizing Fitting	YouMaticTM LX	3 configurations	3 configurations	1 configurations
	Fitting Bands	16	14	12
	Adaptation Management	•	•	•
	Oticon Firmvare Updater	•	•	•
	Fitting Formulas	VAC+, }NAL-NL1+2, DSL v5.0	VAC+, NAL-NL1+2, DSL v5.0	VAC+, NAL-NL1+2, DSL v5.0
	Acoustic Notifications	•	•	•
	Battery life, hours**	60-70	60-70	60-70

그림 3 Technical data sheet의 예.

보청기 구입시 동반되어 오는 technical data sheet를 통해 보청기의 성능과 특성을 확인한다. 채널(processing channel)은 64 개 혹은 48개이며 밴드(fitting band)는 16-12개이다.

3 마이크로폰 (Microphone)

- 마이크로폰은 음성신호를 전기 신호로 변환하는 장치로, 모든 방향의 소리를 같은 크기로 감지하는 전방향성 마이크로폰(Omnidirectional microphone)과 일정한 방향의 소리를 민감하게 감지하는 방향성 마이크로폰(directional microphone)으로 나눌 수 있다.
- 방향성 마이크로폰은 앞쪽과 뒤쪽 port에 들어오는 소리의 시간차이를 이용하여 소리의 방향성을 알 수 있다. 따라서, 두 port의 거리가 멀수록 방향성 기능이 향상되며 귓속형 보청기에는 사용되기가 어렵다 (그림 4A).

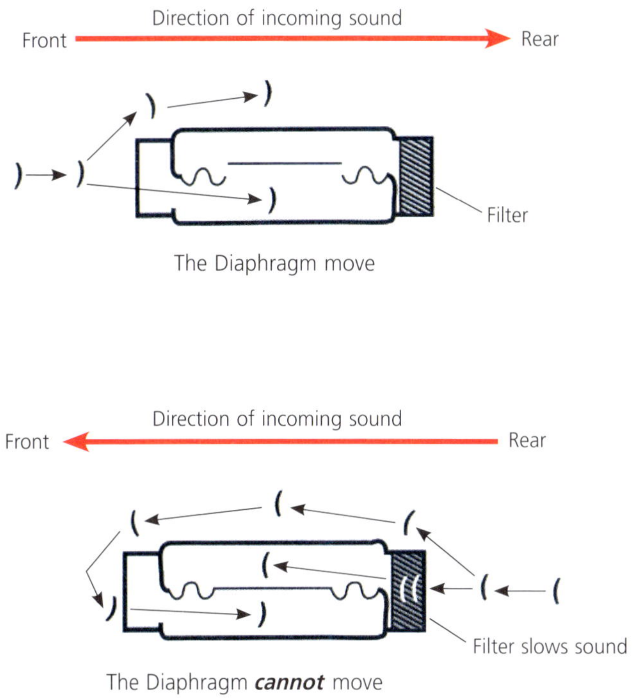

A

그림 4 방향성 마이크로폰의 원리 *(계속)*

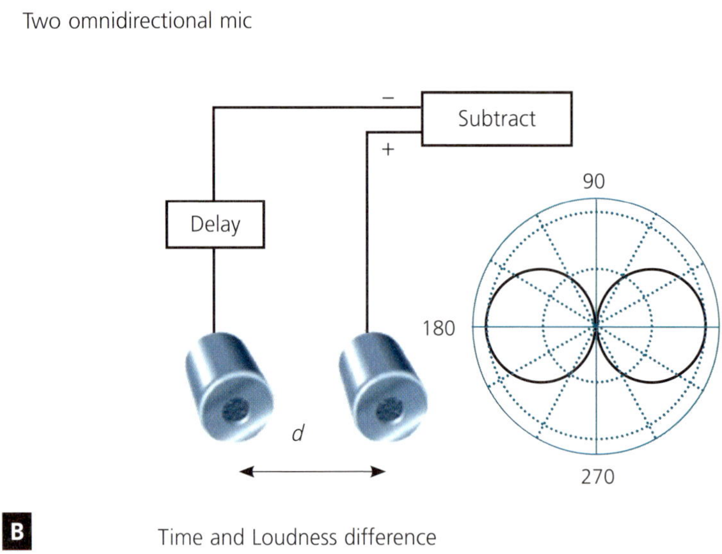

그림 4 *(계속)* **방향성 마이크로폰의 원리**

A : 2개의 port를 가지는 방향성 마이크폰의 작동 원리, B : 2개의 전방향성 마이크로폰을 이용한 beamforming 방법

- 두 개의 전방향성 마이크폰을 사용하여 방향성 마이크론과 같은 효과를 낼 수 있으며 두 마이크로폰의 방향성을 조정하여 다양한 방향성의 민감도를 구성할 수 있다 **(그림 4B)**. 일반적으로 두개의 전방향성 마이크폰을 사용하는 것이 1개의 방향성 마이크로폰을 사용하는 것 보다 우수하며 저주파수 증폭에 유리하다.
- 여러 개의 마이크로폰을 사용할수록 더 소음을 감소시킬 수 있고 SNR을 올릴 수 있다. 일반적으로 2개의 마이크로폰은 전방향 마이크로폰 1개보다 3-5dB 높은 SNR을 가질 수 있다.
- 방향성 마이크로폰 사용 중에 순간적으로 바람소리 등이 크게 들어오는 경우에는 전방향성으로 변화를 시키게 된다. 어음에 집중이 필요한 경우에는 방향성 마이크폰을 사용하고 주변의 소리를 들어야 하는 소아에서는 전방향성을 선호하게 된다. 최근에는 소음 환경에 따라 보청기에서 자동으로 방향성의 민감도를 변화시켜주고 있다.

4 소음 감쇄 (Noise reduction)

- 보청기 사용자가 부드럽고 자연스러운 소리를 듣기 위해 가장 중요한 요소중의 하나는 어떻게 소음을 줄이는가 하는 문제입니다. 정상적인 귀에서는 중추신경계를 걸치면서 듣고 싶은 소리와 주변의 소음을 분리하여 뇌로 전달하게 된다. 하지만 보청기는 소리를 증폭함으로써 필연적으로 소음이 커지는 문제점을 가지고 있다. 이 부분을 해결하기 위해 현대의 디지털 보청기는 다양한 신호처리 알고리즘 기술을 사용하고 있다.
- 일반적인 단순 소음은 어음과 달리 일정한 진폭과 주파수를 보이므로 이를 이용하여 신호대 잡음비(SNR)를 올릴 수 있다. 원음과 소음이 섞여서 들리게 되나 이중 일정하게 나오는 소음에 해당하는 부분을 확인하여 소음부분을 차폐를 하는 원리이다. 비행기 소음, 환풍기 소음 등 일정한 크기의 저주파수 소음을 가진 경우에 효과적인 소음 차단 방법이다. 이 경우 어음신호는 감소되지 않드록 않도록 하는 다양한 기술이 추가로 적용된다.
- 강한 소리가 있는 곳에서는 빠른 압축 방식(fast acting compression)을 통해 강한 소리의 이득을 급격히 감소시켜 약한 소리를 잘 듣게 도와줄 수 있다.
- 또한, 소음 감소 알고리즘은 소음과 어음의 주파수적 위치, amplitude fluctuation과 이들의 시간적 특성을 비교하여 소음을 제거하고 어음의 소리는 유지하는 것이다 **(그림 5)**.
- 현대의 WDRC(Wide dynamic range compression)에서는 expansion을 통해 보청기의 착용자가 들을 필요가 없는 매우 작은 소리 혹은 보청기의 내부 잡음을 줄일 수 있다 **(그림 6)**. 양이 청취의 장점 중 하나는 소음감소로서, 양이 보청기를 사용하게 되면 소음과 어음을 구별하여 소음을 차단하는데 도움을 받을 수 있다. 최근 인공지능을 활용하여 주변 소음 및 바람소리를 탐지하여 소음 감소 알고리즘과 방향성 마이크로폰

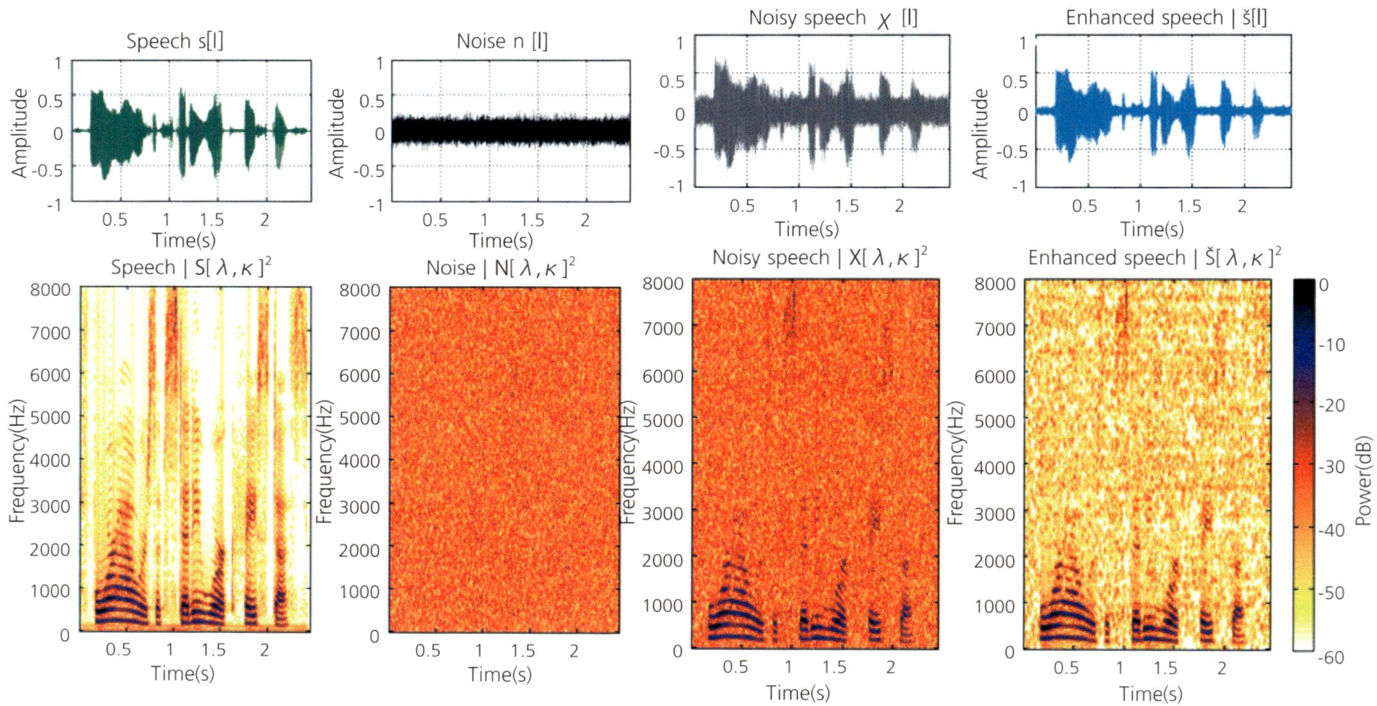

그림 5 소음에서 어음을 강조하는 알고리즘.

소음이 섞인 어음에서 먼저 소음을 분석한후 소음을 spectral subtraction 하여 어음 부분을 확인후 소음 제거시 삭제된 것으로 추정되는 어음을 일부 강조한다.

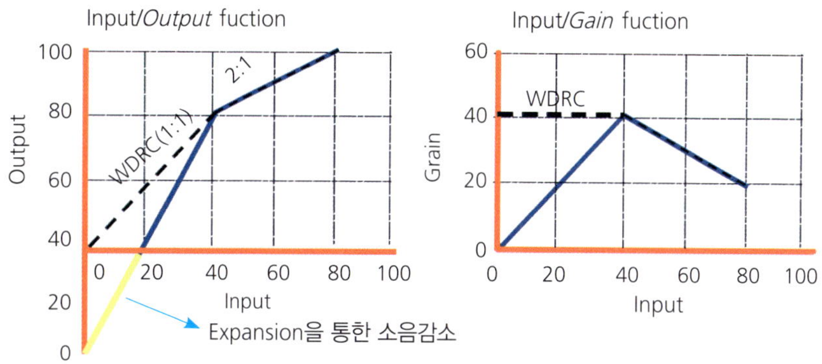

그림 6 Expansion을 통해 20dB이하의 input을 가지는 소리는 40dB의 threshold를 가지는 착용자에게는 들리지 않아 소음 감소의 효과를 가진다.

을 자동으로 조정하고 최적화할 수 있는 보청기도 소개되고 있다.

- 소음감소를 위한 중요한 방법 중 하나는 지향성 마이크로폰 및 외이도의 마이크로폰 사용이다. 이는 공간적으로 소음과 어음을 구별하게 도와주어 신호대 잡음비가 3-5dB 향상되는 것으로 알려져 있다. 최근 보청기들은 대부분 지향성 마이크로폰을 가지고 있어 주변 환경에 따라 지향성 및 범향성 마이크로폰을 사용하게 된다. 외이도의 마이크폰을 통해 외이를 통한 소음 감소와 바람소리 차단을 기대할 수 있다.
- Wireless technology 또한, 화자나 음원의 소리를 소음의 간섭을 피해 보청기로 전달하게 해주는데 도움이 된다. FM기술은 학교나 공연장 등에서 보청기 사용자에게 소음이 없는 소리를 제공해 줄 수 있다. 무선기술의 발달로 보청기는 스마트폰과 TV, 오디오를 비롯한 다양한 기기와의 편리하게 연결이 되어 주변 소음의 간섭없이 원하는 기기의 소리를 들을 수 있다.
- 인공지능으로 주변의 환경을 분석하여 최적의 소음 처리 방식을 제공하거나 보청기의 EEG 신호를 분석하여 Top down process로 소음과 어음을 구별하는 방법이 최근 일부가 실용화 되었으며 연구가 진행되고 있다.

5 주파수 하강 (Frequency Lowering)

- 대부분의 난청 환자들은 저주파수 영역보다 고주파수 영역에서 청력 손실의 정도가 더 크다. 일반적으로 저주파수 영역에는 대부분의 모음이, 고주파수 영역에는 대부분의 자음이 분포되어 있어, 고주파수 영역에서 청력 손실의 정도가 크면, 소리는 들리는데 어음 변별력이 저하되는 현상이 나타난다.
- 고주파수 난청 환자들의 어음 변별력이 떨어지는 또 다른 이유로 고주파수 부위의 와우소실(cochlear dead)을 들 수 있다. 보청기로 고주파수 영역을 증폭하더라도 고주파수 부위의 와우 내유모세포 및 나선신경절세포가 손상되어 해당 주파수 음을 감지하지 못해 와우의 주파수 특이성이 회복되지 않아 어음 변별력 향상을 기대하기 어려운 것이다.
- 그렇다고 보청기 처방 시 고주파수 영역의 이득을 과도하게 높이면 피드백(feedback) 현상이 발생하거나 저주파수 영역의 소리가 왜곡되어 환자들이 보청기 적응에 어려움을 겪을 수 있다. 이러한 문제를 해결하기 위해 등장한 것이 주파수 하강(frequency lowering) 기술이다.
- 주파수 하강 기술이란 주로 고주파수 난청, 즉 하강형 청력도 **(그림 7)**를 가진 환자들을 위해 고안된 기술로, 와우소실 영역에 해당하는 주파수의 소리 정보를 와우소실이 없는 영역으로 옮겨 어음 변별력을 높이고자 하는 것이다.
- 대부분의 보청기 제조사들은 기본 기능으로 주파수 하강 기술을 제공하고 있다 **(표 1)**. 주파수 하강은 주파수 전위 (frequency transposition), 주파수 압축 (frequency compression), 주파수 구성 (frequency composition) 등의 기술로 구현된다 **(그림 8)**.

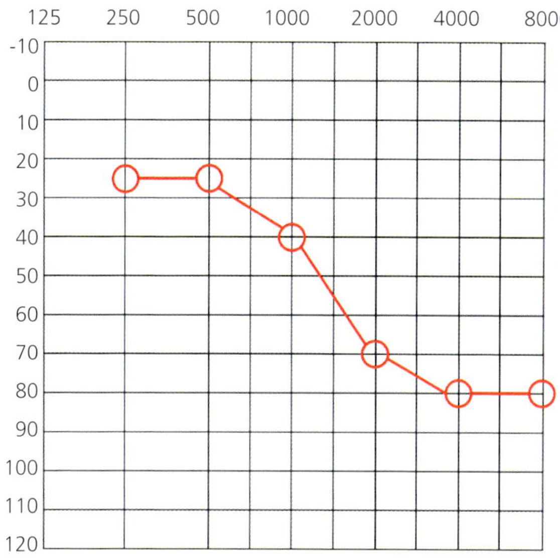

그림 7 주파수 하강 기술이 필요할 수 있는 청력도 예시

표 1 주요 보청기 회사별(가나다 순) 주파수 하강 기술

회사	기술	방법
리사운드(ReSound GN)	Sound Shaper	주파수 압축-비선형 압축
벨톤(Beltone)	Sound Shifter	주파수 압축-비선형 압축
스타키(Starkey)	Spectral iQ	주파수 변형
시그니아(Signia)	Frequency Compression	주파수 압축-비선형 압축
오티콘(Oticon)	Speech Rescue	주파수 구성
와이덱스(Widex)	Audibility Extender	주파수 전위
유니트론(Unitron)	Frequency Compression	주파수 압축-비선형 압축
포낙(Phonak)	Sound Recover	주파수 압축-비선형 압축
	Sound Recover2	주파수 압축-적응형 압축

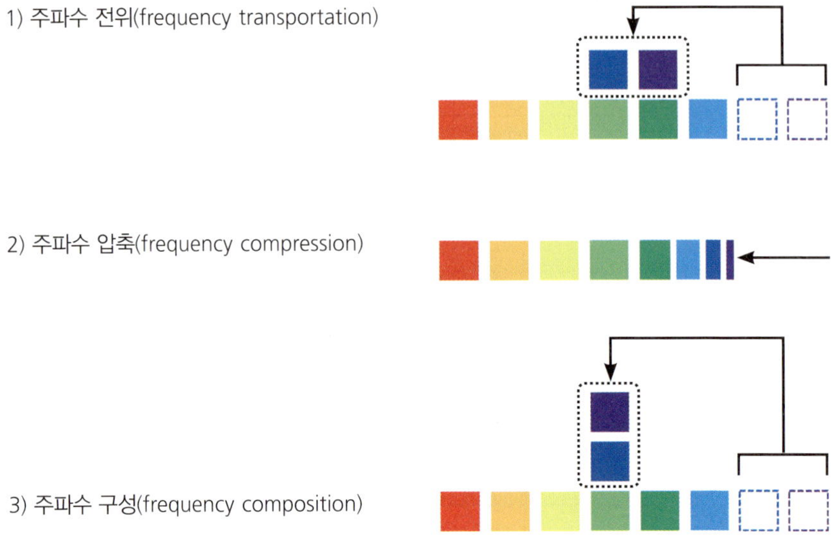

그림 8 주파수 하강 기술의 종류

(1) 주파수 전위 (frequency transposition)

- 주파수 전위 기술이란 난청이 있는 주파수 대역의 정보를 난청이 없는 주파수 대역으로 그대로 옮기는 것이다. 예를 들면, 원래 주파수보다 2 kHz 아래로 일률적으로 변환을 하게 되면, 6 kHz는 4 kHz로, 4 kHz는 2 kHz로 이동된다.
- 그러나 난청이 있는 주파수 대역의 소리가 난청이 없는 주파수 대역으로 옮겨지면서 소리 에너지가 중첩되어 소리 본연의 포먼트(formant)와 고조파(harmonics)가 소실되어 소리가 왜곡되어 들린다는 단점이 있다.

(2) 주파수 압축 (frequency compression)

- 주파수 압축 기술은 주파수 전위 기술의 단점을 극복하기 위해 제안된 기술이다.
- 주파수 압축 기술은 보청기에서 증폭되어 나오는 출력 주파수의 대역폭을 가청 주파수 범위로 압축하여 줄이는 것으로 와우소실 영역의 정보를 와우소실이 없는 영역으로 압축하는 기술이다.

- 주파수 압축은 압축 방법에 따라 선형 압축(linear frequency compression)과 비선형 압축(non-linear frequency compression)으로 나눌 수 있다 (그림 9).
- 선형 압축은 전체 주파수 영역을 일정한 비율로 압축하는 것이고, 비선

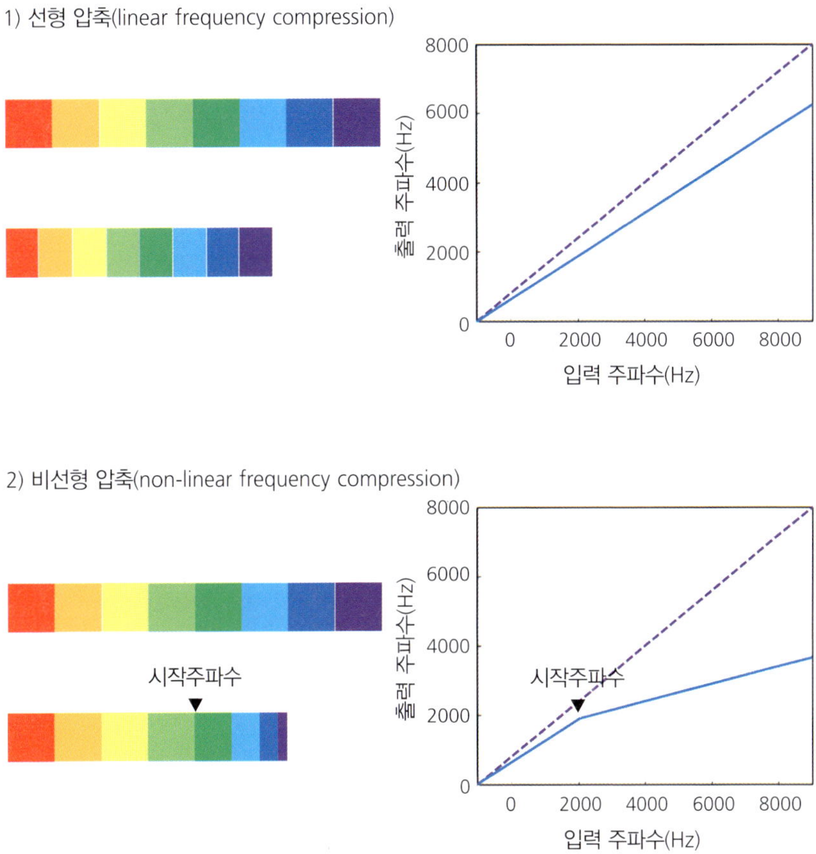

그림 9 주파수 압축 기술 중 선형 압축과 비선형 압축

형 압축은 주파수 범위에 따라 압축 비율이 변하는 방식으로 저주파수 영역보다 고주파수 영역의 압축비가 높은 것이 특징이다.

- 비선형 압축에서 시작 주파수(starting frequency) 또는 기준 주파수(cutoff frequency)는 압축이 시작되는 주파수 영역을 의미한다. 시작 주파수 이상의 소리가 압축되어 즉, 주파수 대역의 간격을 감소시켜 환자의 가청 주파수 범위로 압축시켜 들려주는 것이다.

- 그러나 보청기 처방 시 시작 주파수의 위치와 압축 정도에 따라 모음 변별에 중요한 저주파수 영역의 스펙트럼이 변경되어 모음이 왜곡되어 들릴 수 있으므로 시작 주파수의 위치와 압축 정도를 주의해서 결정해야 한다.

(3) 주파수 구성 (frequency composition)

- 주파수 구성 기술은 가장 최근에 등장한 기술로 주파수 전위 기술과 비슷한 개념이다.
- 그러나 주파수 전위 기술이 고주파수 영역의 정보를 저주파수 영역으로 그대로 이동시키는 개념이라면, 주파수 구성 기술은 고주파수 영역의 입력 신호를 2~3개의 부분(segment)으로 나눈 후 저주파수 영역 즉, 가청 영역에 다층적으로(multi-layered) 이동시켜 소리 에너지가 중첩되어 왜곡되는 현상을 완화하고자 하였다.

요약하면, 주파수 하강 기술은 환자가 들을 수 없는 고주파수 영역의 소리를 들을 수 있는 저주파수 영역으로 옮겨주어 가청력을 최대한 회복하는 것을 목적으로 개발되었다. 대부분의 보청기 제조사들은 주파수 하강 기술을 적용하고 있으며, 여러 선행 연구들을 통해 주파수 하강 기술을 적용하면 어음 변별력이 개선되는 것이 입증되었다. 그러나 주파수 하강 기술에 대한 연구는 주로 영어권 국가에서 이루어져 이를 국내 환자에게 그대로 적용하기에는 어려움이 있다. 따라서 향후 한국어에 적합한 주파수 하강 기술에 대한 연구가 진행된다면 난청 환자들의 청력 재활에 큰 도움이 될 수 있을 것이다.

6 보청기와 무선 통신 기술(Wireless Technology for Hearing Aids)

- 무선 통신 기술의 급격한 발달은 보청기 업계에도 많은 영향을 미쳐 보청기의 여러 단점들을 극복할 수 있는 방법으로 활용되고 있다. 주요 보청기 회사들은 무선 통신 기술을 이용하여 난청 환자들이 소음 상황에서 더 잘 들을 수 있게 하고, 보청기를 스스로 조정할 수 있게 하며, 스마트폰이나 태블릿 등의 기기와 쉽게 연동할 수 있도록 지원하고 있다.
- 보청기를 위한 무선 통신 기술은 예전에 비해 많이 보편화 되어 있다. 보청기와 무선 통신 기술을 이용하면 난청 환자들은 소음 상황에서 더 잘 들을 수 있고, 전용 애플리케이션(application, 이하 App)을 통해 원격 조정(remote control)으로 보청기 세팅을 쉽게 조절할 수 있으며, 청취 보조 기기와의 호환을 통해 다양한 청취 상황에서 신호대소음비(signal-to-noise ratio)를 높여 어음 변별력을 향상시켜 주고, 스마트폰, 태블릿 등과의 기기에 쉽게 연동할 수 있다.
- **FM (frequency modulation) 시스템** : 청취 보조 기기의 대표적인 예로는 FM시스템을 들 수 있다. FM 시스템은 보청기와 연결하여 소음 상황이나 먼 거리 대화 상황에서 화자의 음성을 청자의 보청기로 직접 전달해주어 의사소통 능력을 개선시켜 준다. 이를 위해서 화자는 FM 송신기를 착용해야 하고 청자는 FM 수신기를 보청기에 연결하거나 FM 수신기가 탑재된 보청기를 사용해야 한다**(그림 10)**. 그러나 보청기 제조사 및 모델별로 호환되는 기기가 다르므로 사용 전 확인이 필요하다.
- **블루투스 기술(Bluetooth technology)** : 블루투스 기술은 특정 무선 주파수를 사용하여 정보를 전송하는 무선 연결의 한 종류이다. 블루투스 기술을 통해 보청기를 스마트폰, 태블릿, TV 등 전자 기기에 직접 연결할 수 있으며, 보청기와 전자 기기간 호환성(compatibility)이 뛰어난 장

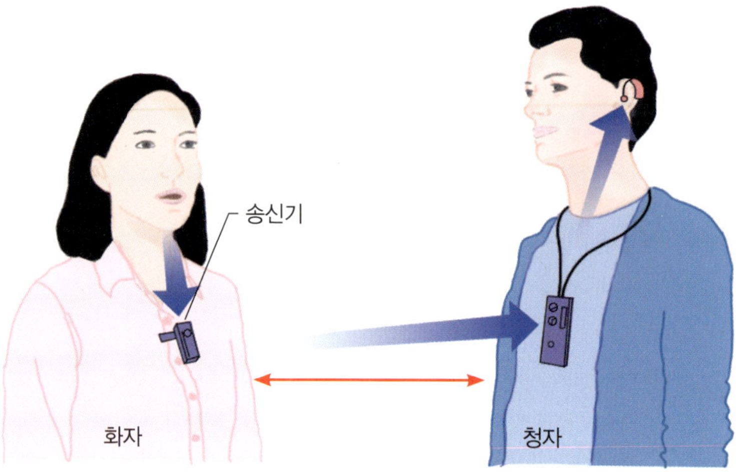

그림 10 FM 시스템

점이 있다.

- 최근에는 애플 사 기기와 호환되는 보청 기기인 MFi(made for iPhone) 보청기가 출시되고 있는데, 애플 사 기기와 보청기를 연결하여 오디오를 스트리밍하고, 전화를 받고, 설정을 조정하는 등의 작업을 수행할 수 있다. 안드로이드 운영체제와 보청기와의 연결은 iOS 운영체제에 비해 접근성이 떨어지지만 점차 개선되고 있는 추세이다.
- **원격조정** : 대부분의 보청기는 스마트폰 App을 통해 원격 조정할 수 있다. 예전에는 보청기의 물리적인 버튼을 수동으로 눌러 설정된 볼륨 및 프로그램 등을 변경하였는데, 기술이 발전함에 따라 보청기가 작아지면서 물리적인 버튼이 사라져 다양한 설정을 스마트폰 App을 통해 조절하는 것으로 방식이 바뀌었다.
- 최근에는 클라우드 원격 피팅 보청기도 출시되었는데 가장 큰 장점은 사용자가 불편함을 느낄 때마다 직접 보청기 센터를 방문하지 않아

도 전문가에게 소리 조절을 요청할 수 있다는 점이다. 그리고 스마트폰 App 내 보청기 찾기 기능을 통해 잃어버린 보청기의 위치를 확인할 수도 있다.

요약하면, 무선 통신 기술의 발달은 보청기 사용의 편리성 및 청취력을 향상시켜 준다. 이러한 무선 통신 기술 적용을 위해서는 과도한 배터리 소모가 없는 에너지 효율성이라는 전제 조건이 필요하다. 기술이 계속적으로 발전함에 따라 무선 통신 기술 사용에 대한 배터리 효율성이 개선되고, 다양한 무선 통신 기술이 개발되어 보청기 사용자가 보다 많은 혜택을 누릴 수 있을 것으로 예상된다.

7 이명과 보청기(Tinnitus and Hearing Aids)

1974년 보청기가 이명치료에 사용될 수 있다고 보고된 이후 보청기는 난청을 동반한 이명 환자의 소리 치료(sound therapy)를 위해 처방되고 있다. 이명을 주 증상으로 하는 난청 환자에서 보청기 처방의 일차적 목적은 주변 환경음을 풍부히 들려주어 소리 치료로서 이명을 감소시키는 것이고, 이차적 목적은 청력 재활이다. 그러므로 이명을 주 증상으로 하는 난청 환자들에게는 일반적인 난청 환자들에게 이루어지는 보청기 처방과는 다른 관점과 방법이 적용되어야 한다. 이 장에서는 먼저, 이명 치료에서 보청기의 역할을 이해하기 위해 이명에 대한 소리 치료에 대해 간단히 알아보고, 이명에 작용하는 보청기의 기전 및 이명을 주 증상으로 하는 난청 환자들에서의 보청기 처방법에 대해 기술하였다.

(1) 소리치료

- 대부분의 사람들은 방음실과 같은 매우 조용한 환경에서 일시적으로 이명을 경험할 수 있다. 인체에서 소리를 전달하는 신경 전달망(neural networks)에는 특정한 이명 신호가 존재하는데 일상적인 소음 환경에

서는 그 신호가 차폐(masking)되어 인식되지 않는다. 그러나 주변 환경이 매우 조용할 때에는 환경음에 의해 이명 신호가 차폐 되지 않아 인식될 수 있다.

- 그래서 이명 환자 대부분이 주변이 조용할 때 이명이 발생하거나 더 커진다고 호소하는 것이다. 특히 난청을 동반하는 이명 환자들은 난청으로 인해 계속적으로 주변 환경음을 듣지 못하여 청각 회로 내에서 발생하는 이명 신호를 더욱 뚜렷이 느끼고, 지속적으로 느끼는 이명은 시상 변연부 및 교감신경계의 흥분을 유도하여 이명을 더 크고 뚜렷이 느끼는 악순환의 고리가 형성되기 쉽다.
- 이러한 배경을 바탕으로 이명에서 소리 치료의 목적은 주변 소리 자극을 풍부하게 들려주어 이명을 통해 강화되는 부정적인 인식을 감소시키는 것이다.

(2) 이명에 대한 보청기 효과

- 앞서 설명하였듯이 이명에 작용하는 보청기의 기전에는 차폐 효과와 주의 분산 효과가 있다**(그림 11)**. 난청을 동반한 이명 환자에서 보청기는 난청이 있는 주파수 영역에서 감소된 청각 자극을 보상하고 직접적으로 소리를 증폭시켜 들려줌으로써 이명 증상을 억제하는 역할을 한다.
- 이러한 보청기를 통한 이명 차폐 효과는 이명 주파수와 난청 주파수가 비슷할 때 효과가 더 좋은 것으로 알려져 있다.
- 난청 환자들은 정상 청력을 가진 사람들에 비해 주변 소리 신호를 듣지 못하므로 상대적으로 늘 조용한 환경에 머무는 것과 같다. 이는 이명 환자들이 주변이 조용할 때 이명이 발생하거나 더 커진다고 호소하는 현상과 비슷한 맥락이다. 보청기는 환자가 느끼는 이명 신호와 주변 소리 사이의 대비를 줄여주어 이명에 대한 주의를 분산시켜 감각계의 과민 반응을 감소시키는데 이를 이명의 '수동적 주의 분산(passive attention diversion) 효과'라고 한다.
- 이명의 '능동적 주의 분산(active attention diversion) 효과'란 흥미로운 소리를 활용하는 방법으로 환자가 흥미로운 소리에 집중함으로써 이명

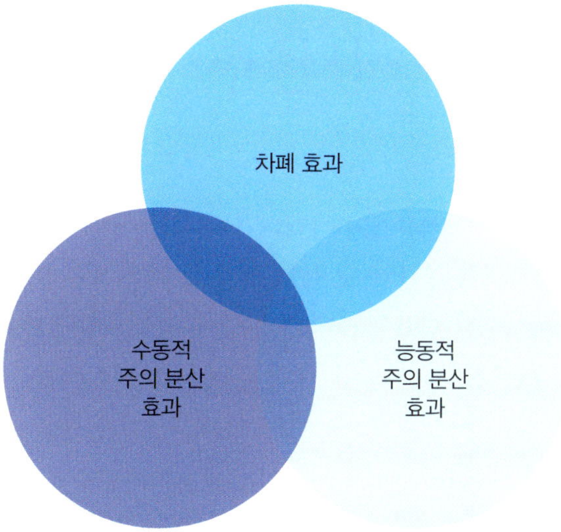

그림 11 이명에 작용하는 보청기의 기전

에 대한 주의를 분산시켜 이명의 인식을 감소시키는 것이다. 난청을 동반한 이명 환자가 보청기를 착용하면 난청으로 인해 들을 수 없었던 대화음과 같은 흥미로운 소리를 들을 수 있게 되어 이명에 대한 주의를 분산시킬 수 있다.

- 난청을 동반한 이명 환자에게는 난청이 경미하거나 난청이 고주파수 영역에만 국한되어 난청을 잘 인지하지 못하는 경우라도 이명 치료를 주 목적으로 보청기 처방이 가능하다. 그러므로 난청을 동반한 이명 환자들에 대한 보청기의 적응증은 일반적인 난청 환자들에 비해 그 범위가 더 넓어, 40 dB HL 미만의 경도 난청, 고주파수 영역에 국한된 난청, 일측성 난청 등의 경우에도 이명 증상 경감을 주 목적으로 보청기 처방을 할 수 있다. 이 경우 보청기에 대한 환자 교육(patient education)을 함께 실시하면 보청기 순응도를 높일 수 있다.
- 난청을 동반한 이명 환자에게 보청기 처방 시 고려해야할 점이 몇 가지 있다. 먼저, 4 kHz notched 난청 환자의 경우 보청기 처방 보다는 소리 발생기(sound generator)가 더 효과적일 수 있다. 특정 주파수 영역에만

난청이 있는 경우 환자가 일상생활에서 난청을 느끼지 못할 수 있는데 이러한 경우 보청기에 대한 순응도가 낮을 수 있다.

- 2 kHz 이상의 고주파수 영역에서 난청이 있고 어음 인지도가 감소되어 있는 환자가 이명을 호소하는 경우에는 보청기가 도움이 된다. 이때, 보청기는 폐쇄 효과(occlusion effect)가 없는 오픈형 보청기가 좋다. 양측 귀 난청과 이명을 동시에 호소하는 환자는 양이 보청기 착용을 권하도록 한다. 대뇌에서 청신경 회로 내 이명 회로 재구성을 위해서는 가능한 양측에서 대칭적으로 소리 자극이 들어오는 것이 이명 치료에 효과적이기 때문이다.
- 현재 대다수의 보청기 회사들은 이명 소리 치료 관련 애플리케이션을 제공하거나 이명에 특화된 보청기를 개발하여 이명 치료에 도움을 주고 있다. 그리고 세계 최대 스마트폰 제조사인 애플 사에서도 iOS 15 버전부터 '배경 사운드'라는 이름으로 주변 소음을 차단하는 기능을 제공하고 있어 이명 소리 치료의 도구로 활용할 수 있다.

(3) 소리발생기 조절 방법 (그림 12)

- 보청기환자에서 이명이 있는 경우, 보청기만으로 먼저 재활을 시도한후 호전이 없는 경우 소리발생기 기능을 사용한다.
- 소리발생기는 먼저 white noise를 먼저 사용하며, 호전이 없거나 pitch matching이 되는 경우에는 주파수 범위를 조절하여 이명을 조절한다.
- 소리의 크기는 소리발생기의 소리가 들리는 역치에서 10dB은 높지만 최소차폐역치(MML)보다는 작게 한다.
- 백색잡음사용시에 환자가 피로감을 호소하거나 이명 억제가 되지 않는 경우 진폭과 속도를 조절하여 이명이 일부 masking 되도록 하면서 습관화를 유도한다. 백색잡음에 피로해 하는 경우 다양한 자연의 소리를 활용한다.

요약하면, 이명 치료에서 보청기의 역할은 차폐 효과 및 주의 분산 효과로 효과적일 수 있다. 임상의들은 이명과 보청기에 대한 지식을 충분히 갖추고

1. 먼저 보청기기능만으로 재활을 시도한 후 이명 개선이 없는 경우 소리 발생기를 사용. 단, 어음분별력이 좋은 소음성 난청의 경우 소음발생기 먼저 사용가능

2. 양측 이명 혹은 머리에서 느껴지는 경우 양이 동기화 사용

3. 보청기와 소리 발생기 동시 사용시의 볼륨은 보통의 대화음 크기에서 대화가 가능한 수준으로 설정

4. 소리 발생기의 볼륨은 소리발생기 소리가 들리는 역치보다 5-10dB 높지만 MML (minimum making level) 보다 작게 설정

5. Pitch matching이 되는 경우 주파수 범위를 조절

6. 진폭과 속도 조절을 통해 이명을 소음으로 가리거나 들려주면서 습관화를 유도

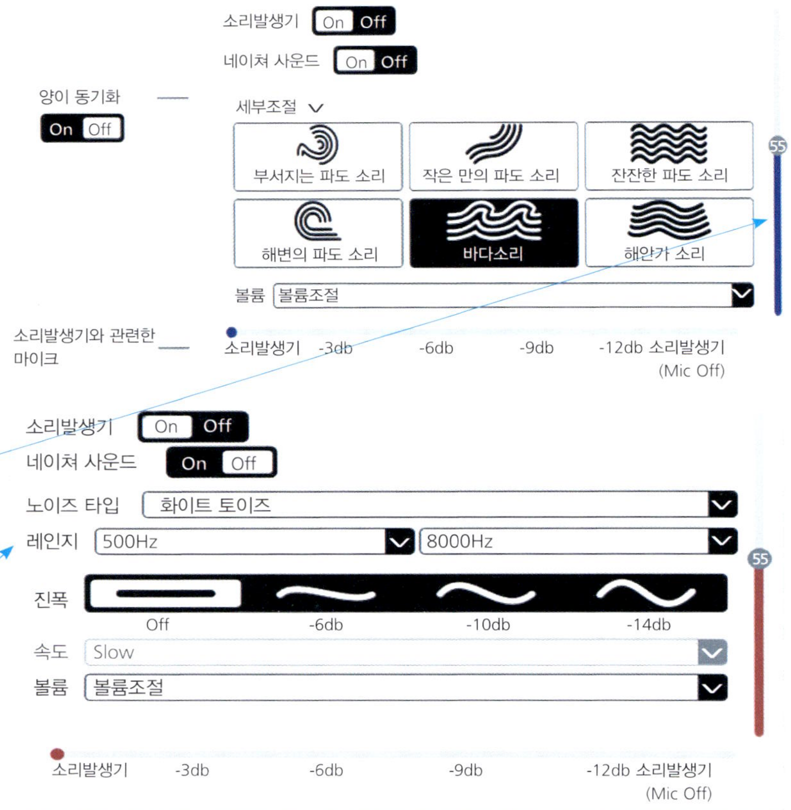

그림 12 소리발생기 조절 방법의 예.

환자가 호소하는 이명과 난청을 정확히 진단한 후 이명에 대한 소리 치료의 일환으로 보청기를 처방한다면 난청을 동반한 이명 환자들의 증상 호전에 큰 도움을 줄 수 있을 것이다.

참고문헌

1. 대한이과학회, 보청기 current opinion on hearing aids 세종의학 2017
2. Harvey Dillon, Hearing aids 2nd edition ,Thieme 2012
3. Theodore Venema, Compression for clinicinas. 2nd ed. Thomson Delmar Learning 2006
4. Katz J. Handbook of clinical audiology, 6th ed Maryland: Lippincott Williams & Wilkins, 2009

CHAPTER 05

보청기 조절 및 피팅

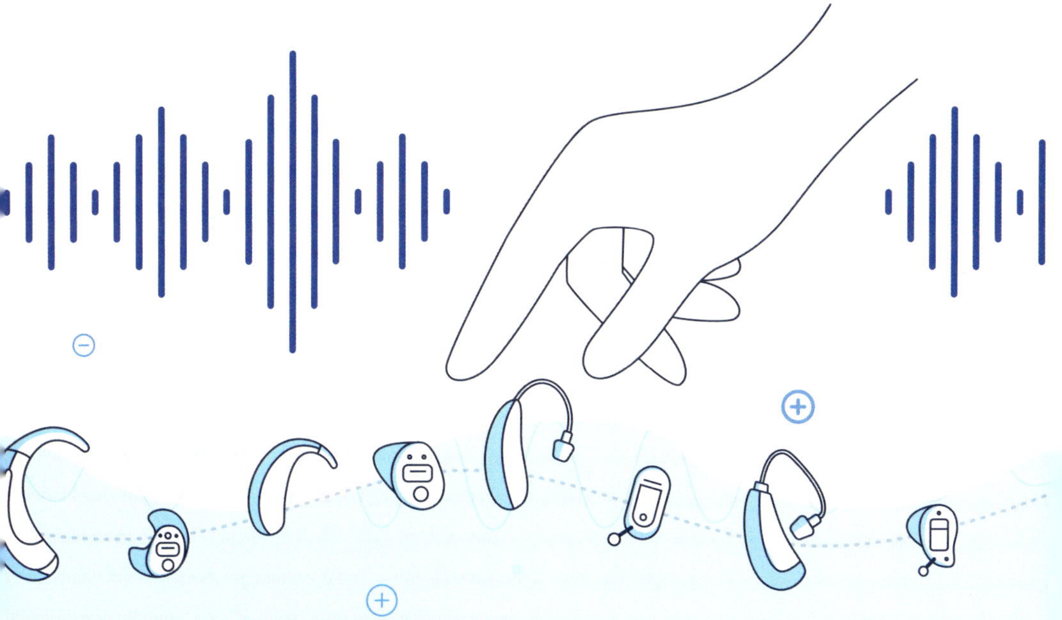

- 청력 재활을 위해 사용하는 보청기는 구입만으로는 사용할 수 없는 기기임.
- 사용자의 청력에 맞춰서 피팅이 필요하며 한번에 이루어지지 않음.
  - 적응 과정 및 사용하는 동안 계속적으로 반복해서 해야 하는 작업
  - 이런 과정이 필요하다는 것을 보청기를 사용하는 환자와 보호자가 같이 인식할 필요가 있음
  - 정기적인 피팅을 하도록 하는 것이 중요
- 피팅은 난청환자에서 주파수별로 청력 저하의 정도를 산정, 적절한 목표를 정하고 거기에 맞추어 증폭하여 환자가 가장 적절한 수준의 소리를 제공받게 하는 것.
- 보청기를 피팅하는 방법은 일반적으로 청력 수준의 평가, 청각 재활의 계획, 보청기의 선택, 기기의 검증, 사용 교육과 적응, 성능의 확인(verification)의 순서로 이루어짐.

1 청력 수준의 평가

- 보청기를 착용하기 위해 사용되는 청력검사는 순음청력검사와 어음청력검사를 기본적으로 사용하게 됨.
- 순음청력검사를 시행하지 못하는 소아나 노인, 질환을 가지고 있는 사람이라면 청성뇌간반응 (auditory brainstem response : ABR)이나 청성지속반응 (auditory steady-state response : ASSR)을 사용하여 청력역치를 추정할 수 있음.
- 그외 소음하 어음검사 (예 : hearing in noise test : HINT) 등을 사용하여 소음하 청력 역치를 추정할 수 있으며 소리 방향성검사 (sound localization)를 시행하여 평가할 수 있음.

2 보청기의 선택

1) 일측 보청기 vs. 양측 보청기

- 보청기를 사용하기로 결정하였다면 한쪽만 사용할 것인지, 양쪽을 모두 사용할 것인지를 결정하여야 함.
- 양측 보청기의 장점은 소리의 방향성이 증가하고, 두 귀로 비슷한 크기의 소리를 들을 수 있어 편하게 들리며 가중효과로 소리가 조금 더 크게 들리는 효과가 있음. 이로 인해 소음상황에서 어음인지 능력이 향상됨.
- 양이청의 장점
  - 소리의 방향성 인지 향상 : interaural time differences(최대시간차 약 0.65 msec), interaural intensity differences(40도 방위각에서 1kHz 신호시 양이간 9dB 정도 차이)
  - 편안한 청취 : 명료도, 충만감, 공간감 등의 음질 향상
  - 양이 음량 가중 : 양이 청취시 역치상 수준에서 6dB 향상. 하지만 난청이 있는 경우 누가현상으로 그 정도가 더 작음
  - 머리가림효과(head shadow effect) : 한쪽 청력만 사용할 경우 반대측 소리는 머리가림효과에 의해 6.5dB정도 손실, 1kHz이상에서는 5-15dB의 손실이 발생 .
  - 소음상황에서의 청취향상(biaural squelch in noise) : 양측 소리의 위상이나 크기차이를 청각중추에서 통합인지 하여 소음을 억제. SNR(signal to noise ratio)를 2-3dB 향상.
  - 청각박탈의 방지

- 소아의 경우는 양쪽 난청이 있으면 양측 보청기를 사용하는 것이 강력히 권고됨.
- 한쪽 보청기만 사용하는 경우는 주로 환자의 선호도에 따르게 되며 고령의 환자는 관리의 문제등에 의해 한쪽만 선호하는 경우도 있음.
- 양측의 청력 차이가 심하게 나는 경우는 한쪽만 착용하는 것이 양쪽에

비해 선호되기도 함.

2) 양쪽 중에서 어느 쪽에 일측 보청기를 착용할 것인가?

- 일반적으로 양쪽 청력 역치가 55dB HL 보다 좋으면 청력이 나쁜 쪽에, 양쪽 귀가 이보다 더 나쁜 경우는 좋은 쪽에 착용을 권함.
- 어음 분별력도 고려 대상이 되는데 어음 분별력이 나쁘면 보청기의 효과가 감소하므로 좋은 쪽이 유리함.
- 청력 형태가 한쪽은 수평형이고 다른 쪽은 기울어진 형태라면 수평형이 나중에 피팅이나 적응에 유리함.
- 기타 손의 지체 장애 등 다른 요인들이 있다면 고려해서 착용할 쪽을 선택.

3) 어떤 형태의 보청기를 선택할 것인가?

- CIC, ITC등의 귓속형 또는 BTE, RIC 등과 같은 귀걸이형의 사용여부 선택.
- 외부에 보이는 것 때문에 귓속형을 선택하는 경우가 많음.
  - 폐쇄효과로 인한 불편감이 많이 발생하는 경향이 있음.
  - 이를 예방하기 위해서는 RIC 형태가 유리함.

배터리 종류	Size 10 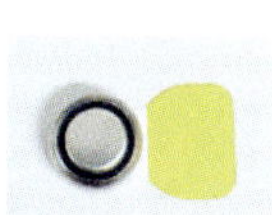	Size 312 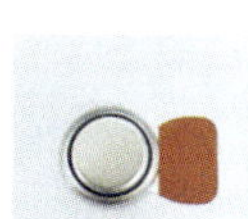	Size 13 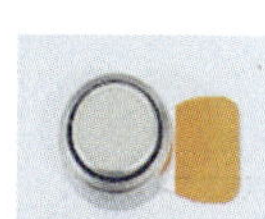	Size 675 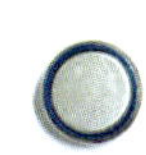
보청기 종류	IIC, CIC, ITC RIC	ITC, RIC	ITE, BTE	Power BTE
배터리 사용시간	약 60 시간	약 100시간	약 160시간	약 300시간

그림 1 보청기 배터리 종류 및 사용시간

- 배터리 교체 고려
  - CIC나 ITC는 보청기 배터리 용량이 작아 사용 시간이 BTE 형에 비해 짧음.
    (RIC는 ITC와 비슷한 사용 시간을 보임)
  - 배터리 종류 및 사용시간
- 노인인 경우는 배터리 교체를 직접 하지 못하는 경우도 있음.
  - 배터리 사용 시간이 긴 것이 보다 편함.
  - 충전형 RIC 소개 후 점차 환자들이 충전형을 선택하는 경우가 많아지고 있음.

4) 채널과 밴드 수

- 보청기의 채널과 밴드 수는 많을수록 조절에 유리하여 고가의 보청기일수록 많은 채널과 밴드를 가지고 있음.
- 채널은 소리를 분석하여 조절하는 단위이며 보청기에 들어온 소리는 채널 수만큼 주파수별로 나누어져서 프로세싱을 하게 됨.
- 이후 프로세싱이 끝난 소리는 리시버를 통해 외부로 출력이 되는데 이때 조절할 수 있는 단위가 밴드.
- 채널과 밴드는 많을수록 어음 명료도가 높아진다는 보고가 있어서 많은 보청기에서 이를 늘리기 위한 노력을 하고 있음.
  - 일정 수준 이상이 되면 큰 차이를 느끼지 못한다는 주장도 있음.

5) 기타 옵션의 선택

- 소음 감소 기능 탑재시 소음하에서 어음명료도가 상승하므로 도움이 됨.
- 외부기기와 블루투스 등을 통해 연결이 되면 TV나 개인 휴대전화와 연결해서 전화를 받거나 TV를 시청할 때 더 명료하게 들을 수 있는 장점이 있음.
- 개인 휴대전화에서 음량 조절 기능이 있는 경우 환경에 따라 본인조절하면서 사용할 수 있어 전자기기를 익숙하게 다루는 사람에게는 큰장

점이 될 수 있음.

3 보청기 피팅

1) 보청기와 외이도 밀착도

- 보청기 조절 및 피팅 시 가장 먼저 선행하여야 하는 것은 기기가 사용자에게 잘 맞는지, 문제가 없는지를 확인하는 것.
- CIC, ITC 형태의 보청기는 외이도와 잘 밀착이 되어 헐겁지는 않은지, 또 착용 후에 외이도에 통증이나 심한 이물감을 느끼지는 않는지를 물어봐야함.
- BTE의 경우도 보청기의 본체와 튜브가 닿는 이개 상부에 통증이나 불편감이 없는지를 확인하여야 함.
- 외이도 검진상 피부에 발적이 있는 경우 적정한 크기보다 몰드가 조금 더 커서 생긴 문제이거나 접촉성 피부염 등에 의해서 생겼을 가능성이 있으므로 주의 깊게 관찰하여야 함.
- 너무 헐겁게 제작이 되면 너무 깊숙이 들어가서 통증을 유발하기도 함. 또 쉽게 외이도에서 빠질 수 있기 때문에 몰드의 크기가 적절한 지 확인하는 것은 매우 중요.

2) 피드백의 확인

- 보청기를 작동시켜서 소리가 발생하는 지를 확인하는 과정이 필요.
- 대부분 보청기를 작동시키면 손안에 쥐었을 때 피드백이 발생하므로 전원이 들어와 있는지를 확인할 수 있음.
- 소리의 크기가 작아진 경우는 이물질이 리시버를 막고 있을 수 있기 때문에 확인하고 청소를 먼저 시행.
- 환자에게 배터리의 사용 기간을 확인하여 기기에 다른 문제가 없는지도 확인해 줄 필요가 있음.

- 지나치게 짧은 시간에 방전이 된다면 기기의 이상 유무를 확인, 너무 교체 기간이 길다면 환자가 제대로 적절하게 보청기를 사용하지 않는 상황을 의심.

- 최근에는 충전형 보청기가 많이 보급되고 있는데 이 경우도 얼마나 자주 충전을 하는지도 물어볼 수 있음.

3) 피팅의 target 설정

- 피팅시 목표치 설정이 필요함. 어느 정도까지 소리를 증폭하여 줄 것인지를 정하는 것인데 환자의 청력 수준과 난청의 정도에 따라 각각 다르게 하여야 함.
- 일반적으로 순음 청력 검사 결과에 따라 보청기 피팅을 진행하게 되며, 이때 많이 적용하는 기준은 half gain rule 임. (환자의 청력 역치 값의 절반을 gain으로 정함)
- 순음 청력검사에서 역치를 구하지만 보청기를 착용하게 되면 외이도가 막힌 상태에서 보청기가 소리를 공급하게 됨.
  - 보청기가 가지고 있는 vent에 의해 소리 크기가 달라지기 때문에 실이측정 (real ear measurement)을 시행하여 실이-커플러 차이(RECD : real ear-coupler difference) 값을 구하여 보정해 주는 것이 필요.
- 최근의 보청기 피팅은 만들어진 프로그램을 이용, 청력 수준을 입력하고 목표치를 설정하면 거기에 맞춰서 조정이 되기 때문에 비교적 간편하게 진행됨.
- 사용하는 프로그램은 제조사에서 공급하는 것을 사용하지만 일반적으로 공급되는 NAL-NL2나 DSL v5를 사용하는 경우도 흔함.

4) 양측 보청기를 착용하고 있을 때 조율하는 방법

- 양측 보청기를 착용하고 있을 때 조율하는 방법은 세 가지가 있음. 양측의 청력이 같을 때 시행하는 방법.
  - 한쪽의 보청기를 청력에 맞추어 조율하여 착용한 후 반대쪽은 같은 세팅으로 맞추어서 사용하도록 하는 것임. 시간적으로 가장 효과적이

며 소리의 크기를 조정하여 균형을 맞춰줄 수 있는 방법.

- 각각의 청력에 맞추어 각각 조율한 후에 같이 착용하도록 함. 이 방법은 양측 귀에 각각 맞게 조절하였지만 양쪽으로 들을 때 생기는 증강효과나 간섭효과가 있어서 추가적인 조절이 필요.
- 한쪽을 먼저 조율하여 착용한 후 보청기를 사용하는 상태에서 반대쪽을 조율하여 착용함. 환자가 가장 편하게 사용할 수 있는 방법이나 시간이 많이 걸리고 환자가 차이를 구별하지 못하는 경우도 많아 비효율적일 수 있음.

5) 소음의 조절

- 피팅시에 주의해야 하는 부분이 소음의 조절임.
- 보청기 착용으로 소리의 증폭이 이루어지는데 듣고 싶지 않거나 들리지 않던 소음 또한 증폭이 됨.
- 사용자의 귀에 평소에 들리지 않던 저음이나 소음이 들리게 된다면 피팅 과정에서 주파수별 gain을 줄여주는 방법을 통해 들리지 않도록 해주어야 함.
- 소음이 신호와 같이 증폭되면 신호대 잡음비 (Signal to noise ratio) 가 사용자에게서 증가되지 않아 어음 분별력이 나빠질 수 있음.
- 감각신경성 난청으로 보청기를 착용하는 경우 이미 어음 분별력이 좋지 않은 경우가 많아 들리는 소리의 크기는 증가, 말소리 구분에 효과가 없어서 보청기 착용을 좋아하지 않게 될 수 있어 조심스러운 접근이 필요함.

6) 폐쇄효과와 피드백

- 저음부 즉 500Hz 이하 주파수의 청력이 좋은 경우는 보청기가 외이도를 막아서 생기는 폐쇄효과에 의해 소리의 울림이 발생할 수 있음.
- 환자가 소리가 울려서 들린다거나 웅웅거린다고 표현하는 경우에 해당.
- 이를 예방하기 위해서는 개방형 보청기가 유리하고 CIC나 ITC등인 경우는 vent의 크기로 조절할 수 있음.

- 2 mm vent : 200Hz에서 8.5dB 감소, 귓속형인 경우 최대 2-3mm vent 가능

표 1 저주파음역에서 vent의 효과

Vent size	250Hz에서 감소효과
1 mm	약 0.5 dB
2 mm	약 6.5 dB
3.5 mm	약 16.5 dB

표 2 청력 역치에 따른 vent의 선택

500Hz에서 청력 역치(dB HL)	Vent의 크기 선택
>50	<1mm
30-40	1.5-2mm
20-30	2-3mm
<20	Open, (>3mm)

- 피팅으로 해결을 하기 위해서는 저음부의 이득을 낮추어 주어야 함.
- 처음 보청기 착용시 많은 환자들이 폐쇄효과로 인해 소리가 울리는 현상을 호소
- 첫 피팅시 전체적인 이득과 저주파 영역의 이득을 낮게 잡고 시작
- 단, 청력 소실이 큰 경우 이득을 낮게 잡을시 보청기의 효과가 미미해지고, 청력 개선 효과가 떨어지기 때문에 적절한 수치를 찾는 것이 중요함.

- 이를 통해 서서히 보청기에 적응해 가도록 하여야 함.
- "삐~" 하고 날카로운 소리가 나는 피드백은 고주파 영역의 이득이 크게 잡혔거나 vent의 크기가 너무 클 때 생길 수 있음.
- 최근 보청기들은 피드백 소거 기능 (feedback cancellation)이 가능한 경우가 많아서 쉽게 조절 가능하나 구형 모델에서는 문제가 될 수 있음.
- 이런 경우는 고주파 영역의 이득을 줄여주고 vent의 크기를 줄여주는 것이 도움이 됨.

7) 보청기 적응 과정에 대한 설명

- 보청기의 적응은 초기에는 익숙하지 않은 소리를 들으면서 그 소리에 적응하는 것.
- 처음에는 조용한 데서 소리를 듣고 보청기 사용 시간을 서서히 늘려 가도록 함.
- 처음부터 하루 종일 착용하는 것 보다는 첫 1주일은 하루 2-3시간 정도 착용하고 그 이후부터 늘려 가는 것이 효과적임.
- 환자들은 잘 듣지 못하는 환경에서 보청기를 착용하면 잘 들릴 것이라 생각하고 외출시에 착용하고 나가는 경우가 많음.
- 보청기 적응 전 외부 활동을 하면서 보청기를 착용하면 주변 소음 때문에 보청기의 효과가 크지 않음.
- 초기에는 실내에서 TV 시청이나 익숙한 사람과 대화를 하면서 적응을 하는 것을 권함.
- 그 이후에도 많지 않은 사람과 가능하면 조용한 곳에서 대화를 하면서 적응하는 것이 필요함.
- 공간이 넓은 곳에서 스피커를 통해 나오는 강의를 듣거나 시장이나 가게 등에서 대화하는 수준까지 적응하는 데는 상당한 시간과 노력이 필요함.

4 피팅의 실제 과정

1) 하드웨어 설치하기

- 소프트웨어를 설치한 PC와 보청기와 연결하는 장비인 Hi-pro 를 연결.
- 보청기와 Hi-pro를 커넥터를 이용해서 연결.

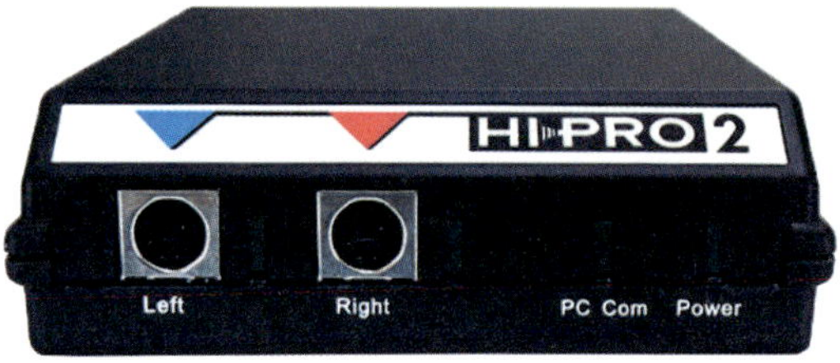

그림 2 하드웨어(Hi-pro2)

2) 소프트웨어 시작하기

- 일반적으로 NOAH 프로그램으로 시작.
- NOAH는 HIMSA (Hearing instrument Manufacture's Software Association)에서 공동개발한 프로그램.
- 회사 기기별로 자사 전용 프로그램을 사용하기도함.
- 현재 사용되는 것은 2022년 2월에 배포된 Noah 4.13 버전.
- https://www.himsa.com/himsa_download/noah-system-download/에서 다운 가능.
- Noah 를 시작하면 다음과 같은 화면이 나타남.
- 좌측 환자 브라우저에 새로운 환자를 기록하거나 기존 환자 검색 가능.

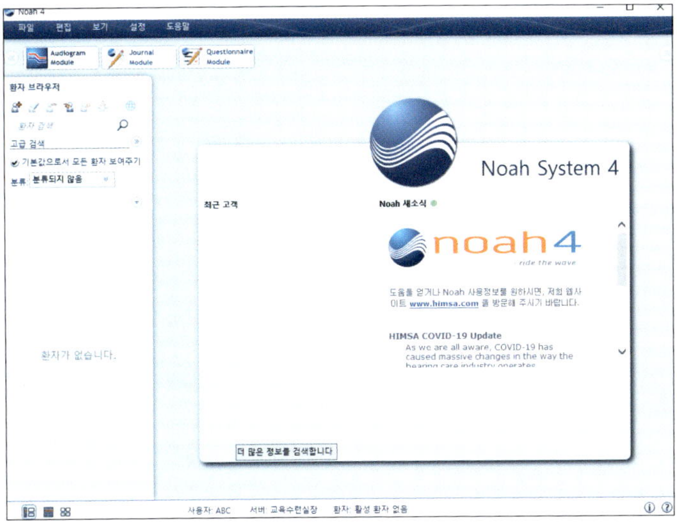

그림 3 Noah 실행시 시작화면

- 환자 정보를 입력하여 파일을 생성하고 audiogram을 입력.
- Audiogram은 상단 메뉴바 아래에는 audiogram module 버튼을 누르면 아래와 같은 화면이 나타나고 입력할 수 있음.

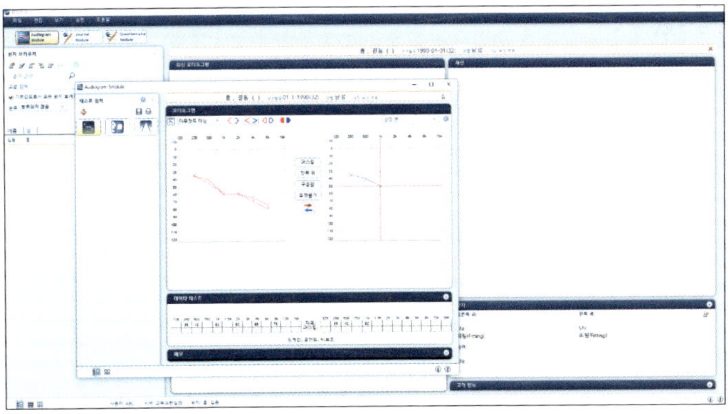

그림 4 Audiogram module 버튼을 통해 환자의 audiogram 입력

- 회사별로 개별 피팅 프로그램을 사용함.
- 개별 프로그램 모듈이 상부 메뉴바 아래에 audiogram module 버튼 옆에 생성.
- 필요한 프로그램을 꺼내기.
- (예시) 리사운드의 경우는 Smart Fit, 포낙은 Target이라는 이름을 가지고 있음.

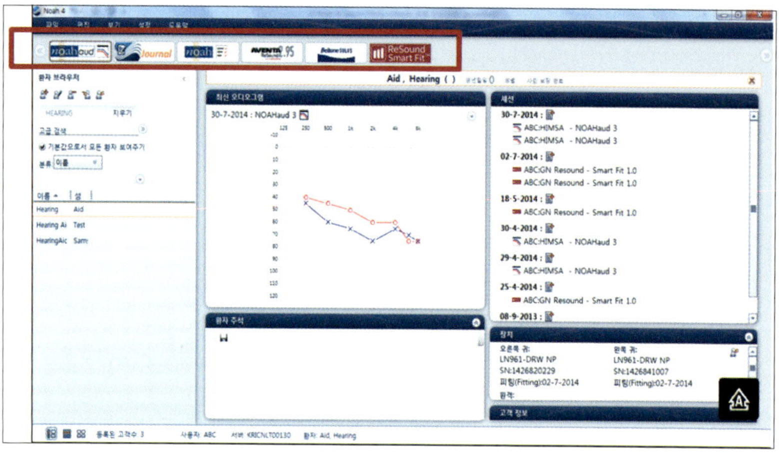

그림 5 회사별 개별 피팅 프로그램 선택

- 프로그램이 시작되면 보청기와 연결이 되었는지를 확인함.

3) RECD 측정

- RECD의 측정을 위해서는 별도의 장비와 프로그램이 필요함.
- 주로 많이 쓰이는 장비: Natus사의 Aurical freefit & Audioscan사의 Verifit 2

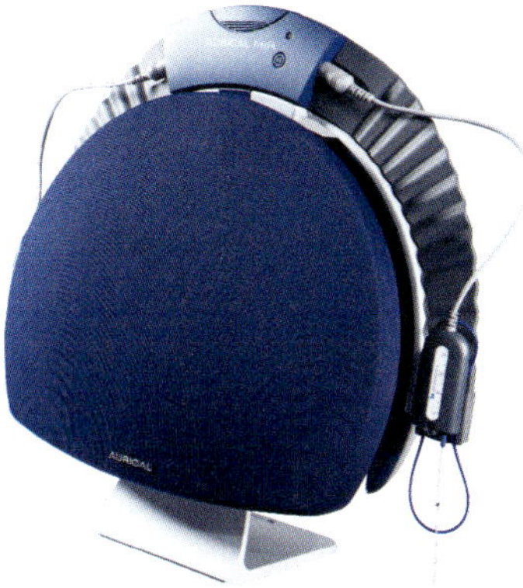

Aurical freefit

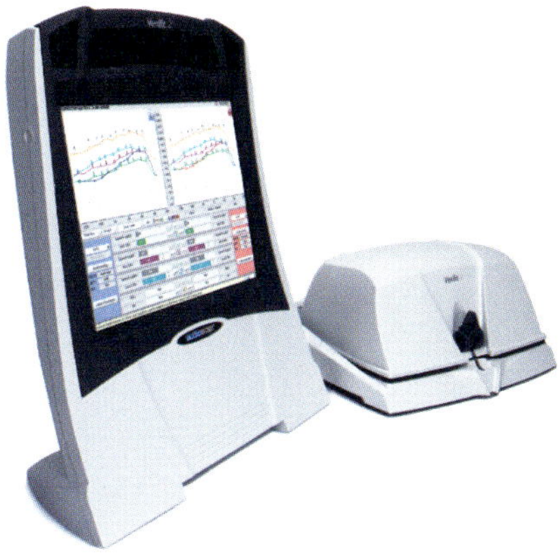

Audioscan Verifit 2

그림 6 회사별 RECD 측정 장비

- REM의 측정방법은 다음 챕터에서 설명, 이렇게 구한 값을 피팅 프로그램에 입력.

4) 보청기 피팅

- target 값을 피팅 프로그램에 입력.
- 피팅 포뮬라 (DSL, NAL, …)를 선택하여 실행.

- 환자의 상태나 보청기의 기능에 따라 미세 조정을 시행.

5) 환자의 피드백

- 환자에게 소리의 질이나 크기를 물어봄.
- 소리가 울려서 들리거나, 너무 크게 들리게 되면 다시 필요한 조정을 시행.

6) 데이터를 저장 및 종료.

5 피팅의 검정

- 피팅 후에 효과를 검증하는 과정이 필요함. 이는 주로 기능적 이득과 삽입 이득 (insertion gain)의 두가지로 구할 수 있음.
- 삽입 이득은 외이도에 보청기를 삽입하였을 때 증가하는 소리의 크기를 실이측정을 통해서 얻는 값임.
- 기능적 이득은 보청기를 착용한 상태에서 순음 청력검사를 시행하고 착용하지 않았을 때에 비해 낮아지는 청력 역치 값을 의미함.
- 실제 환자가 느끼는 청력의 호전은 기능적 이득으로 측정하는 것이 맞으나 환자가 반응을 잘 하지 못하거나 이상을 호소하는 경우는 기기의 성능을 확인하기 위해서 삽입 이득을 확인하는 것이 필요함.
- 순음청력검사의 단위는 dB HL 로 기록을 하고 실이측정을 통해서 얻는 그래프는 dB SPL로 기록하는 차이가 있음.
- 두 검사를 혼용하는 것은 혼동의 여지가 있어 같은 방법끼리 결과를 비교하는 것이 효과적.

6 사용 교육과 적응

- 환자에게 보청기를 제대로 사용할 수 있게 교육하고 적응을 유도하는

것이 보청기를 잘 사용할 수 있게 하는데 매우 중요한 역할을 함.

- 보청기에 대한 기대치가 너무 높다면 성능에 만족하지 못하여 포기할 수 있음.
- 첫 사용시 발생 가능한 문제들을 알려 주고 이를 교정해 가면서 서서히 사용시간을 늘려가게 함.
- 소리를 듣는 것이 호전되었다는 것을 환자가 느끼게 되면 스스로 사용시간을 늘리고 착용을 하는 동기 부여가 됨.
- 처음부터 외부 시끄러운 곳에서 사용하는 것은 부정적인 경험을 가지게 될 수 있어 어느 정도 적응 된 이후에 사용하는 것을 권고함.

7 성능의 확인 (verification)

- 성능 확인은 실제로 기기를 착용한 상태에서 검사를 시행하여 호전되는 것을 확인.
- 음장 검사를 시행하는 것으로 음장하 순음청력검사, 어음청력검사등을 시행하고 방향이득검사 또는 소음하 어음인지 검사를 시행하여 호전됨을 확인할 수 있음.
- 설문지를 사용하여 환자가 잘 사용하고 있는지, 보청기를 통해서 이득을 얻고 있는지도 확인 가능.
- 주로 사용하는 설문지는 APHAB (Abbreviated profile of hearing aid benefit), HHIE (Hearing handicap inventory for elderly), K-IOI-HA (Korea version of international outcome inventory – hearing aid) 등을 사용.
- 하기 설문지는 한국어로 표준화가 되어 있어서 사용하기 적합하게 되어 있음.

K-HHIE

(Korean version of Hearing Handicap Inventory for the Elderly)

날짜 : 환자ID / 이름 : 보청기 회사 :

본 설문지는 청력 이상으로 인한 불편함을 측정하기 위한 것입니다. 각각의 질문에 대해 보청기 착용 전과 후로 나누어 V로 표시해주세요.

			예	가끔	아니오
S-1	청력이상으로 전화를 원하는 것보다 덜 사용하십니까?	착용 전			
		착용 후			
E-2	청력이상으로 새로운 사람을 만날 때 난처하십니까?	착용 전			
		착용 후			
S-3	청력이상으로 여러 사람들과 함께 있는 것을 피하십니까?	착용 전			
		착용 후			
E-4	청력 이상으로 짜증이 나십니까?	착용 전			
		착용 후			
E-5	청력이상으로 가족들과 대화할 때 좌절감을느끼십니까?	착용 전			
		착용 후			
S-6	청력이상으로 모임에 참석했을 때 어려움을 느끼십니까?	착용 전			
		착용 후			
E-7	청력이상으로 스스로를 "바보스럽다" 또는 "멍청하다"고 느끼신 적이 있습니까?	착용 전			
		착용 후			
S-8	누군가가 속삭일 때 알아듣기가 어렵습까?	착용 전			
		착용 후			
E-9	청력이상으로 스스로 장애가 있다고 느끼십니까?	착용 전			
		착용 후			
S-10	청력이상으로 친구, 친척, 이웃들을 방문할 때 어려움을 느끼십니까?	착용 전			
		착용 후			
S-11	청력이상으로 종교집회에 원하는 것보다 덜 참석하십니까?	착용 전			
		착용 후			

번호	문항		예	가끔	아니오
E-12	청력이상으로 성격이 과민해졌습니까?	착용 전			
		착용 후			
S-13	청력이상으로 친구, 친지, 이웃들을 원하는 만큼보다 덜 방문하게 되십니까?	착용 전			
		착용 후			
E-14	청력이상으로 가족들과 말다툼을 하시게 됩니까?	착용 전			
		착용 후			
S-15	청력이상으로 TV나 라디오를 들을 때 어려움을 느낍니까?	착용 전			
		착용 후			
S-16	청력이상으로 쇼핑을 원하는 것보다 덜 하십니까?	착용 전			
		착용 후			
E-17	청력이상으로 이로 인한 어려움으로 실망한 적이 있습니까?	착용 전			
		착용 후			
E-18	청력이상으로 혼자 있고 싶다고 느끼십니까?	착용 전			
		착용 후			
S-19	청력이상으로 가족들과 대화를 덜 하게 됩니까?	착용 전			
		착용 후			
E-20	청력이상이 귀하의 개인 생활이나 사회생활을 제한하거나 방해한다고 느끼십니까?	착용 전			
		착용 후			
S-21	청력이상으로 친척이나 친구들과 식당에 있을 때 어려움을 느끼십니까?	착용 전			
		착용 후			
E-22	청력이상으로 우울하다고 느끼십니까?	착용 전			
		착용 후			
S-23	청력이상으로 TV나 라디오 청취를 원하는 것보다 덜 하게 느끼십니까?	착용 전			
		착용 후			
E-24	청력이상으로 친구들과 대화할 때 불편함을 느끼십니까?	착용 전			
		착용 후			
E-25	청력이상으로 여러 사람들과 함께 있을 때 소외된다고 느끼십니까?	착용 전			
		착용 후			

조사자만 기록하시오. 총 점수 : ____점 E 점수 : ____점 S 점수 : ____점

K-APHAB

(Korean Version of Abbreviated Profile of Hearing Aid Benefit)

날짜 : 환자ID / 이름 :

귀하의 일상 경험과 가장 가까운 빈도에 V 표시 하십시오. 만약 문항에서 설명한 상활을 경험한 적이 없다면 귀하가 경험 해 본 유사한 상황을 생각해 보고 그상황에 맞게 대답하십시오.

전혀 아니다	드물게	가끔	절반 정도	대체로	거의 항상	항상
1%	12%	25%	50%	75%	87%	99%

1. 나는 혼잡한 식품 매장에서 계산을 할 때 잘 알아들을 수 있습니다 — 1% 12% 25% 50% 75% 87% 99%
2. 나는 강의나 수업을 들을 때 많은 내용을 놓칩니다. — 1% 12% 25% 50% 75% 87% 99%
3. 화재 경보기나 또는 자명종과 같은 갑작스러운 소리가 불쾌합니다. — 1% 12% 25% 50% 75% 87% 99%
4. 나는 집에서 가족 중 한 명과 대화할 때 어려움이 있습니다. — 1% 12% 25% 50% 75% 87% 99%
5. 나는 영화관이나 공연장에서 대사를 이해하는 데 어려움이 있습니다. — 1% 12% 25% 50% 75% 87% 99%
6. 나는 차 안에서 뉴스를 들을 때 식구들이 말을 하면, 라디오의 뉴스를 듣기가 어렵습니다. — 1% 12% 25% 50% 75% 87% 99%
7. 나는 여러 사람과의 저녁식사 중 한 사람과 이야기를 할 때 어려움이 있습니다 — 1% 12% 25% 50% 75% 87% 99%
8. 거리의 교통 소음이 너무 시끄럽습니다. — 1% 12% 25% 50% 75% 87% 99%
9. 나는 커다란 빈 방안에서 건너편 누군가와 이야기를 할 때 그 말을 이해할 수 있습니다. — 1% 12% 25% 50% 75% 87% 99%
10. 나는 작은 사무실 안에서 면접을 보거나 질문에 대답할 때 대화를 이해하는 것이 어렵습니다. — 1% 12% 25% 50% 75% 87% 99%
11. 나는 극장에서 영화나 연극을 볼 때 주변에서 속삭이거나 바스락거리는 소리가 나도 대사를 이해할 수 있습니다. — 1% 12% 25% 50% 75% 87% 99%

전혀 아니다	드물게	가끔	절반 정도	대체로	거의 항상	항상
1%	12%	25%	50%	75%	87%	99%

12. 나는 친구와 조용히 이야기를 할 때 알아 듣기가 어렵습니다. 1% 12% 25% 50% 75% 87% 99%

13. 샤워기 또는 변기의 물을 내릴 때 나는 소리는 불쾌하게 시끄럽습니다 1% 12% 25% 50% 75% 87% 99%

14. 누군가 작은 모임에서 말을 하고 정중이조용히 듣고 있을 때에도 나는 내용을 알아들으려면 애써야 합니다. 1% 12% 25% 50% 75% 87% 99%

15. 나는 진찰실에서 담당 의사와 조용히 대화할 때 알아듣기가 어렵습니다. 1% 12% 25% 50% 75% 87% 99%

16. 나는 여러 사람이 이야기를 하고 있을 때에도 그 대화들을 알아들을 수 있습니다. 1% 12% 25% 50% 75% 87% 99%

17. 공사장의 소음은 불쾌하게 시끄럽습니다. 1% 12% 25% 50% 75% 87% 99%

18. 나는 강의 또는 예배에서 하는 말을 알아듣기 어렵습니다. 1% 12% 25% 50% 75% 87% 99%

19. 나는 군중 속에 있을 때 다른 사람들과 대화를 나눌 수 있습니다. 1% 12% 25% 50% 75% 87% 99%

20. 가까이에서 소방차 사이렌 소리가 나면 너무 시끄러워서 귀를 막아야 합니다. 1% 12% 25% 50% 75% 87% 99%

21. 나는 종교의식에서 설교나 강의를 이해할 수 있습니다. 1% 12% 25% 50% 75% 87% 99%

22. 급정거할 때 나는 타이어 소리는 불쾌하게 시끄럽습니다. 1% 12% 25% 50% 75% 87% 99%

23. 나는 조용한 방에서 일대일로 대화를 나눌 때 사람들에게 다시 말해달라고 부탁해야 합니다. 1% 12% 25% 50% 75% 87% 99%

24. 나는 에어컨이나 환풍기가 켜져 있을 때 다른 사람들의 대화를 알아듣기가 어렵습니다. 1% 12% 25% 50% 75% 87% 99%

K-IOI-HA

(Korean version of International Outcome Inventory for Heaing Aids)

날짜 : 환자ID / 이름 : 보청기 회사 :

1. 지난 2주간 현재 가지고 있는 보청기를 얼마나 자주 사용했는지 생각해 보십시오.
   하루에 평균 몇 시간이나 보청기를 사용하십니까?

사용하지 않음	1시간 미만	1-4시간	4-8시간	시간 이상
☐	☐	☐	☐	☐

(2~3) 현재 가지고 있는 보청기를 사용하기 전에, 소리를 더 잘 듣고 싶었던 상황을 생각해 보십시오.

2. 지난 2주간 이런 상황들에서 보청기를 사용하여 얼마나 도움을 받았습니까?

전혀 도움이 되지 않았다	조금도움이 되었다	보통이다	많은 도움이 되었다	아주 많은 도움이 되었다
☐	☐	☐	☐	☐

3. 현재의 보청기를 사용하고도, 같은 상황에서 얼마나 여전히 불편하십니까?

아주 많이 불편하다	많이 불편하다	보통이다	조금 불편하다	전혀 불편하지 않다
☐	☐	☐	☐	☐

4. 모든 점을 고려할 때, 현재 사용하는 보청기로 인해 겪는 불편함을 감수할 만한 가치가 있습니까?

전혀 그렇지 않다	조금 그렇다	보통이다	많이 그렇다	아주 많이 그렇다
☐	☐	☐	☐	☐

5. 지난 2주간 현재의 보청기를 사용하고도, 난청으로 인한 불편함이 당신이 할 수 있는 일에 얼마나 지장을 주었습니까?

아주 많이 그렇다	많이 그렇다	보통이다	조금 그렇다	전혀 그렇지 않다
☐	☐	☐	☐	☐

6. 지난 2주간 현재의 보청기를 사용하고도, 당신의 난청이 다른 사람들에게 얼마나 불편함을 주었다고 생각하십니까?

아주 많이 그렇다	많이 그렇다	보통이다	조금 그렇다	전혀 그렇지 않다
☐	☐	☐	☐	☐

7. 모든 점을 고려할 때, 현재의 보청기를 사용하여 당신의 삶의 질이 얼마나 즐거워졌습니까?

악화되었다	변화 없다	조금 즐거워졌다	많이 즐거워졌다	아주 많이 즐거워졌다
☐	☐	☐	☐	☐

Total :

CHAPTER 06

보청기의 미세조절 - 실이측정(REM)의 초간단 학습법

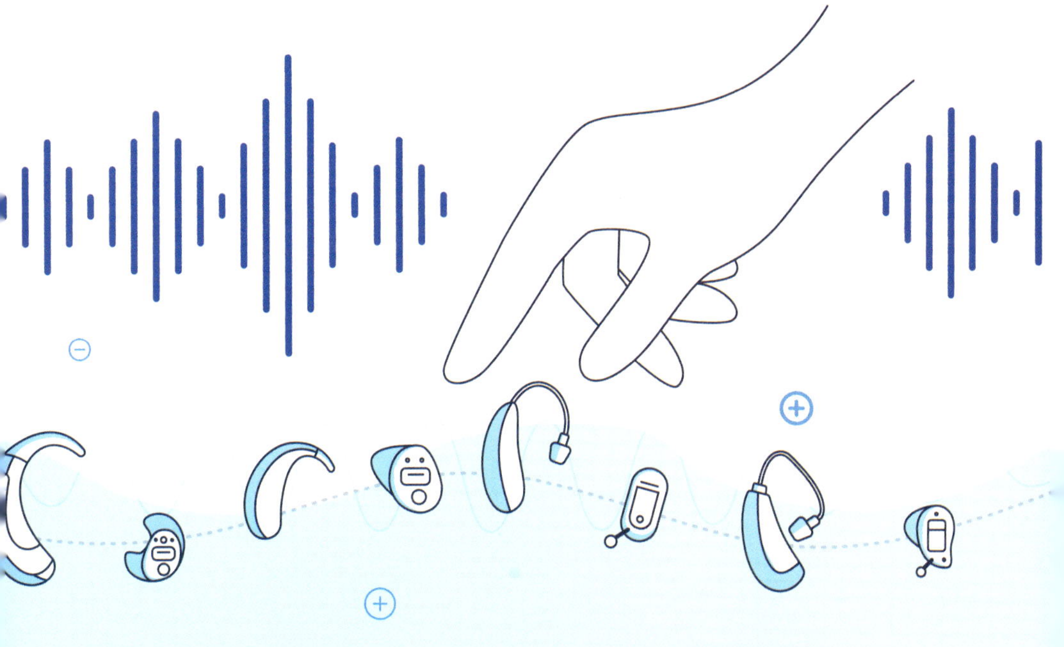

1 실이측정(REM, Real ear measurement)

① 난청환자의 외이도에서 보청기의 증폭 특성을 직접 측정하여 보청기의 이득을 측정하는 것으로 미세조절(fine fitting)의 필수적인 과정으로 실이측정을 통해 보청기 출력이 적합한지를 확인

② 보청기의 성능분석, 전기음향학적 특성, 상담시 시각적 정보제공, 객관적 이득확인 등이 가능

③ 보청기 프로그램을 이용한 이득값 제시는 실제로 보청기 착용시에 외이도에서 얻어지는 이득과 차이가 있음.

- 일반적으로 음장검사의 경우 검사 재현성의 95% 신뢰구간이 15dB내외이나 실이측정은 3dB내외로 실이측정이 좀 더 정확한 검사라고 할 수 있음. 또한, 주관적 반응 확인이 어려운 환자, 유소아 보청기의 이득확인에 도움이 됨.

④ 현재 국내에는 Verifit(audioscan), Aurical(otometrics), Affinity (Interacoustics) 등이 사용되고 있음.

- 이 장에서는 현재 가장 널리 사용되는 Verifit와 Affinity를 기준으로 실무에 필수적인 부분만을 설명하려고 함. 자세한 기기 사용 방법은 제조사 매뉴얼을 참고.
- Verifit 2는 양이효과 및 양이측정이 가능해졌고 주파수 측정 범위가 16kHz까지 넓어졌으며 skull stimulator를 통해 골도 보청기의 이득 측정이 가능해짐.
- 하지만, 실이측정의 경우에도 고도난청자의 경우 튜브로 인한 feedback이 발생 할 수 있고 CIC착용자의 경우 고막과 수화기의 끝이 가까워 적당한 거리를 잡기 어려워 측정이 부정확할 수 있음.
- 실이측정의 결과에는 환기구, 외이도 공명, 외도의 잔여용적, 사람의 머리, 귀, 어깨의 모양, 탐침 송화기의 위치 등이 영향을 줄 수 있음을 명심해야 함.

2 실이측정 장비

① 탐침 송화기 (probe microphone), 기준 송화기(reference microphone), 수화기 (speaker), 사운드 챔버, 모니터 및 본체로 구성

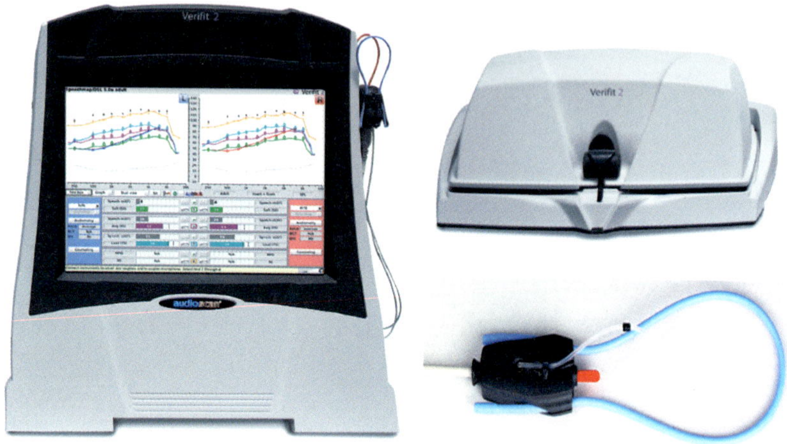

그림 1 실이측정 장비의 개요

탐침 송화기 (probe microphone), 기준 송화기(reference microphone), 수화기 (speaker), 사운드 챔버, 모니터 및 본체

3 실이측정 과정

조용한 공간에서 시행하며 음장 스피커가 주변의 딱딱한 물체나 벽으로부터 1.5m이상, 피검사자의 이마에서 45-90cm 떨어진 곳에서 측정.

실이측정은 일반적으로 아래의 순서로 시행하며 실이측정을 위해 먼저 난청인의 청력도를 입력하고 보정을 시행.

(1) 보정 (Calibration) 과 교정 (leveling)

① 실이측정 전에 주변잡음을 최소화하고 보정과 교정을 시행.

- Calibration은 매일 혹은 매주 간격으로 시행하며 교정은 피검사자의 귀

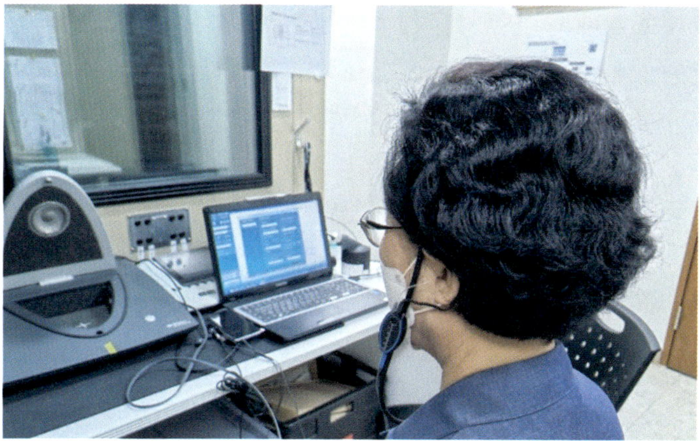

그림 2 실이측정 준비 자세

실이측정은 조용한 장소에서 시행하며 난청인은 스피커 정면 혹은 45도 이내로 Verifit® 45~60cm, Affinity® 100cm내외로 앉는다.

를 검사할 때마다 음장 스피커를 교정.

- 스피치와 환자와의 거리는 30~50cm를 기본으로 하며 가까울수록 오차가 적다. 위치를 잘 정하고 마이크와 스피커 사이의 거리와 위치에 따른 보정(calibration)을 실시.
- On ear measures → calibration
- Probe tube를 아래와 같이 reference microphone에 위치시킨 다음 probe module을 스피커 앞(15~90cm)에 두고 calibration을 시작. 오른

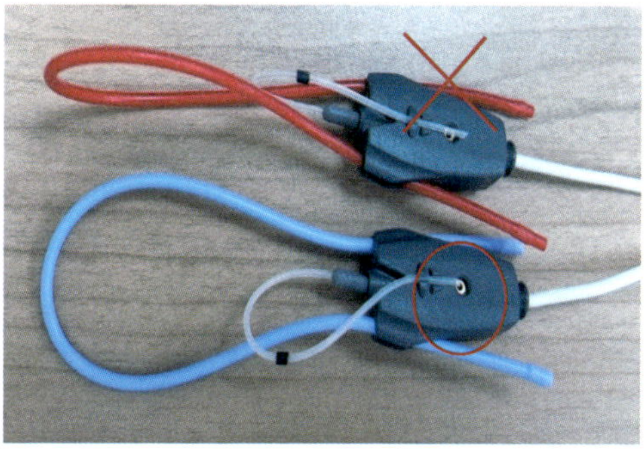

그림 3 Calibration을 위한 probe microphone의 위치

Probe의 끝이 reference microphone을 지나 위치(위). Probe의 끝이 reference microphone에 위치(아래).

쪽과 왼쪽 각각 시행.

Calibration 이 완료된 그래프로 5dB 내외의 변동은 있을 수 있으나 이보다 큰 변동은 제조사에 문의를 요함.

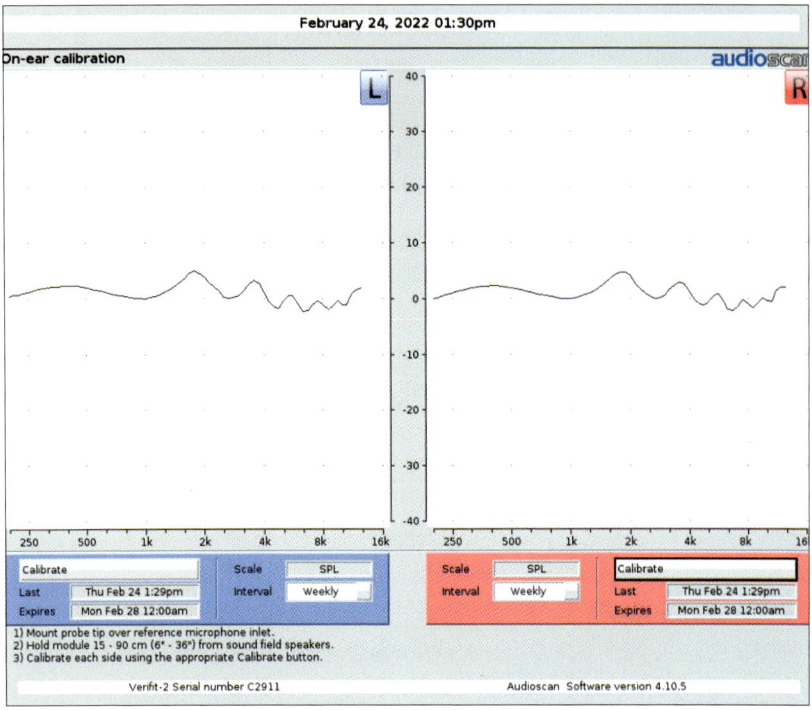

그림 4 Calibration curve의 모습.
파형이 진폭은 5dB이내가 되어야 함.

(2) 프로브 튜브 (Probe tube) 삽입

① 정확한 실이 측정을 위해서는 probe tube를 정확히 위치시키는 것이 매우 중요하며 고막에서 5mm 이내에 위치.

② 먼저 이경으로 외이도의 상태와 길이 등을 확인.

③ Probe의 삽입

- 이경을 보면서 probe의 끝이 고막에서 2-5mm정도 떨어지는 곳에 위치.

- Tube의 검은 표시는 intertragal notch가 기준. 튜브의 검은 표시는 일반적으로 성인 남성 30mm, 성인여성 28mm, 소아 20-25mm에 위치 시켜 놓으면 고막에서 5mm정도 떨어져 위치.
- Probe가 정확한 위치에 놓이지 않는 경우 고음역의 측정오차가 발생할

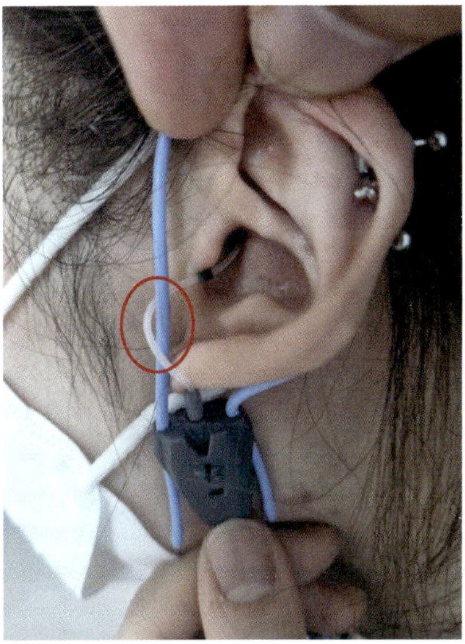

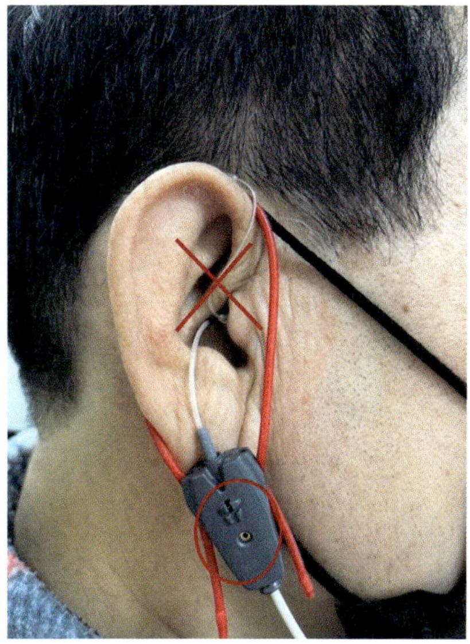

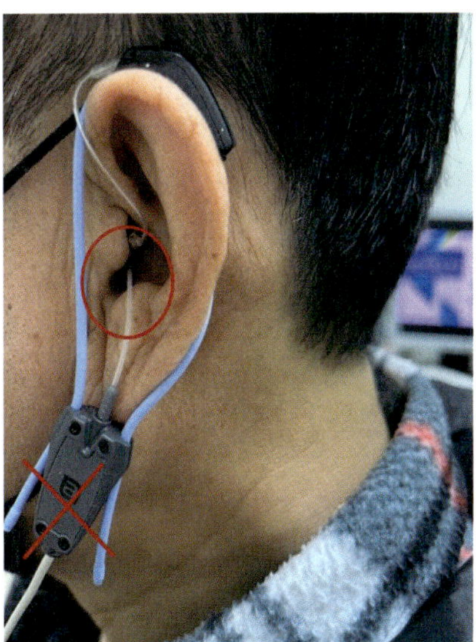

그림 5 Probe를 귀에 위치한 모습.

Depth marker는 intertragal notch에 위치. 파랑색 고정끈밑으로 probe 위치를 위치 시키면 고정하는데 도움이 되며 기준 송화기(Reference microphone)는 바깥으로 향하게 위치함. (좌측상단그림)

수 있으므로 숙련된 기술이 필요.

- Reference 마이크로 폰은 밖으로 향하게 하고 유아/아동의 경우 헤드밴드를 이용하여 probe를 고정 가능.
- 프로브 튜브는 원칙적으로 재사용하지 않음.

(3) 삽입이득 Real ear insertion gain

① Probe를 위치 시킨 후

- 보청기를 미착용한 상태에서 실이공명반응(REUR) 측정
- 보청기를 켜지 않고 실이폐쇄반응(REOR)을 측정
- 보청기를 켜고 실이증폭반응(REAR)를 측정
- 실이삽입반응(REIR)은 실이증폭반응에서 실이공명반응의 차이로 계산된다.
- 실이포화반응
  - 보청기가 출력할 수 있는 최대 한계를 실제 귀에서 측정
  - MPO(최대출력음압)과 동일한 개념으로 사용자의 실이 포화반응이 UCL(Uncomfortable loudness level)를 넘지 않도록 함.
  - 일반적으로 UCL은 청력역치를 통해 추정한다.

② 실이측정에는 주로 사용되는 지표들

- 실이공명반응/이득(real ear unaided response/gain, REUR/REUG) :

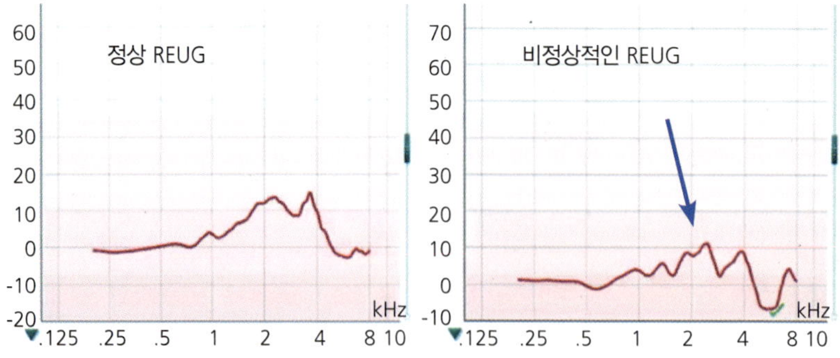

그림 6 REUR/REUG 측성 시 tube가 제대로 삽입되지 못한 경우 고주파수에서 gain이 부족한 비정상적인 REIG 반응을 보임.

보청기를 사용하지 않고 외이도 안에서 소리를 측정한 반응 혹은 이득

- 실이폐쇄반응/이득(real ear occluded response/gain, REOR/REOG) : 보청기를 끄고 귀에 착용한 후 외이도가 보청기나 몰드에 의해 막힌 상태에서의 반응 혹은 이득, 외이도 폐쇄효과를 예측
- 실이증폭반응/이득(real ear aided response/gain, REAR/REAG) : 보청기를 착용 후 각 주파수별 음압을 측정
- 실이삽입반응/이득(real ear insertion response/gain, REIR/REIG) : REAR - REUR, 보청기가 처방된 목표 이득에 가깝게 매핑 되었는지 확인
- 실이포화반응/이득(real ear saturation response/gain, RESR/RESG) 90dB SPL의 신호음을 사용하여 보청기의 볼륨을 최대로 하고 지나치게 큰 소리가 발생하는지 확인.
- 실이대커플러차(Real ear coupler difference, RECD) : REAR- 2cc coupler response 실제로 보청기를 착용한 뒤 측정한 실이증폭이득과 2cc 커플러에서 측정된 이득값의 차이

(4) Speech mapping

① Speech mapping을 통해 보청기가 제공하는 효과적인 증폭을 일반적인 모드에서 말소리 등 실제신호를 통해 측정. 이러한 측정과정이 화면에 표시되어서 환자가 직접 보청기를 통해 얻을 수 있는 효과를 보고 느낄 수 있다.

② 보청기의 이득은 목표 이득과 5dB 이내로 일치하도록 조절하도록 하나 범위를 벗어나더라도 편안한 상태가 되도록 조절.

③ Test → On ear measure → Speech mapping

- Instrument 종류 : BTE, ITE, ITC, CIC, RTE, Open(on-ear mode), Body, CROS(on-ear mode), FM을 audiometry 선택창에서 선택.
- On-ear mode에서 single, dual view를 선택해 presentation을 적용.
- Audiometry 설정 : Targets, Age, Transducer 종류, Bone conduction 값 입력, UCL 입력 옵션, RECD 입력 옵션, Binaural 옵션을 입력 후 continue를 누름. 본격적인 test 시작 전 보청기와 함께 probe module을 착용.

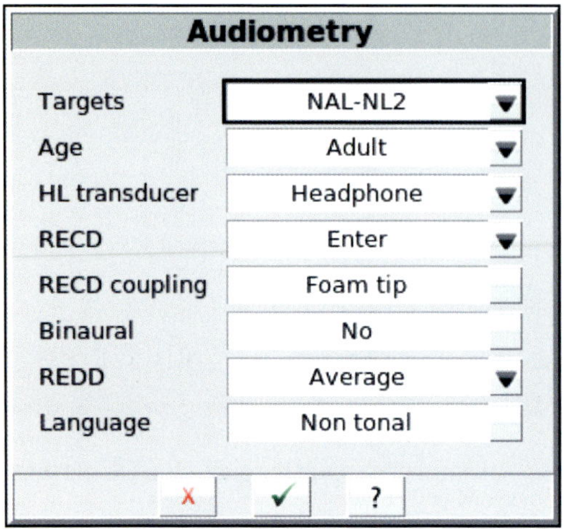

DSL Adult, DSL Child, NAL-NL1, NAL-NL2등에서 선택

Adult, 6 – 10 years, or 1 – 60 months등을 선택

Headphone, Insert +foam, Insert + mold (DSL only), LS 0, LS 45, LS 90 (sound field) or ABR (DSL only)에서 선택

Real-ear-to-Dial Difference, dB HL audiometry를 dB SPL로 변환할 때 사용

그림 7 Audiometry 설정

- 먼저 작은 소리인 55dB에 맞춘 후 주변이 조용한 상태에서 말소리가 스피커에서 나올 수 있도록 조절.
- 측정이 완료되면 아래 녹색 그래프와 같은 결과가 나옴.
- 동일한 방법으로 level을 65dB, 75dB에 맞추어 측정.
- 마지막으로 stimulus를 MPO로 변경한 후 동일한 방법으로 측정.
- MPO 측정 도중 검사가 중단되면 Max TM SPL 값을 더 크게 하거나 보청기의 MPO를 낮춰야 함.
- Speech mapping의 결과는 speech intelligibility index(SII)로 표시되며 검사문장이나 난청정도에 따라 차이가 있으나 SII 30%에서 일반적인 문장의 60%를 이해하며 70%가 넘으며 문장의 100%이해할 수 있음.

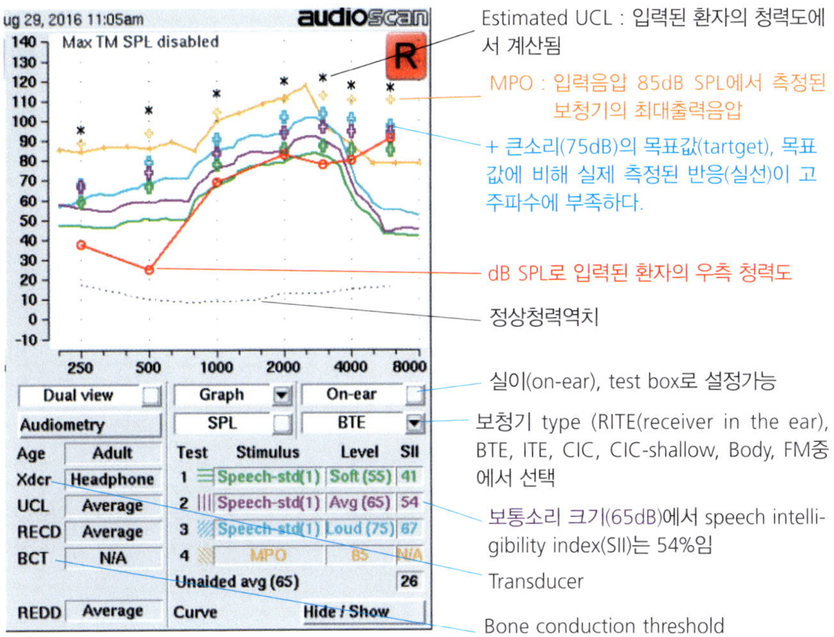

그림 8 Speech mapping 검사의 예.

검사상 저주파수 및 고주파수에서 이득이 부족한 부분이 확인됨

(5) 실이대커플러차 RECD

실이반응을 측정후 2cc 커플러 반응을 측정 → RECD 구함.

- RECD는 유소아의 보청기 조절등에 이용하며 평균값을 사용하여 보청기의 목표 이득값을 산출하기도 함. RECD는 출생후 1년간 급격하게 변화게 되며 5세정도에서 성인과 비슷해짐. RECD는 저음역에서 크지 않고 고음역에서 상대적으로 큼.
- 실이반응이 2cc coupler보다 높은 이유 : 작은 부피로 인해 높은 출력이 나타나기 때문.
- 2cc coupler를 사용하는 기존 RECD는 8kHZ이상에서는 사용할 수 없다.
- WRECD(Wideband real-ear to coupler difference)는 0.4cc coupler를 이용하여 12.5kHZ까지의 RECD를 측정가능.

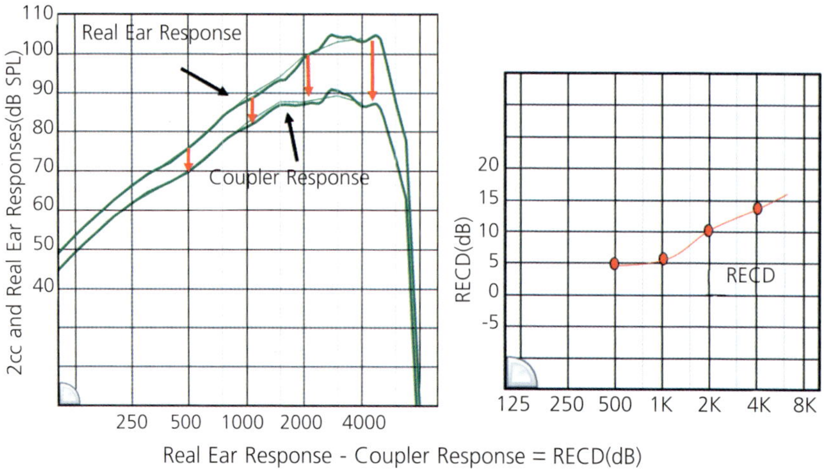

그림 9 RECD의 개념 Real ear response와 coupler response의 차이가 RECD. 통상 고주파수에서 차이가 크다. RECD값이 음수가 나오는 경우에는 고막 천공이 있거나, 보청기의 vent를 막지 않은 경우, 측정용 tube가 제대로 shealing 되지 않은 경우 등을 고려해야 함.

- Test → On-ear measures → WRECD(Wideband real-ear to coupler difference)
- 커플러 Coupler 측정을 위한 RECD transducer 세팅 후 measure coupler를 클릭한다.
- 0.4cc coupler에 TRIC 어댑터(Thin tube and Receiver In Canal)를 끼워준다. Coupler 측정 후 환자의 귀에 Probe module 과 RECD transducer를 장착시킨 다음 Measure real ear를 클릭. Probe tube는 고막 앞 2-5mm에 위치시키는 것이 중요함.

(6) 디지털 보청기의 분석

① 실이측정을 통해 디지털 보청기의 다양한 성능을 실제 확인해 볼 수 있음. 디지털 보청기의 기능을 활성한후 전후를 반응을 비교. Frequency lowering, feedback cancellation, noise reduction, directionality 등을 측정

② Occlusion effect, battery drain등도 측정.

- 외이도 폐쇄는 보청기를 끄고 착용한 상태에서 외이도에서 SPL을 측정하고 "에" 소리를 내면서 측정을 하여 10dB 이상의 차이가 나는 경우 외이도 폐쇄현상이 있을 수 있음.

③ Frequency lowering을 측정하기 위해 /s/, /sh/ 자극을 이용할 수 있음.

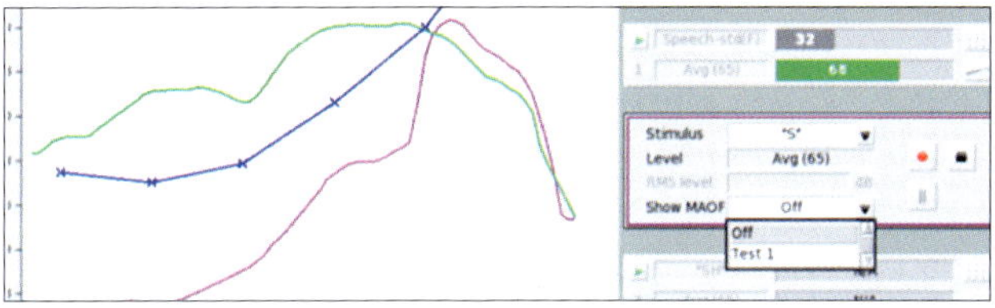

"S" 자극의 65dB의 LTASS가 청취역치에 들어오지 않고 있음

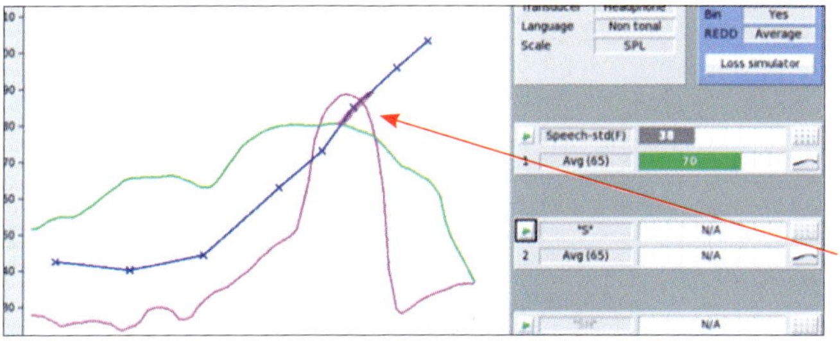

Frequency lowering 기능을 통해 "S" 자극이 MAOF (Maximum Audible Output Frequency range)에 들어옴

그림 10. Frequency lowering 기능 검사의 예

(7) 난청 시뮬레이션

난청환자의 청력도를 이용하여 실제 난청환경에서 듣는 소리를 체험. 하지만 아직은 한국어로 되어 있지 않아 한국인에게는 난청 시뮬레이션에 제한점이 있음.

참고문헌

1. Verifit User's Guide, Audioscan inc version 4.28, 2022 https://docs.audioscan.com > vf2manual
2. Instructions for use, Affinity compact, Interacoustics inc 2022 https://www.interacoustics.com > ac-manuals

3. 대한이과학회, 보청기 current opinion on hearing aids 세종의학 2017
4. Harvey Dillon, Hearing aids 2nd edition ,Thieme 2012
5. Aazh H, Moore BC. The value of routine real ear measurement of the gain of digital hearing aids. J Am Acad Audiol. 2007 Sep;18(8):653-64

CHAPTER 07

보청기와 환자 애프터 서비스 : 환자의 만족도 향상을 위한 사후 관리 노하우

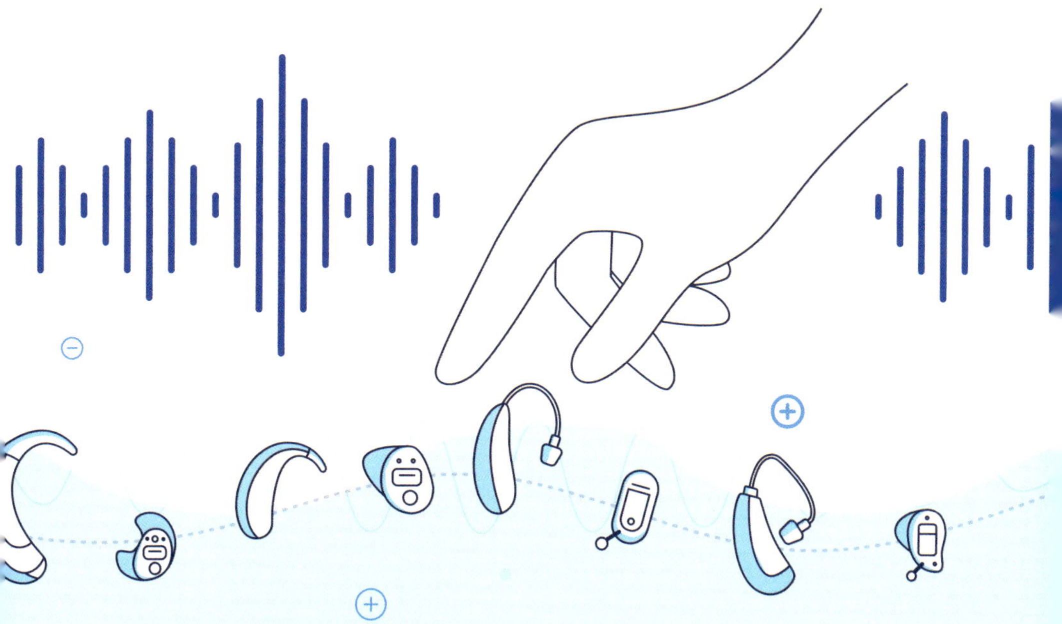

최근 장애인복지법에 의해 등록 청각장애인에 대하여 보청기 급여 기준 금액의 증가로 청각장애인 등록 급증 및 보청기 처방이 증가하고 있다. 하지만, 병원에서 난청 환자의 청력검사 결과를 바탕으로 최적의 보청기를 처방하였더라도 보청기에 대한 현실과 기대의 차이, 그리고 보청기 착용 후 불편감 때문에 보청기를 지속적으로 착용하지 못하거나, 보청기에 대한 잘못된 선입견 때문에 영구적인 청력 재활의 기회를 잃게 되어 보청기를 착용하지 않는 사례 또한 흔하게 경험할 수 있다. 따라서 보청기를 착용하기 전, 환자 및 보호자에게 보청기의 착용 전후 과정에 대한 정확한 교육이 필요하다. 본 장에서는 이를 위한 실제적인 노하우에 대해 알아보고자 한다.

1 보청기 착용의 만족도를 높일 수 있는 환자/보호자 교육

난청 환자들은 의사에게 보청기를 권유 받으면, 착용과 동시에 바로 일상생활에서 듣고 싶은 소리를 편안하게 들을 수 있을 것이라고 기대하지만, 수개월의 적응 기간이 필요한 것이 일반적임. 따라서 적합 과정에서 적절한 증폭 지점을 아직 찾지 못했을 때는 소리가 날카롭게 들리거나 기계소리처럼 들리는 등 다소 불편한 경험을 피할 수 없음. 이는 보청기 적합에 있어 자연스러운 과정임. 그러나 이에 대한 충분한 환자 교육이 잘 진행되지 못한 경우에는 환자가 보청기에 크게 실망하고 이후 적합 과정이 순조롭게 진행되지 못하는 일이 많음.

→ 환자가 보청기에 대해 적정 수준의 기대치를 갖도록 하는 것이 오히려 보청기에 대한 만족도를 높일 수 있는 요인이며, 이를 위해 환자 및 보호자 교육과 상담이 중요하고 따라서 보청기 클리닉 운영에 있어서도 핵심적인 부분으로 다뤄져야 함.

1) 보청기 환자 교육

보청기의 한계 및 적응 과정에 대한 이해

- 우리가 소리를 듣고 해석하는 과정에 대한 이해는 보청기 만족도 향상에 중요
- 소리가 귀에서 감지되고 청신경을 통해 뇌로 전달되며, 언어중추에서 그 소리가 해석되는 과정에 대해 소개하고, 현재 난청환자에게 발생하는 문제점을 이해시키는 것으로 환자 또는 보호자의 보청기에 대한 기대 수준을 조정할 수 있음
- 예를 들어 난청의 수준 (중등도 난청 또는 고도 난청), 말소리 분별력 (50% 이상 또는 50% 이하)에 따라 보청기 착용 후 만족도에 차이가 존재.
- 특히, 말소리 분별력이 낮고, 언어중추의 문제가 예상이 되는 고령 (70대 이상) 난청 환자의 경우 보청기를 사용하면 잘 듣게 될 것이라고 높은 기대치를 갖는 경우가 많음 → 상담 시 젊은 사람처럼 듣기는 불가능하지만, 일상 생활 또는 가족과의 대화에서 도움이 되는 수준을 기대할 수 있음. 다만 이를 위해 6개월 이상 적응 기간이 필요할 수 있음을 설명.
- 보청기의 한계에 대해 환자 및 보호자가 이해하는 것은 정기적인 추적관찰 및 보청기 관리에 긍정적인 결과를 가져올 수 있음.

2) 보청기에 대한 이해

① 보청기를 처음 착용한 경우 보청기를 통한 소리와 실제 소리가 다르다고 말하는 환자들이 많으며, 이를 사전에 이해하지 못하고 있었다면 만족도가 떨어질 수 있음. 이처럼 보청기에 대한 정확한 이해는 보청기 착용 및 만족도에 중요한 요인임.

② 처음부터 보청기에 대한 기대치가 지나치게 높은 경우, 실제 보청기 조절 결과가 좋더라도 환자는 만족하지 못하고 중도에 보청기 착용 및 청능 재활을 포기하는 경우가 발생할 수 있음.

③ 따라서, 보청기는 단순히 소리를 크게 증폭하여 중이강에 소리를 넣어주는 역할밖에 하지 못한다는 사실을 설명하고, 보청기로 얻을 수 있는 이득과 보청기의 한계에 대해 환자가 정확하게 인식하게 되면 보청기를 쉽게 받아들이게 되는 경우가 많음.

④ 보청기 첫 착용 2-3달 정도는 이충만감, 가려움증, 또는 두통 등의 발생 가능한 불편한 증상을 알려주어 보청기 착용 후 불편감을 난청 환자가 예상 할 수 있게 설명.

⑤ 보청기에 대한 긍정적인 메시지를 제공하여 꾸준한 청능 재활을 통해 듣기 능력 향상이 가능하다고 믿음을 주는 것이 초기 보청기 만족감에 중요함.

3) 청능 재활 훈련

① 소음 환경에서 의사소통은 난청 환자에게 어려운 상황 중 하나임. 특히 고령의 난청 환자는 중추신경계의 언어처리 능력의 저하로 이러한 어려움은 더 커질 수 있음(Pichora-Fuller & Souza, 2003). 단순히 보청기 착용으로 이러한 환경에서 언어를 이해하는 능력이 향상될 수 없기 때문에 난청환자에서 만족도 저하의 요인이 된다 (Kricos, 2006).

② **청능재활의 궁극적인 목표** : 어음을 이해할 수 있도록 하여 소통이 원활하게 하는 데에 있으며 청각, 시간, 청각-시간 모드 중 하나 또는 복합적으로 사용하여 자가 훈련을 지속해서 가능하게 하는 것.

③ 청능 재활 훈련 기간에 가장 중요한 것은 가족들의 긍정적인 반응과 체계적인 훈련임. 적절한 소음환경에만 노출되도록 교육하여 불필요한 자극 또는 소음 노출을 최소화하는게 중요함. 갑자기 큰소리에 노출되면 청각과민(Hyperacusis)과 유사한 반응(증폭된 소리에 통증 또는 두통)을 일으켜 재활에 큰 방해 요소로 작용할 수 있음.

④ 따라서 보청기 착용 첫 시기에 난청 환자와 보호자 면담을 자주 가지면서 올바른 보청기 착용과 재활 훈련의 중요성을 강조하는게 바람직.

4) 보청기 착용 시 예상되는 불편한 점

① **소음에 대해 많은 불편감** : 보청기를 처음 착용할 때 주변 소음도 함께 증폭될 수 있음. 난청 환자는 이러한 소음이 정상인들도 들을 수 있는 소리라는 것을 깨닫지 못하기 때문에 불편감을 호소.

② 이때 의사는 손이나 퍼티로 송신기(microphone)의 입구를 막은 상태에서 소음을 들을 수 있는지를 확인하여 보청기의 내부소음인지 외부소음인지를 구별.

- 외부 소음이 문제시 환자에게 소음의 원인을 알려주고 정상 청력을 가진 사람들도 이런 소리를 들을 수 있는데 그것이 생활에 중요하지 않은 부분이라고 설명.
- 또한 사용자가 이런 소리에 적응하면서 점점 느끼지 못하게 될 것이라고 설명해 주는 것이 필요.
- 만약 착용 후 시간이 지나도 불평이 지속된다면 압축 역치를 높이거나 압축 비율을 감소시킴으로 저음의 이득을 줄이는 것이 필요.

5) 주기적인 청력검사 및 보청기 관리의 중요성

① 난청환자들이나 보호자들은 병원에서 보청기 처방 후 제작되어 착용하면 소리 듣기에 대한 대부분의 문제가 해결될것으로 생각하는 경우가 흔함. 하지만, 보청기를 다루는 전문가로써 보청기 단순 처방 뿐만 아니라 착용 후 지속적인 관리에 대해서도 강조할 필요가 있음. 처음 보청기를

표 1 보청기 F/U

보청기 착용	조절주기	보청기 조절	검사항목
2주 후 F/U 1회	첫 착용	O	-
1달 간격으로 2-3회, 조절시간 2-3h	2주	O	-
3개월마다 F/U(1년) 6개월마다 F/U	4주	O	음장검사 (편측&양이)

착용하면 여러가지 불편한 점이 발생하고, 이를 조절해 나가는 과정에 많은 시간이 필요함.

② 보청기 상담에서 첫 착용 후 최소 3개월 이상 적응기간과 많은 시간의 보청기 조절이 필요하고, 완전히 적응이 된 후라도 6개월에 한번씩은 내원하여 보청기 점검 및 청력 관리가 필요하다는 점을 강조해야 함.

③ 집에서 보청기 착용 시 불편한 상황을 수첩에 적어오라고 하면 보청기 조절에 도움이 될 수 있음.

6) 난청 예방 지침

노화에 따른 청력소실은 피할 수 없지만 난청을 유발하는 요인을 미리 알면 그 진행 속도를 최대한 늦출 수 있음. 이는 난청 환자들이 많이 하는 질문 중의 하나임. 보청기 상담 시 보청기에 국한되어 상담하지 말고, 귀 건강에 대해 전체적으로 설명하면서 보청기 상담하는 것이 환자와의 '라포' 형성에 도움이 됨.

2 보청기 사용 후 보청기 관리 노하우

보청기 상담 및 교육 후에 난청 환자 청력에 알맞은 보청기를 처방하면 본격적인 착용이 시작됨.

1) 처음 보청기 착용 시

① 착용후 불편하거나 통증을 느끼는 부위가 없는지 확인하여야 하며, 피드백, 울림 현상에 대한 확인이 필요. 문제점이 있을 때는 적절한 조치를 시행.

② 기능적 이득 평가 후 환자에 따라 2-4주 후 외래 방문을 권유.

③ 그리고 재내원 시 보청기 조절 및 적응 정도에 대해 평가가 필요하며, 충분한 시간을 가지고, 환자의 불편 사항을 반영하는 보청기 조절을 시행하며 난청 환자에게 지속적으로 보청기 관리의 중요성을 강조.

2) 보청기 첫 착용 시 상담 팁

① 보청기가 잘 작동되고 최대한 오래 사용하려면 정기적인 청소 및 관리가 필요함. 특히 보청기 사용자가 노인일 경우에는 설명을 듣고도 잊어버리거나 혼동하여 잦은 기기 고장의 원인이 되는 경우가 있으므로 환자의 보호자도 함께 교육 해야함.

② 보청기 첫 착용 후에는 착용시 불편하거나 통증을 느끼는 부위가 없는지 확인하여야 하며 피드백, 울림 현상이 발생할 수 있음을 미리 알려주도록 함. 문제점이 있을 때에는 적절한 조치가 시행될 것이며, 적합성 평가 후 환자에 따라 2~4주 후에 외래를 방문하여 재조절 및 적응 정도에 대해 다시 평가하게 됨을 설명.

③ 환자는 기본적인 보청기 사용방법 및 관리요령에 대한 설명을 숙지하고 일상생활에서 잘 적응할 수 있도록 난청 환자 및 보호자에게 동시에 설명. 또한 보청기 첫 착용 시 특히 노인 환자의 경우 보청기를 넣고 뺄 때, 스위치를 켜고 끌 때, 볼륨을 조절할 때, 배터리를 바꿀 때 어려움을 느낄 수 있음. 이러한 문제들은 적절한 훈련으로 해결될 수 있지만, 어떤 경우는 난청 환자 대신 보호자를 훈련함으로써 더 효과를 높일 수 있음. 하지만, 되도록 난청 환자가 직접 해결하도록 한 후 상담자가 자세히 관찰함으로써 난청 환자가 수행하지 못하는 문제점을 발견하여 반복적으로 설명 해주는 것이 중요.

④ 외이도염이나 중이염 등의 원인으로 이루가 발생할 시 기기의 부식이나 고장의 원인이 되는 경우가 있으므로 이때에는 일시적으로 보청기 착용을 제한하는 것이 권해야 함. 귀지 또한 보청기 고장의 원인이므로 정기적인 진찰을 통해 귀지를 제거해주는 것도 보청기 관리의 한 방법이 될 수 있음.

3) 기기와 관련된 상담 팁

① 대부분의 난청 환자들은 보청기 기기에 대한 구체적인 정보 없이 내원하는 경우가 흔함. 보청기가 아주 간단한 기기라고 생각하는 환자들도 있

고 때론 아예 잘못된 정보를 가지고 있는 경우도 있음. 따라서 보청기 기기에 대한 정확한 정보를 전달하는 것도 필요.

② 볼륨 조절기, 프로그램 버튼, 리모컨 배터리 삽입 방법과 교체 등에 대해 난청 환자와 보호자 모두에게 설명하는게 필요하며 건전지의 종류와 수명, 그리고 구매 방법에 대한 안내도 이때 진행하는 것이 좋음.

③ 보청기와 직접 연결이 가능한 기기(hearing assistive tools)도 설명할 수 있음. 예를 들어, TV를 직접 연결하는 것이 시청 시 도움이 될 수 있음, 학생의 경우 강의실이나 교실에서 FM system을 통한 도움을 받을 수도 있음.

4) 일반적인 상담 팁

① 보청기에 대한 착용 및 만족도 향상을 위해서 회사마다 차이는 있지만 보청기 구입 전에 1달 정도 미리 경험해보는 것도 좋은 팁이 될 수 있음.

② 보청기 보증기간은 1-2년 정도이고 보청기는 땀, 습기, 귀지의 영향을 받기 때문에 자주 청소를 해 주어야 하며, 3-6개월에 한번씩 정기적인 점검을 받도록 한다.

③ 집에서는 매일 저녁 방습통에 넣어 습기 제거를 해주고 청소 도구를 사용하여 보청기 표면의 귀지나 먼지를 털고 닦아줌 **(그림 1, 그림 2, 그림 3, 그림 4, 그림 5, 그림 6)**.

보청기 착용하기 [귓속형]

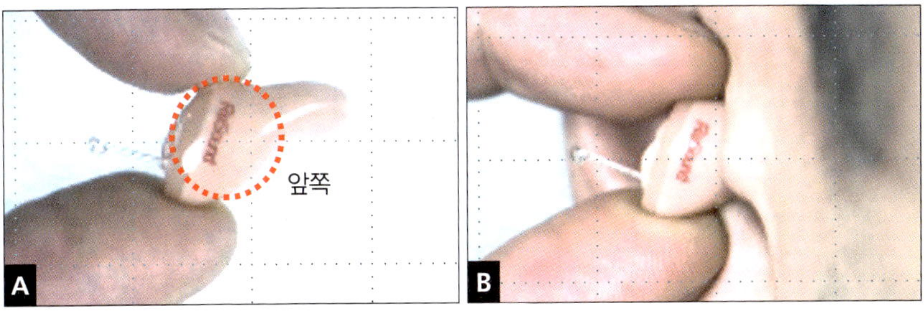

그림 1-1 귓속형 보청기 착용방법 *(계속)*

보청기 착용하기 [귓속형]

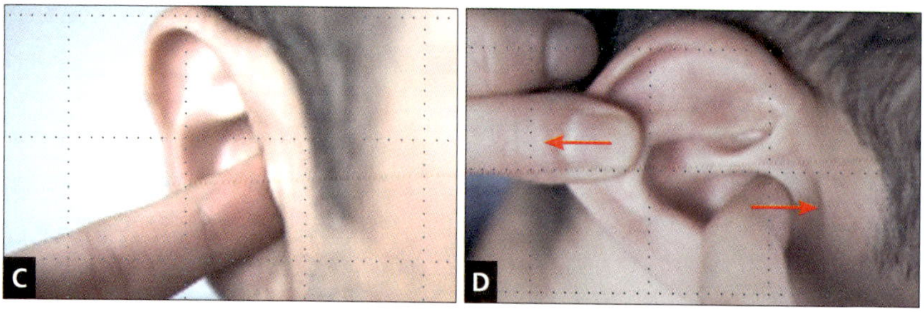

그림 1-1 *(계속)* **귓속형 보청기 착용방법**

A. 보청기 글씨가 앞으로 보이도록 잡아주세요. 빨간글씨: 오른쪽, 파란글씨: 왼쪽
B. 착용 시 글씨가 뒤로 돌아가지않도록 삽입합니다.
C. 삽입 후 귀 앞쪽으로 손가락을 이용해 보청기를 밀어주세요.
D. 다 들어가지 않는 경우 반대 손으로 귀를 뒤로 잡아당기면서 손가락으로 밀어 넣으면 더욱 잘 들어갑니다.

보청기 착용하기 [귀걸이형]

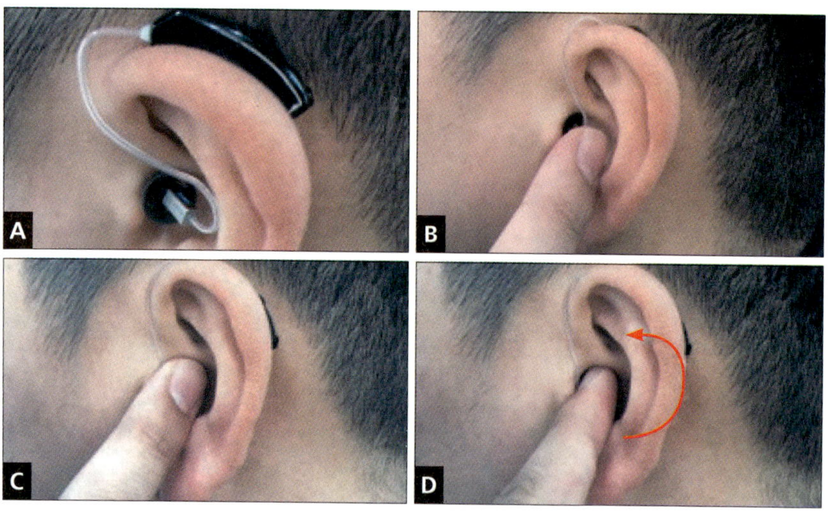

그림 1-2 귀걸이형 보청기 착용방법

A. 보청기 본체를 귀 뒤쪽에 먼저 걸어 둡니다. 안경을 쓰시는 분은 안경을 낀 채 걸어주세요.
B. 삽입 후 손가락으로 귀 앞쪽으로 보청기를 밀어주세요.
C. 완전삽입 후 손가락 바닥을 얼굴방향으로 해서 안으로 밀어주세요.
D. 안으로 밀고 있는 상태에서 손가락을 얼굴방향으로 돌려주세요.

보청기 켜고 끄는 방법 [귓속형]

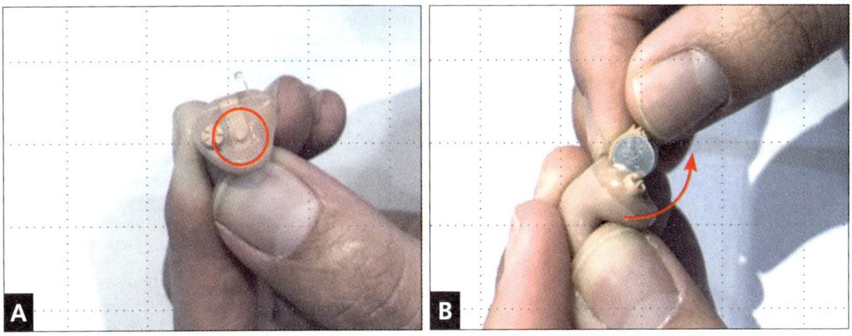

보청기 켜고 끄는 방법 [오픈/귀걸이형- 배터리 타입]

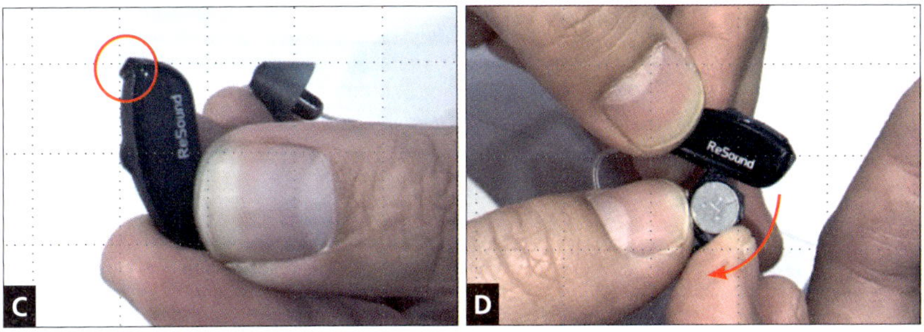

그림 2 보청기 켜고 끄는 방법

A, B : 귓속형 보청기의 평평한 부분에 있는 빨간색 표시된 부분을 손톱으로 살짝 잡아 당겨주세요(상단이미지 참조)

C. 보청기 켜짐

D. 보청기 꺼짐

C, D : 빨간색 표시된 부분을 손톱으로 살짝 잡아 당겨주세요. (상단 이미지 참조)

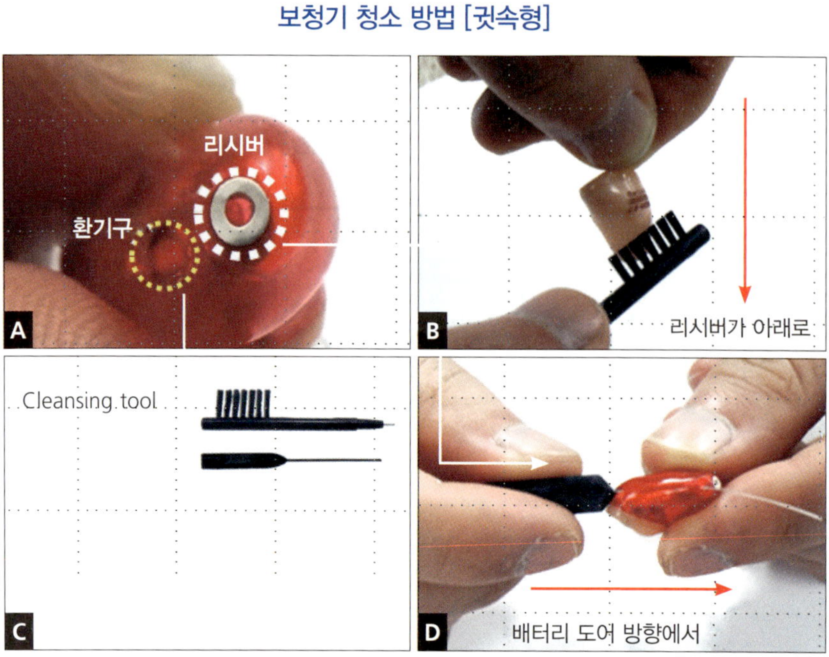

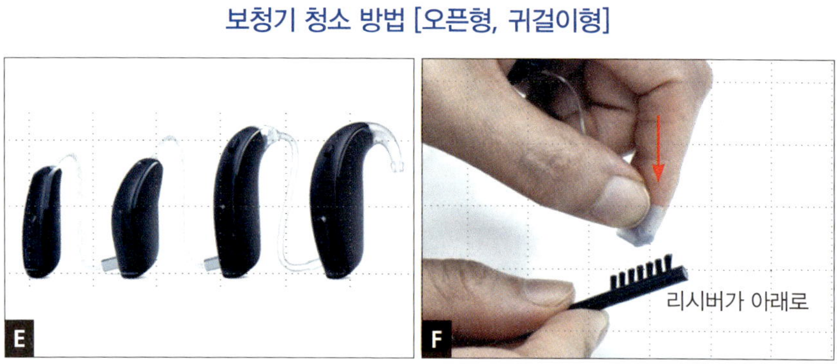

그림 3 보청기 청소하기

A, B, C, D : 소리가 나오는 구멍을 아래로 향하게 한 채 청소솔을 이용하여 아래 방향으로 털어내세요.

E, F : 소리가 나오는 구멍을 아래로 향하게 한 채 청소솔을 이용하여 아래 방향으로 털어내세요.

* 청소할 때는 배터리를 넣은 상태에서 청소하세요!

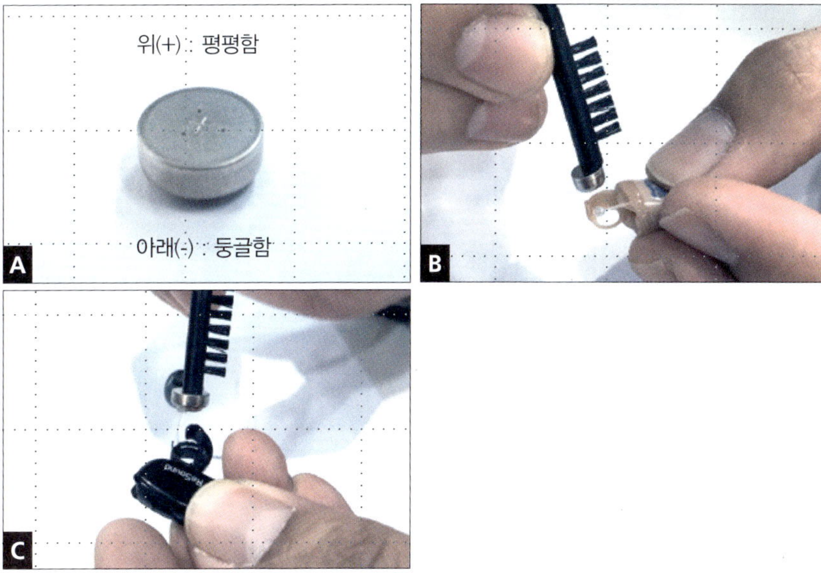

그림 4 보청기 배터리 교체하기

A. 사용전에 배터리에 부착된 스티커를 제거해 주세요. 배터리는 평평한 부분이 위쪽(+)입니다.

B, C : 손이나 청소 솔의 끝(자석)을 이용하여 배터리의 위쪽이 보이게 넣어주세요. 귀속형 보청기도 동일합니다. 이후 배터리 도어를 닫으면 보청기가 작동합니다.

* 배터리가 떨어지기 전에 보청기에서 따따따단! 소리가 들리시면 배터리를 바꾸세요.

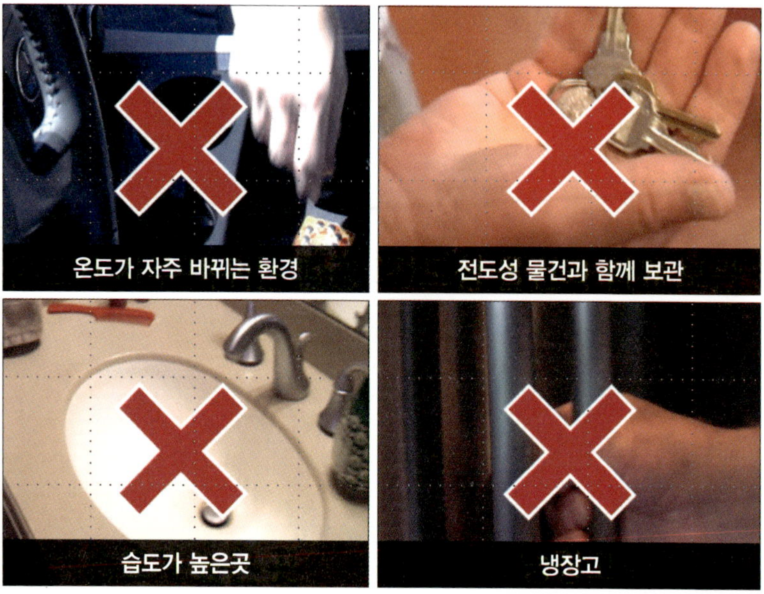

습도	20±10% RH (건조한 곳)	55±10% RH (일반적인 곳)	80±10% RH (습한 장소)
온도		20±2℃	
△최소 방전율	-10%	0	-20%
온도	**0±2℃ (저온)**	**20±2℃ (실온)**	**50±2℃ (고온)**
습도		55±10%RH	
△최소 방전율	-10%	None	None

보관 방법에 따라 배터리 수명에 큰 영향을 미침

그림 5 배터리 보관 주의 사항

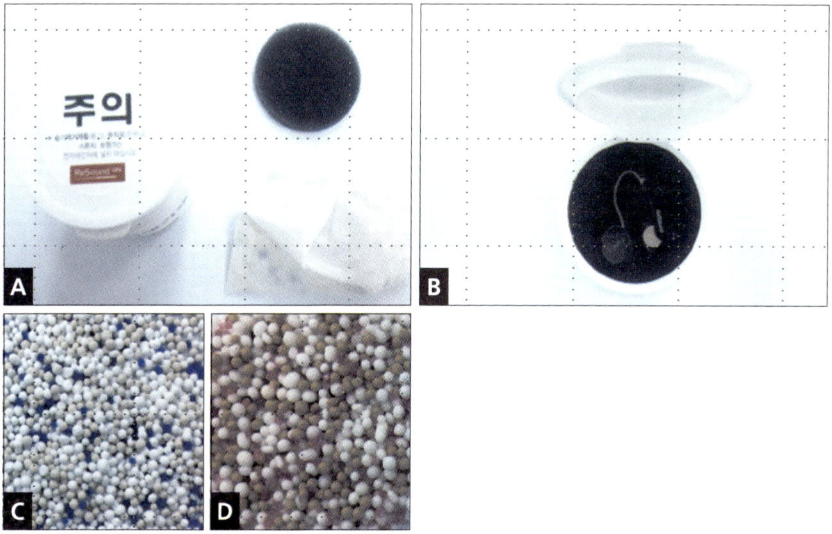

그림 6 보청기 습기 제거 방법

A. 습기제거제 구성품 습기제거통, 스폰지, 습기제거 알갱이
B. 주무실때는 배터리 도어를 열어둔 채 습기 제거제 통에 보관, 반드시 뚜껑을 단단히 닫아야 합니다.
C. 습기제거 알갱이의 색깔이 파란색이면 새 것입니다.
D. 6개월에서 1년 정도 사용하면 분홍색이나 갈색으로 변합니다.
습기제거제가 분홍색으로 변하면 부직포를 뜯어 그릇에 부은 후, 전자레인지에 1분 정도 열을 가하면 다시 파란색으로 변합니다.

* 반드시 식힌 이후 통에 다시 부어 사용하세요
하루 4시간 이상 보청기를 건조 시키는 것이 고장 및 오작동을 방지할 수 있습니다.

참고문헌

1. Pichora-Fuller, M. K. & Singh, G. (2006). Effects of age on auditory and cognitive processing: Implications for hearing aid fitting and audiologic rehabilitation. Trends in Amplification, 10(1), 29-59.
2. Kricos, P. B. (2006). Audiologic management of older adults with hearing loss and compromised cognitive/ psychoacoustic auditory processing capabilities. Trends in Amplification, 10(1), 1-28.

CHAPTER 08

보청기의 대안 :
소리증폭기 PSAP의 사용법

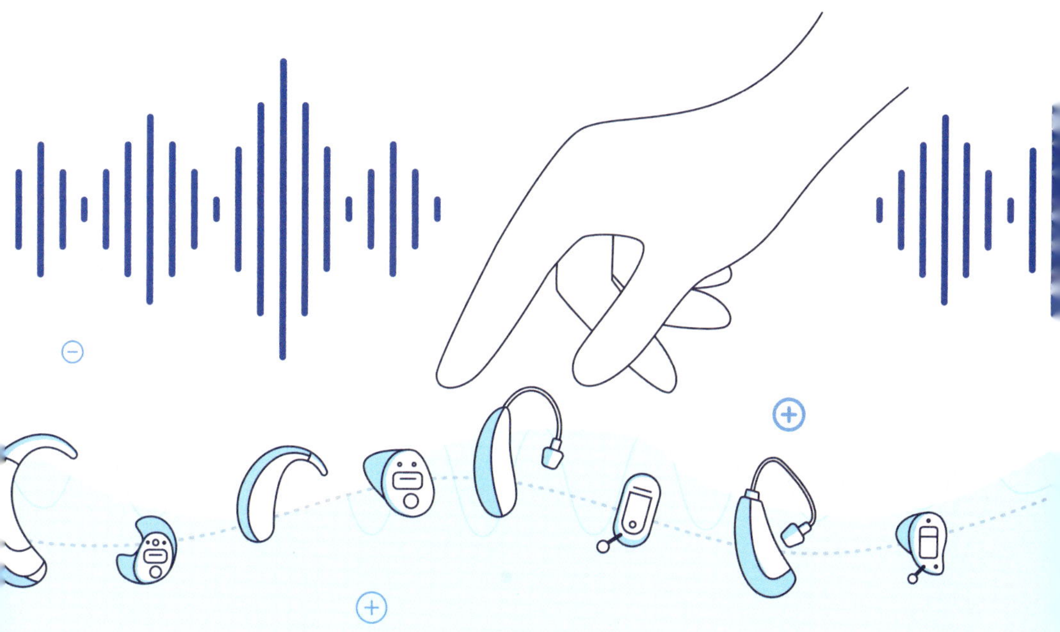

1 보청기의 대안 : 필요성

- 고령화 사회에서 접어든 현재, 난청은 국가에서 반드시 주목해야 할 보건 과제임.
- 국민건강영양조사 (2010-2012년) 결과에 따르면, 보청기 처방이 필요한 40 dB HL 이상 중등도 난청(moderate hearing loss)이 연령이 높아지면서 기하급수적으로 증가하는 모습을 보임 (60대: 11.88%, 70대: 26.26%, 80대 이상: 52.83%).
- 일상적인 대화에서 어려움을 겪을 수 있는 15 dB HL 이상 혹은 2 kHz 이상의 고주파 영역에서 25 dB HL 이상의 청력 소실을 보이는 최소 난청(minimal hearing loss)의 비율도 전체 인구의 37.4%를 차지하고 있음.[1] **(그림 1)**

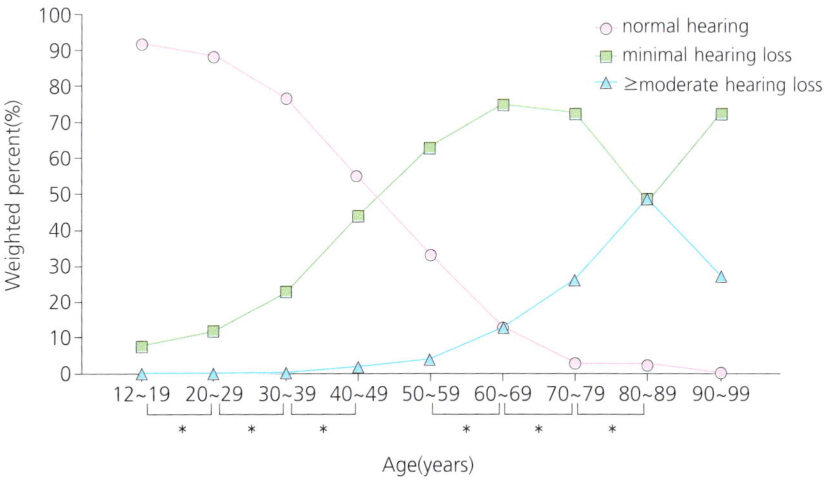

그림 1 연령에 따른 난청 비율 *(Choi & Moon et al., 2017)*

- 보청기는 난청 환자의 의사 소통 능력 향상뿐만 아니라 삶의 질 개선에

있어 효과적인 청각재활 방법으로 현재 임상에서 가장 많이 처방되고 있음.

- 실제로 난청 환자 중 보청기의 사용 비율은 전 세계적으로 낮은 수준임.
  - 국민건강영양조사 (2010-2012년) 분석에 따르면, 국내 40세 이상 국민 중 양측 40dB HL 이상의 중도 난청을 가지며 본인이 주관적으로 난청에 대한 불편감을 가지고 있는 사람 중 12.6%만이 보청기를 사용하는 것으로 파악됨.[2]
- 한국보건의료연구원 (2010년)에서 조사한 결과 보청기 착용의 불편감과 높은 가격 및 유지 비용의 부담, 보청기 착용에 대한 부정적 인식 등이 보청기 착용의 장애 요인으로 보고됨.
  - 이 중 높은 가격과 유지 비용이 보청기를 구매하지 않는 가장 대표적인 이유로 손꼽히고 있음.[3] **(표 1)**
  - 보청기의 가격은 성능에 따라 100만원에서 300만원 안팎으로 다양함
  - 난청 환자의 대부분이 실업률이 높은 노인 인구층에 집중되어 있는 점을 고려할 때, 이러한 비용은 환자들에게 큰 부담으로 돌아올 수 있음.
  - 이러한 문제를 해결하기 위한 노력의 일환으로 개인용 소리 증폭기 (personal sound amplification product, PSAP)가 시장에 등장함.

표 1 보청기 착용의 장애 요인 *(2010 한국보건의료연구원)*

A. 보청기 사용군

사유	비율
잡음/시끄러운 상황	36.7%
높은 보청기 가격과 유지/수리비용	32.5%
보청기 착용 효과가 낮음	17.5%
보청기 착용의 불편함	17.5%
음질이 나쁨	16.7%
보청기 착용의 부작용	12.5%
음량조절이 귀찮음	12.5%
보청기 고장	7.5%

B. 보청기 미사용군

사유	비율
보청기 착용이 불편할 것 같아서	49.1%
보청기 가격과 유지비용이 부담되어서	46.6%
보청기 착용에 대한 부정적 인식	37.1%
보청기를 착용할 필요가 없을 것 같아서	19.0%
효과가 없을 것 같아서	19.0%
1개월 이내 구입예정임	14.7%
구입의사 없음	8.6%

난청 환자를 대상으로 보청기 사용군에서 착용에 불만족하는 이유(A)와 보청기 미보유군에서 미사용 이유(B)에 대해 설문조사에 응답한 결과이다.

2 PSAP의 등장 배경

- PSAP은 보청기의 여러 기능들을 간소화하여 주로 소리만 키워 주는 역할을 하는 장치의 통칭.
- 2014년 Hunn은 무선 연결이 가능한 모든 장치를 지칭하기 위해 "히어러블(hearable)"이라는 용어를 처음 만들었음.[4]

- 히어러블은 무선 헤드폰과 이어폰, 스마트 보청기를 포함하여 무선 연결이 있는 모든 귀 수준의 장치로 확장.
- PSAP도 히어러블의 종류 중 하나임.

- 독일 회사인 Bragi는 2014년 무선 이어폰에 330만 달러 이상의 크라우드 펀딩을 하면서 히어러블의 급격한 성장을 이끌었고, 점차 더 나은 성능과 음질을 제공할 수 있게 됨.
  - 초기에 에어팟(AirPods)이나 갤럭시 버즈(Galaxy Buds) 같은 웨어러블(wearable) 기기와 소리증폭기인 PSAP은 다른 종류로 생각되었음.
  - 기술의 발달로 위와 같은 웨어러블 기기에 스마트폰이 연동되어 소리증폭기 역할을 일부 할 수 있게 되면서 이러한 경계는 점점 모호해지고 있음.
- PSAP은 원래 사냥 시 동물의 소리를 듣거나, 조류를 관찰할 때, 먼 거리의 강의를 들을 때, 주변의 작은 소리를 증폭하여 들을 수 있도록 설계된 장치임.
  - 의학적으로 난청이나 청각 장애를 가진 환자가 아닌 정상 청력을 가진 일반인들이 소리를 듣는데 도움을 받을 수 있도록 만들어짐.
  - PSAP은 정식 청각 재활 의료기기로 인정되지 않았으며, 전문 의료기기가 아닌 일반 음향 전자기기로써 미국 식품의약국(United States Food and Drug Administration, FDA)의 규제를 받지 않음.
- 히어러블의 눈부신 발전, 급속한 시장 확대, 온라인 쇼핑의 확대로 인해 PSAP에 대한 인식이 바뀌고 있음.
  - PSAP은 장치가 발전함에 따라 현재는 시중에 판매되는 유/무선 이어폰이나 BTE, ITE, CIC 보청기들처럼 세련된 디자인을 띄게 됨.**(그림 2)**
  - PSAP 시장이 성장하면서 기기의 성능도 발전하여 일부 난청 환자들에게 보청기와 비슷한 성능을 낼 수 있다는 연구 결과들이 나오게 되면서, 보청기 착용의 장벽을 극복할 수 있는 새로운 옵션으로 주목받고 있음.
- PSAP이 보청기의 대안으로 자리잡기 위해서는 비교 임상연구를 통한

안전성, 유효성이 확보되어야 하며, PSAP의 한계점 또한 명확하게 인식되어야 할 것임.

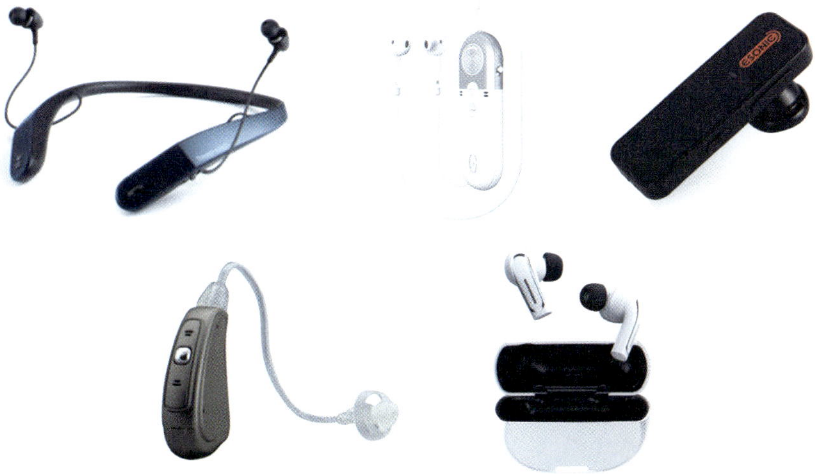

그림 2 다양한 형태의 소리 증폭기

3 PSAP과 보청기의 차이점

- 보청기는 청각 재활을 위한 전문 의료기기로써 전문가의 진단 및 처방이 필요함.
- 반면 PSAP의 경우 이비인후과나 보청기 대리점을 방문하지 않아도 온/오프라인 매장을 통해 누구나 쉽게 구입할 수 있음.
  - 개인이 직접 구매하고 세밀한 조절 과정이 없이 개개인이 알아서 조절해야 하기 때문에 장치에 대한 적절한 관리가 어려울 수 있음.
  - 가격은 보청기가 100~300만원 안팎인 것에 비해, PSAP은 아직 국내 시장은 많이 활성화되지 않았으나 미국에서는 50만원 이하의 가격으로 구매가 가능함.

- 두 제품 모두 주변의 소리를 잘 듣게 도와주는 장치라는 점에서 공통점을 가지지만, PSAP과 보청기의 가장 큰 차이점은 소리 증폭 기술에 있음.
  - PSAP은 단순한 증폭 기능만을 이용하는 경우가 대부분임.
  - 보청기는 채널에 따라 주파수별 이득의 값을 다르게 설정하거나 소음 감쇄 기능, 피드백 제거 기술 등을 적용하여 특정 상황에 맞게 정밀한 조절이 가능함.
  - 우리나라의 경우 의료기기로 분류되어 식품의약품안전처의 관리를 받는 보청기와 달리, PSAP은 특별한 규제를 받지 않아 제조사에 따라 품질과 성능에 상당한 차이를 보일 수 있음.

4 PSAP 연구 결과 및 실제 임상에서의 적용

1) PSAP vs 보청기

(1) 미국 존스 홉킨스(Johns Hopkins) 대학의 'Cochlear Center for Hearing and Public Health'

- 난청이 미치는 개인적, 사회적 영향에 대해 연구하는 대표적인 그룹 중 하나.
- 난청으로 인해 발생하는 사회적 비용 증가, 난청과 치매, PSAP이 보청기의 대체가 될 수 있는지에 대한 연구 등을 활발히 진행 중임.
- 2017년 이곳의 Nicholas S. Reed와 Frank R. Lin 박사는 60-85세 사이의 성인 경중도 난청(20-55 dB HL) 환자 42명을 대상으로 보청기와 5가지 종류의 PSAP을 착용하였을 때 각각의 소음 하 언어 이해능력의 차이에 대한 연구를 진행.
  - 30달러(한화 약 4만원)의 PSAP은 착용 전과 비교하였을 때 소음 하 문장 검사(AZBio sentence-in-noise task)에서 오히려 정확도가 낮아지는 결과를 보임.
  - 350달러(한화 약 45만원) 가격의 PSAP의 경우 2000달러(한화 약 260

만원)의 보청기와 유사한 청각적 이득을 보이는 것으로 나타남.[5]

- 2019년도 성인 경중도 난청 환자를 대상으로 PSAP 사용 시 제조 업체의 지침만을 사용하여 기기 음량을 조절하였을 때와 실제 피팅과 동일하게 청각 전문가가 NAL-NL2 피팅 공식을 이용하여 개인별 맞춤 조절을 시행하였을 때 청각학적 결과를 비교하는 연구를 진행함.
  - 청각 전문가의 도움을 받아 PSAP 조절을 시행하였을 때 소음 하 문장 검사 결과 및 전기음향학적 측정(electroacoustic measurement) 결과에서 모두 더 나은 결과를 보임.[6]

(2) 2016년 Smith 등에 의해 연구

- 미국 내 판매 중인 보청기와 PSAP을 고급형(high-end)과 저가형(low-end)의 제품으로 나누어 각각 제품의 성능 및 특성을 비교함.
- **저가형 PSAP** : 1달러(한화 약 1300원)에서 49달러(한화 약 6만원)
  고급형 PSAP : 117달러(한화 약 15만원)에서 349달러(한화 약 45만원)
  저가형 보청기 : 199달러(한화 약 25만원)에서 399달러(한화 약 50만원)
  고급형 보청기 : 3200달러(한화 약 400만원)
- 각 제품에 따라 기능에 차이를 보임.
  - **고가형 보청기** : 수평형(flat), 경사형(gently-sloping), 고음급추형(steeply-sloping) 청력도를 가진 환자 모두에서 중등도-고도(moderate-severe) 난청까지 좋은 결과
  - **저가형 보청기** : 중등도 난청 혹은 경도 난청까지 효과를 보인 제품도 있는 반면 경도 난청에서는 효과가 없는 제품도 일부 있었음.
  - **고가형 PSAP** : 수평형과 경사형의 청력도를 가진 환자에게는 중등도 난청까지도 효과를 볼 수 있었던 반면, 고음급추형 청력도를 갖는 중등도 난청에서는 고가형 PSAP의 효과가 떨어지는 것으로 나타남.
  - **저가형 PSAP** : 일부는 고가형 PSAP과 비슷한 성능을 나타내는 제품도 있었으나, 몇몇 제품은 모든 난청 정도에서 효과가 없었음.[7] **(표 2)**

표 2 NAL-NL2 목표 값 달성의 평균 백분율*(Chase Smith et al., 2016) (계속)*

A.

	수평형(flat) & 경사형(gently-sloping) 청력도						
	매우 경도	경도	중등도	중등도-고도	고도1	고도2	심도
HE HA	99%	100%	100%	100%	97%	90%	66%
HE HA	98%	100%	99%	97%	79%	61%	36%
LE HA	93%	98%	95%	92%	40%	8%	1%
HE PSAP	99%	98%	96%	65%	13%	0%	0%
LE PSAP	93%	97%	88%	57%	27%	12%	0%
HE PSAP	98%	96%	91%	84%	23%	0%	0%
HE PSAP	99%	94%	69%	14%	0%	0%	0%
HE PSAP	90%	88%	75%	72%	47%	21%	3%
LE HA	80%	78%	71%	65%	36%	14%	0%
LE PSAP	52%	46%	37%	35%	39%	21%	2%
LE PSAP	38%	37%	31%	30%	21%	14%	0%

표 2 *(계속)* NAL-NL2 목표 값 달성의 평균 백분율*(Chase Smith et al., 2016)*

B.

	고음급추형(steeply-sloping) 청력도		
	매우 경도	경도	중등도-고도
HE HA	98%	98%	99%
HE HA	97%	96%	91%
LE HA	90%	93%	72%
HE PSAP	99%	98%	68%
LE PSAP	91%	88%	48%
HE PSAP	96%	86%	69%
HE PSAP	94%	67%	23%
HE PSAP	87%	82%	63%
LE HA	77%	82%	60%
LE PSAP	47%	36%	31%
LE PSAP	44%	38%	31%

각 제품별(HE HA; 고가형 보청기, LE HA; 저가형 보청기, HE PSAP; 고가형 PSAP, LE PSAP; 저가형 PSAP)로 난청 정도 및 난청 유형에 따라 NAL-NL2 목표를 충족하는 평균 백분율을 보여주고 있음. 백분율이 80%를 초과하는 경우 파란색 박스로 표시되었으며 좋은 성능을 보이는 것으로 평가되었고, 80% 이하의 경우 빨간색 박스로 표시되어 해당 청력에 사용하기에 부적합한 것으로 간주함.

(3) 국내 연구

- 2019년 조 등은 56명의 성인 환자를 경도 난청, 중등도 난청, 중등도-고도 난청으로 나누어 프리미엄(premium) 보청기, 기본(basic) 보청기, PSAP을 사용하였을 때, 소음 하 어음 명료도 검사와 듣기 노력 검사 결과, 사용자의 선호도를 조사함.
  - 경도 난청과 중등도 난청에서는 세 기기간에 어음 명료도와 듣기 노력, 사용자 선호도 간에 유의미한 차이를 보이지 않았으나, 중등도-고도 난청에서는 프리미엄 보청기가 대부분의 검사에서 더 나은 성능을

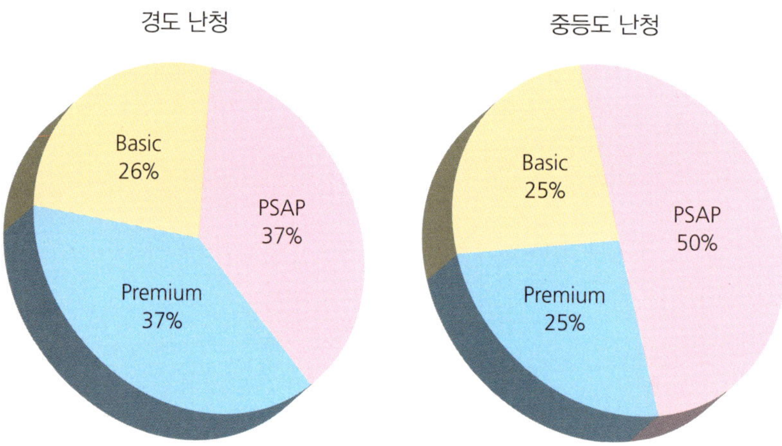

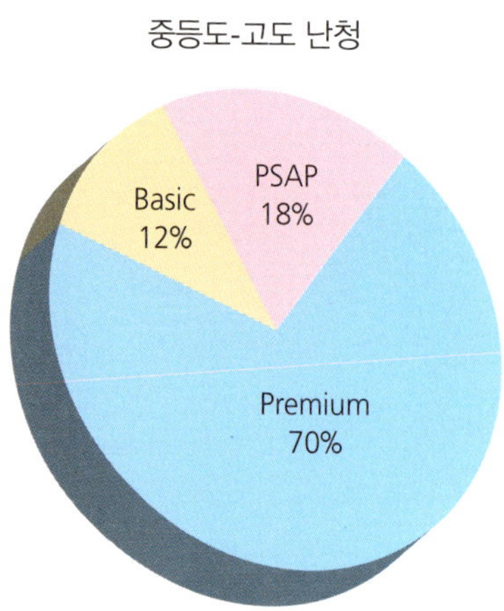

그림 3 난청 정도에 따른 사용자의 기기 선호 비율 *(Cho et al., 2019)*

경도 난청과 중등도 난청군에서 소리 증폭기(PSAP), 기본 보청기(Basic), 프리미엄 보청기(Premium) 간에 사용자 선호도의 의미 있는 차이를 보이지 않음. 하지만 중등도-고도 난청군에서는 프리미엄 보청기의 선호도가 70%로 다른 두 기기에 비해 유의미하게 높은 것을 알 수 있음.

보였고, 연구 참여자의 70%가 프리미엄 보청기 사용을 선호하는 것으로 나타남.[8] **(그림 3)**

- 국내의 또 다른 그룹은 중등도 난청을 가진 6명의 환자를 대상으로 국산 PSAP과 보청기의 성능을 비교하는 연구를 진행함.
  - 중등도 난청 환자군에서 국산 PSAP은 보청기와 유사한 수준의 기능적 이득(functional gain)과 단어 분별력, 소음 속 어음 청취 능력을 보여줌.[9]

2) PSAP의 전기음향학적 검사 결과

- 2017년 Reed 등은 Direct-to-consumer 소리 증폭기 9개 제품을 대상으로 주파수 영역(frequency range), 전고조파 왜곡(total harmonic distortion, THD), 등가입력잡음(equivalent input noise, EIN), 최대출력음압레벨90(maximum output sound pressure level at 90dB SPL, Max OSPL90)의 전기음향학적 검사를 시행함.
  - 각각의 경우 250 Hz에서 6,000 Hz의 주파수 영역, 주파수별 3% 이하의 THD, 28 dB SPL 이하의 EIN, 120 dB SPL 이하의 Max OSPL90을 허용 오차로 설정하여 4가지 허용 오차 중 몇 가지를 충족하는가에 따라 기기의 성능을 평가함
  - 모든 허용 오차를 만족하는 기기는 9개 중 5개의 제품이었으며, 한 개의 기기는 모든 허용 오차에서 벗어나는 결과를 보였음.[10]
- 2022년 국내에서 3개의 기본형(basic), 3개의 고가형(high-end) PSAP을 대상으로 전기음향학적 검사를 시행하였을 때 6개의 기기 중 2개의 기기만이 모든 허용 오차를 만족하는 결과를 보임.[9] **(표 3)**
  - Max OSPL90 값이 120 데시벨을 초과하는 PSAP들은 잘못 사용할 경우 환자에게 오히려 소음성 난청을 유발할 수 있는 위험성이 있으므로 이러한 부분을 적극적으로 고려하여야 함.

표 3 PSAP의 전기음향학적 검사 결과 *(Reed et al., 2017 & Kim et al., 2022)* (계속)

A.

	Frequency range (Hz)	EIN (dB SPL)	Max OSPL90 (dB SPL)	THD (%)		
				500 Hz	800 Hz	1600 Hz
Device 1	200-8,000	24	101	1	1	0
Device 2	200-7,300	27	112	0	1	0
Device 3	350-6,000	20	115	0	0	1
Device 4	280-6,300	31	122	1	2	5
Device 5	350-6,000	29	115	0	0	2
Device 6	200-7,000	20	101	0	1	0
Device 7	200-7,000	24	111	1	0	0
Device 8	200-7,160	27	113	1	0	0
Device 9	350-4,000	50	129	4	5	4

표 3 *(계속)* PSAP의 전기음향학적 검사 결과 *(Reed et al., 2017 & Kim et al., 2022)*

B.

	Frequency range (Hz)	EIN (dB SPL)	Max OSPL90 (dB SPL)	THD (%)		
				500 Hz	800 Hz	1600 Hz
Device 1	200-8,000	24	101	1	1	0
Device 2	200-7,300	27	112	0	1	0
Device 3	350-6,000	20	115	0	0	1
Device 4	280-6,300	31	122	1	2	5
Device 5	350-6,000	29	115	0	0	2
Device 6	200-7,000	20	101	0	1	0
Device 7	200-7,000	24	111	1	0	0
Device 8	200-7,160	27	113	1	0	0
Device 9	350-4,000	50	129	4	5	4

해외(A)와 국내(B)에서 PSAP 제품 별로 시행한 전기음향학적 검사 결과를 보여주고 있음. 각 성능 별 허용 오차를 만족하는 경우 파란색 박스로 표시하였고, 허용 오차에서 벗어나는 경우 빨간색 박스로 표시함. Frequency range; 주파수 영역, EIN; equivalent input noise (등가입력잡음), Max OSPL90; maximum output sound pressure level at 90dB SPL (최대출력음압레벨90), THD; total harmonic distortion (전고조파 왜곡)

3) 실제 임상에서의 적용

- PSAP은 아직까지는 실제 임상 현장에서 적용하기에는 어려움이 많이 존재함.
  - 아직 국내 PSAP 시장이 활성화되지 못함.
  - 시장에 출시되어 있는 다양한 PSAP 제품 중 어떠한 제품이 고품질의 PSAP이고 환자에게 적용 가능한 제품인지를 확인하기가 어려움.
- **표 4**에서 확인할 수 있듯이 PSAP들마다 가격대, 기능, 형태 면에서 매우 다양한 제품들이 시장에 출시되어 있음.
  - PSAP 중 환자에게 적합한 PSAP을 추천해주고 개별 구매할 수 있도록 권유하는 것이 현실적으로 임상에서 PSAP을 사용할 수 있는 방법임.
  - 보청기 대신 PSAP이 적합한 환자군은 sloping type보다는 flat type의 청력도를 보이고 경-중도 난청인 경우이며 이러한 환자군에서 보청기를 구매하기에 가격적인 부담이 있는 경우에 선택적으로 PSAP을 사용해볼 수 있을 것으로 예상됨.

표 4 국내외에서 판매되고 있는 대표적인 PSAP 제품들의 특성 *(계속)*

	1	2	3	4	5
Device	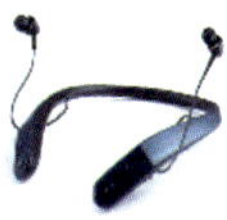 BeethoSOL	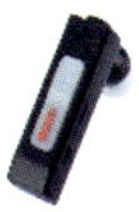 EarJJang	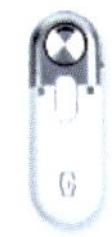 Geniesori2	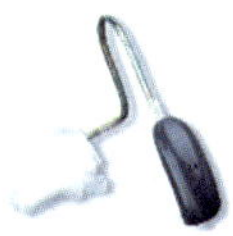 Hearing Able	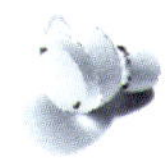 Olive Smart Ear
Model No.	EM-C110	VA-3000	HA1000	IRIS20	DHFA2FBK
Manufacturer	EM-Tech	ESONIC	UWICOM	Microtech System	Olive Union
Retail cost	$210/pair	$167/pair	$198/pair	$244/single	$253/single
Price group	Mid-range	Low-price	Low-price	Mid-range	Mid-range
Bluetooth	O	X	O	O	O
Smartphone application	O	X	X	O	O
Channel	5	NS	NS	20	16
Feedback cancellation	O	NS	NS	NS	O
Noise reduction	O	NS	NS	O	O
Self-fitting	O	X	X	O	O
Preset mode	O	O	O	O	O
Other feature			Smart voice sender mode, dual microphone		Equalizer

표 4 *(계속)* **국내외에서 판매되고 있는 대표적인 PSAP 제품들의 특성**

	6	7	8	9
Device	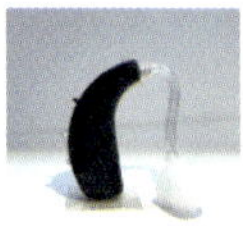 Soriln	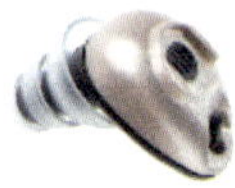 Etymotic Bean	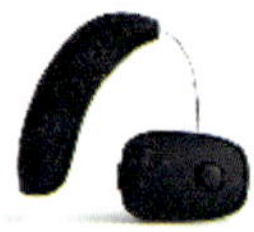 CS50+	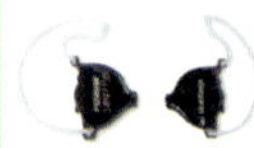 Ps2500amp
Model No.	YDH-B1000	RE561-DRWC	CS50+	Ps2500amp
Manufacturer	The Yeolrim	GN ReSound	Sound World Solutions	Able Planet
Retail cost	$139/single	$300/single	&350/single	$450/pair
Price group	Mid-range	Mid-range	High-price	Mid-range
Bluetooth	X	O	O	X
Smartphone application	X	O	O	X
Channel	NS	12	16	8
Feedback cancellation	O	O	O	O
Noise reduction	O	O	O	O
Self-fitting	X	X	O	O
Preset mode	X	O	O	O
Other feature				Natural directionality

표 4 *(계속)* 국내외에서 판매되고 있는 대표적인 PSAP 제품들의 특성

	10	11	12	13
Device	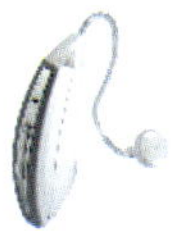 FocusEar RS2	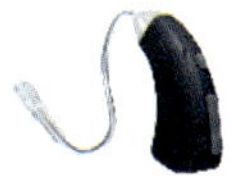 weak Focus+T	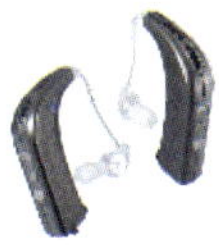 Sidekick	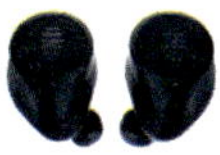 IQbuds2 MAX
Model No.	PFE002	TWFOCUS+T	HC-HD100-PSA-2G	IQbuds2 MAX
Manufacturer	Claratone	Tweak Hearing	Sound World Solutions	Nuheara
Retail cost	$399/single	$299/single	$470/pair	$499/pair
Price group	High-price	High-price	Mid-range	Mid-range
Bluetooth	X	X	O	O
Smartphone application	X	X	O	O
Channel	NS	NS	NS	12
Feedback cancellation	O	O	NS	O
Noise reduction	O	O	O	O
Self-fitting	X	X	O	O
Preset mode	O	X	O	X
Other feature	Natural directionality	Natural directionality		Directional Focus

5 고찰 및 권고

- 위의 연구 결과들을 종합해 보았을 때, 경도 및 중등도의 청력 손실에 있어 일부 고품질의 PSAP은 더 저렴한 가격으로 보청기와 비슷한 성능을 나타낸다는 점에서 보청기의 우수한 대안이 될 수 있을 것이라는 가능성을 보여줌.
- 반면, 성능과 안정성에 대한 규제를 받지 않는다는 특징으로 인해 일부 PSAP 기기들은 품질 보증이 되어 있지 않음.
  - 몇몇 제품은 오히려 사용자에게 해를 끼칠 가능성 역시 보여주고 있음.
- 청력도의 형태와 난청의 정도에 따라 PSAP의 효과가 다르게 나타남.
  - 주로 수평형(flat) 혹은 경사형(gently-sloping)의 청력도를 가진 경도 및 중등도의 난청 환자가 PSAP의 사용 대상임.
  - 중등도-고도 이상의 난청을 가진 환자 혹은 고음급추형(steeply-sloping)의 청력도를 가진 환자들에게는 대부분의 PSAP이 큰 효과를 나타내지 못함.
- 향후 PSAP을 난청 환자들의 청각재활 도구로 활용하고자 한다면 난청의 정도와 유형별로 PSAP의 효과가 크게 차이가 나므로 PSAP이 도움이 될 수 있는 군을 잘 분류하는 것이 필요하다고 생각됨.
- PSAP은 가격, 제품별로도 그 성능에 상당한 차이를 보임.
  - 사용자에게 맞는 PSAP 제품을 선택하는 데 있어 이비인후과 의사 혹은 청각 전문가의 역할이 중요할 것으로 생각됨.
  - 일반적으로 최대 출력은 Max OSPL90 값을 기준으로 엄격하게는 110 dB SPL, 관대하게는 120 dB SPL 이하를 적용해야 하며 250~6,000 Hz의 주파수 영역을 적절히 증폭해줄 수 있는 알맞은 제품을 선택해야 함.
- 기기를 선택하기에 앞서, 난청 환자들은 이비인후과 전문의와 적절한 진찰 및 충분한 상담을 통해 개개인에게 최선의 결과를 가져올 수 있는 청각 재활 방법을 권고 받고, 선택할 수 있어야 함.

- 현재 PSAP은 의료기기가 아닌 일반 음향 전자기기로 취급받음.
- 일반 사용자들이 PSAP을 올바르게 사용하기 위해서는 보청기에 준하는 관리가 요구되며, 제품에 대한 상세한 설명서가 동봉되어야 할 것임.
- 추후 유지, 보수에 대한 식품의약품안전처의 승인을 받아, 기기를 조절하는데 있어 청각 전문가에게 적절한 도움을 받을 수 있게 된다면, PSAP도 일부 난청 환자들에게 보청기를 대체할 수 있는 효과적인 청각 재활기기로 발전할 수 있는 가능성도 있을 것이라 생각됨.

참고 문헌

1. Choi JE, Ahn J, Park HW, Baek SY, Kim S, Moon IJ. Prevalence of minimal hearing loss in South Korea. PLoS One 2017;12:e0171635.
2. Moon IJ, Baek SY, Cho YS. Hearing Aid Use and Associated Factors in South Korea. Medicine (Baltimore) 2015;94:e1580.
3. National Evidence-based Healthcare Collaborating Agency (NECA). Analysis of hearing aid benefit and barriers in hearing aid acquisition in Korea (NECA 2010-008). Seoul: NECA; 2010 [cited 2022 May 8]. Available from: http://gzone.kr/gzone/gZoneSearch-DetailList.do?contentsId=PLC20170213095.
4. Hunn N. Hearables: the new Wearables [Internet]. Nick Hunn; 2014 [cited 2022 May 8]. Available from: https://www.nickhunn.com/hearables-the-new-wearables/.
5. Reed NS, Betz J, Kendig N, Korczak M, Lin FR. Personal Sound Amplification Products vs a Conventional Hearing Aid for Speech Understanding in Noise. Jama 2017;318:89-90.
6. Reed NS, Oliver A, Srinivasan NK, Lin FR, Korczak PA. Pilot Comparison of Adjustment Protocols of Personal Sound Amplification Products. Semin Hear 2019;40:26-36.
7. Smith C, Wilber LA, Cavitt K. PSAPs vs Hearing Aids: An Electroacoustic Analysis of Performance and Fitting Capabilities [Internet]. Chase Smith; 2016 [cited 2022 May 8]. Available from: https://hearingreview.com/hearing-loss/patient-care/hearing-fittings/psaps-vs-hearing-aids-electroacoustic-analysis-performance-fitting-capabilities.
8. Cho YS, Park SY, Seol HY, et al. Clinical Performance Evaluation of a Personal Sound Amplification Product vs a Basic Hearing Aid and a Premium Hearing Aid. JAMA Otolaryngol Head Neck Surg 2019;145:516-522.
9. Kim GY, Kim JS, Jo M, Seol HY, Cho YS, Moon IJ. Feasibility of Personal Sound Am-

plification Products in Patients With Moderate Hearing Loss: A Pilot Study. Clin Exp Otorhinolaryngol 2022;15:60-68.

10. Reed NS, Betz J, Lin FR, Mamo SK. Pilot Electroacoustic Analyses of a Sample of Direct-to-Consumer Amplification Products. Otol Neurotol 2017;38:804-808.

CHAPTER 09

이럴 땐 이렇게 : 여러가지 증례들

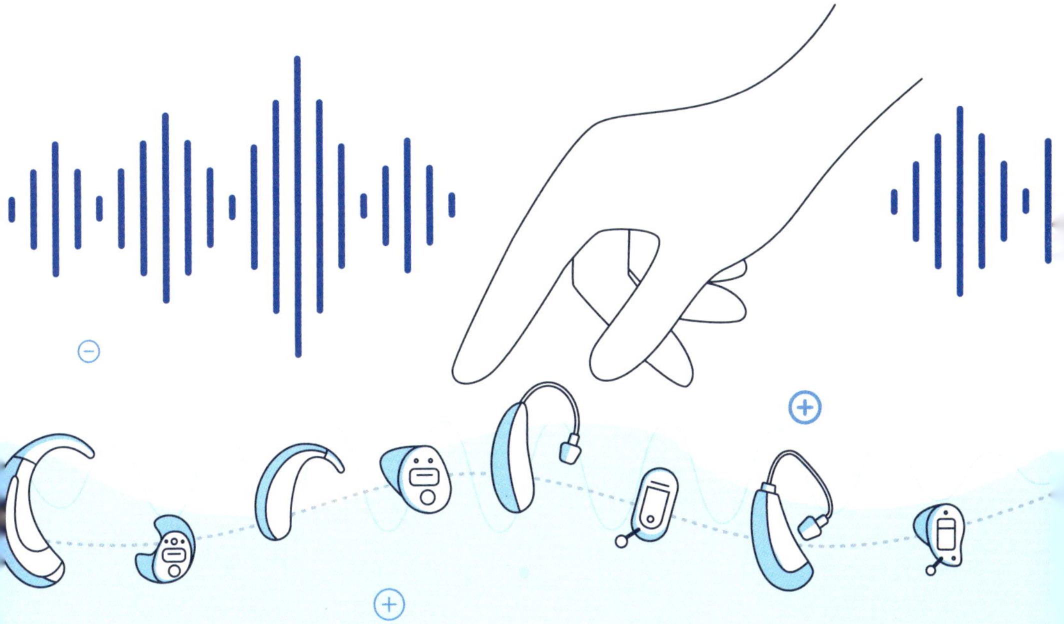

Section

01

경도난청

경도난청 (mild hearing loss)이란 일반적으로 순음청력역치 기준 26 dB HL 이상 40 dB HL이하를 의미한다. 보편적인 보청기 착용의 대상자는 청력역치 41 dB HL 이상의 중도난청이기 때문에, 모든 경도난청 환자에게 보청기 착용이 권유되는 것은 아니며, 실제 보청기 착용을 적극적으로 고려해야 하는 대상이 되지는 않는다. 그러나 평균 청력이 경도난청에 해당함에도 보청기 착용을 원하는 환자가 있으며, 또한 의사가 먼저 보청기 착용을 적극 권유할 수 있는 환자도 있다.

1 청각소실/어음분별력의 특징

- 수평형, 하강형, 상승형, 접시형 등 다양한 형태가 가능 (그림 1).
- **하강형, 고음급추형** : 마찰음을 이용하는 소리(치찰음)인 "ㅊ, ㅅ, ㅍ, ㅌ, ㅎ" 소리의 구분이 어려움. 특히 소음 상황에서 어음분별력을 감소시킴. 보청기 착용의 주된 대상이 됨.
- **상승형(역경사형)** : 난청 자체보다는 귀 먹먹감, 소리의 울림을 호소함.
- **접시형 또는 cookie-bite** : 특히 1-2 kHz 영역이 감소한 경우 청취에 불편함을 느끼고 보청기 착용이 필요할 수 있음.
- 경도난청에 해당하는 모든 환자가 보청기 착용을 필요로 하는 것은 아님. 특히 수평형 난청을 보이는 경도난청의 경우 보청기 착용이 일반적이지는 않음.

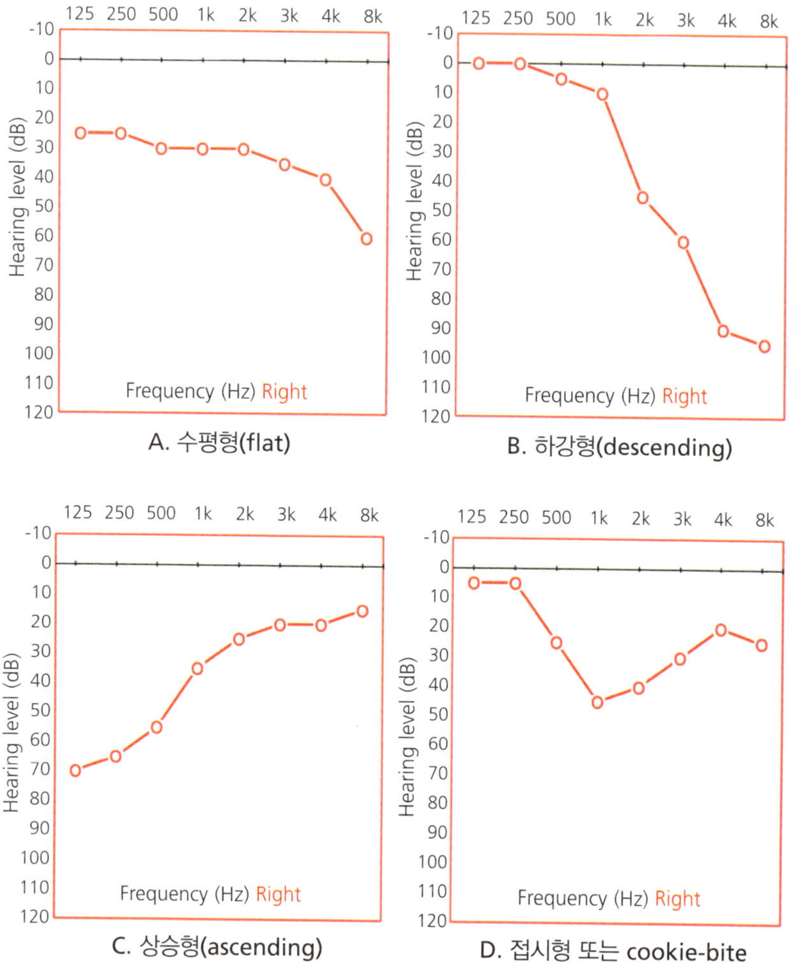

그림 1 경도난청에서 발생할 수 있는 난청 유형

2 보청기 선택

- 경도난청 환자는 보청기를 필요할 때만 사용하는 경우가 많음을 고려해야 함.
- 소음 환경이나 다자간 대화를 할 때 → 원활한 사회 생활을 위해 사용될 수 있음.

- 중도 이상의 난청에 비해 보청기 선택에 있어 개인적인 성향이나 의견이 많이 반영되는 편.
- 청력도의 형태에 따라 보청기 유형을 결정해야 함.
- 하강형(또는 고음급추형) 난청은 주파수 간 청력 차이가 큼. → 주파수별 세부 조정이 필요함을 의미하므로 다채널 보청기가 권유됨.
- 하강형의 경우 대체로 오픈형(RIC)을 권유하는 편이 조절 및 이득에 있어서 수월함 (특히 폐쇄효과 방지에 매우 효과적).
- 고주파 증폭으로 인한 피드백 발생 가능성 → 피드백 제거 기능을 포함해야 함.
- 주파수 끌어내림 (frequency lowering)이 반드시 필요한 것은 아님(고주파 소실이 상대적으로 크더라도 평균적으로 경도난청이라는 점을 고려)
- 난청 정도가 심하지 않아, 적은 출력만으로 가능하다면 초소형 또는 고막형 보청기에 해당하는 IIC도 가능 → 특히 외이도를 차지하는 면적이 적어 CIC보다 폐쇄효과를 줄일 수 있음.

3 피팅 방법 및 재활과정

(1) 하강형 또는 고음급추형 경도난청

- 필요할 때만 보청기를 사용한다고 생각하고 피팅
- 오픈형(RIC)을 선택하여 저주파 이득은 거의 주지 않는다고 생각하고 피팅.
- 단, 고주파 손실 크기(70 dB 이상)가 큰 고음급추형 난청에서는 고주파 증폭이 피드백을 발생시킴 → 피드백 제거 기능이 도움될 수 있음.
- 이론적으로는 주파수 끌어내림 기능(frequency lowering)이 도움이 될 수 있겠으나 주파수의 왜곡 및 변조 때문에 소리가 부자연스럽게 들림 → 경도난청에서는 불필요할 수 있음.

(2) 상승형 (역경사형) 경도난청

- 저주파 이득을 주기 위해 저주파 출력을 올리면 대부분의 환자들은 오

히려 소리가 더 심하게 울린다고 함 → 저주파가 부족하다고 단순히 저주파만 올리겠다는 방식으로 접근하면 안됨.

- 저주파 영역은 적합 소프트웨어의 최적 적합값보다는 다소 낮게 설정해서 시작
- 고주파도 약간의 이득을 주는 것을 추천함. 1, 3개월 방문 때 고주파의 이득은 그대로 유지하되, 저주파의 이득을 서서히 올려주면서 적합하는 것이 좋음.

(3) 재활과정

- 의외로 순응도가 높음 → 경도난청 환자의 보청기 착용은 본인의 필요성에 의해 스스로 선택하는 경우가 대부분이기 때문
- 상대적으로 어린 연령대의 환자가, 원활한 사회 활동을 위해 선택하기 때문에 보청기 자체의 조작 및 작동은 물론이고 연동되는 어플리케이션도 잘 다루는 특성이 있음.
- 본인이 스스로 편안하게 청취할 수 있는 상태를 잘 설정하는 편
- 필요할 때만 보청기를 착용 → 보청기 착용 시간은 길지 않음. 다만 보청기 착용 초기에 적응을 하고 편안한 청취 환경을 찾아야 하기 때문에 착용 3개월까지는 적극적으로 착용을 하도록 권유할 필요가 있음.
- 중도 이상의 난청 환자들은 의도적으로 어플리케이션 등을 활용한 보청기 조절 방법을 알려주지 않기도 함 → 적당히 편하게만 들으려고 해서 궁극적으로 효과를 볼 수 없기 때문.
- 그러나 경도난청에서는 처음부터 스스로 조절하는 방법을 알려주는 것이 순응도나 환자 만족도 측면에서 더 나을 수 있음.

4 보청기 처방과 관련된 다양한 상황에서의 고려사항 (Troubleshooting)

- **경도난청 환자에게 보청기 처방을 해야할까요? 아니면 착용 없이 추적관찰을 해야할까요?**

우선 환자의 의지가 중요합니다. 난청 환자 스스로도 불편감이 없고, 주변 사람들도 불편함이 별로 없다고 한다면 선불리 보청기 착용을 권유할 필요는 없겠습니다. 환자가 어떤 불편감을 느끼고 따라서 보청기 착용을 원한다면 적절한 형태의 보청기를 권유해볼 수 있습니다. 많은 경우 스스로의 필요에 의해 보청기를 착용하기 때문에 순응도가 좋고 잘 적응하는 편입니다.

설문지(APHAB이나 HHIE)를 해보는 것도 좋습니다. 어떤 불편감을 호소하고는 있으나 의외로 설문지상으로는 그 장애 정도가 크지 않은 경우에는 보청기 효과가 별로 없을 수도 있습니다.

- **고음급추형 난청 환자에게 오픈형 보청기를 처방하였습니다. 착용 후 이전보다 조금 나은 것 같다고는 하는데 소리가 들리는 크기는 이전과 사실 큰 차이가 없어 효과가 있는 것인지 의문을 갖고 있습니다.**

고음급추형 난청에서 보청기를 처방하는 경우, 특히 평균적으로 경도난청에 해당하는 환자들은 저주파 소실이 거의 없기 때문에, 고주파수 이득만 주게 됩니다. 고주파수 이득을 줌으로써 소리의 명료도(clarity)가 높아지나, 아무래도 고주파수 증폭만 발생하기 때문에 환자가 체감할 수 있는 음량(loudness)의 변화는 뚜렷하지 않을 수 있습니다. 일반적으로 환자들은 보청기를 사용하면 소리가 '크게' 들린다고 기대하기 때문에, 소리가 크게 들리지 않으면 보청기의 효과가 없다고 오해할 수도 있습니다. 고음급추형 난청 환자가 일상 생활에서 불편감을 느껴 보청기 착용을 원할 때, 불편함의 원인이 음량의 문제가 아닌 소리 명료도의 문제임을 사전에 인지시키는 것이 좋으며, 보청기 착용의 목적이 바로 이 명료도를 개선시키는 데 있다는 점을 충분히 설명할 필요가 있습니다. 보청기 착용을 시작한 이후에는 어음검사에서 어음명료도가 올라가고 있다는 점을 보여주며 개선을 직접 확인할 수 있게 해주는 것도 도움이 되곤 합니다.

- **오픈형 보청기를 권유했지만 환자는 귓속형 보청기를 고집하고 있는 상황입니다.**

난청 유형이 수평형이라면 오히려 괜찮은 선택이 될 수도 있습니다. 다만 저주파 청력이 거의 정상인 하강형 난청에서는 폐쇄효과가 발생할 수 있습니다. 따라서 vent는 충분히 만들어주는 것이 좋습니다. 또한 처음에는 저주파 이득을 거의 주지 않고 필요시 조금씩 올리는 방식으로 조절하는 편이 좋겠습니다.

그리고 만약 청력소실의 크기가 크지 않아 높은 출력이 필요하지 않다면 초소형 고막형(IIC) 보청기쪽으로 권유하는 것이 나은 선택이 될 수 있습니다. 보청기의 크기가 더 작아질 수록 외이도를 막는 부피가 작아져서 때문에 폐쇄효과를 줄일 수 있습니다.

5 여러가지 증례들

〈증례1〉 좌측 난청으로 인한 불편감을 호소하는 52세 여자 환자

- 연령에 비해 청력이 다소 떨어지는 건 알고 있었는데 (특히 우측) 점차 좌측 청력저하가 발생하고 약간의 이명이 있어 이 문제의 해결을 원하여 내원
- 실제 청력은 **그림 2**와 같았고 실제 청력은 우측이 더 나빴으나, 불편함을 느끼는 건 좌측이었음.
- 불편감을 느끼고 있는 좌측 귀에 보청기 착용을 권유하였음.
- 난청 정도가 심하지 않기 때문에 높은 출력이 필요하진 않았음. 따라서 IIC 형태의 작은 보청기를 처방함(출력/이득 110/40).
- 고주파 이득 제공시 발생할 수 있는 피드백을 방지하고자 피드백 방지 기능 포함.
- 이명도 있었기 때문에 이명 억제 기능 역시 포함시켰음.
- 채널 수는 16개로 부족하지 않도록 하였음.
- Vent는 1 mm 만들어 주었는데, 저주파 이득은 거의 주지 않으나 외이도 막힘으로 인한 폐쇄효과가 발생할 수 있는 여지가 있었기 때문이었음.

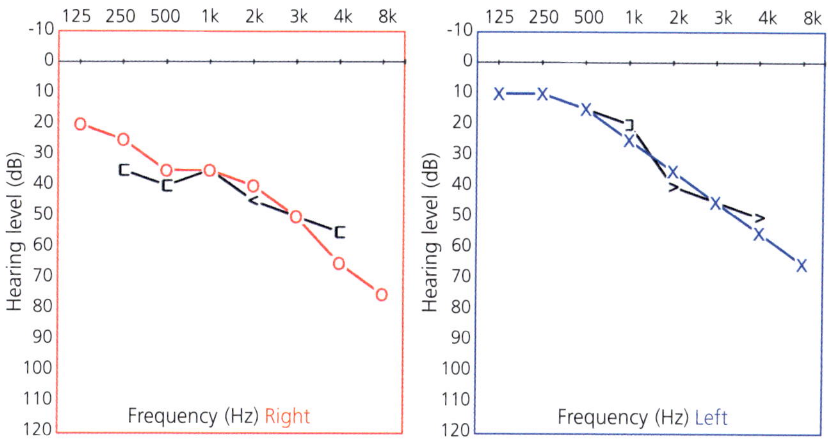

	SRT	WRS
Rt	35 dB HL	88% (70 dB HL)
Lt	25 dB HL	88% (65 dB HL)

그림 2 하강형 난청 형태를 보이는 양측 난청 (평균 청력 역치 양쪽 모두 40 dB 미만으로 경도 난청에 해당.

어음명료도는 양측 모두 88%로 양호. 불편함은 좌측이나 실제 청력은 우측이 조금 더 나쁜 상황)

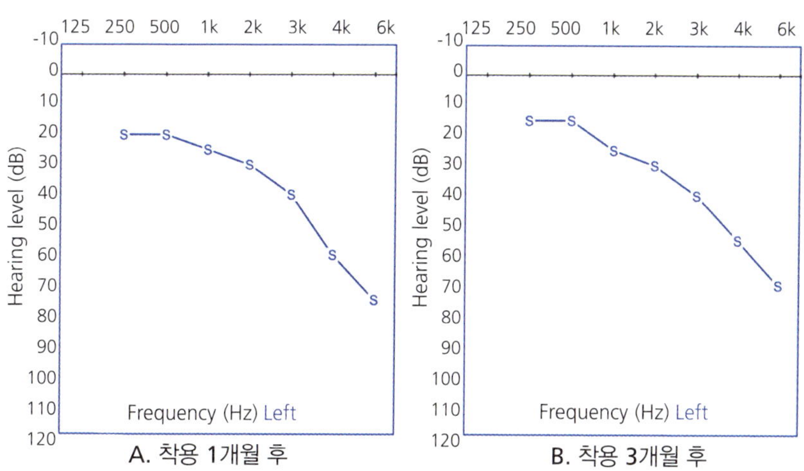

그림 3 좌측 보청기 적합 후 1개월, 3개월 째 시행한 기능 이득 검사.

보청기 착용 후 어음명료도는 각각 96%, 100%로 상승

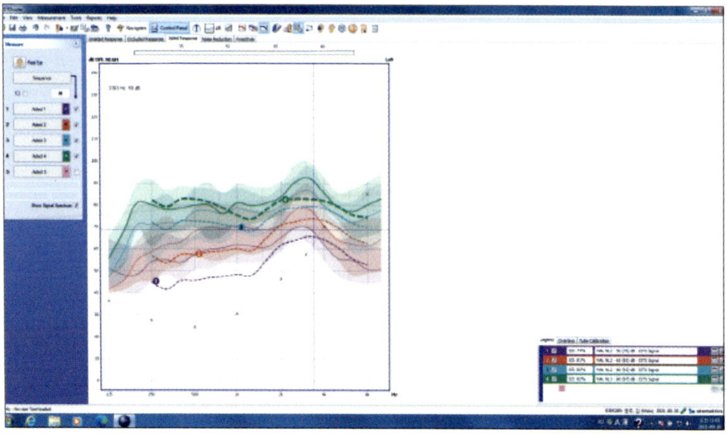

그림 4 좌측 보청기 REM 결과

- 어음명료도는 60 dB 자극음에도 96% (1개월 째), 100% (3개월 째)로 상승하였음.
- 다만 주관적으로 매우 큰 만족을 느끼지는 못하고 있었음. HHIE 점수가 보청기 착용 전 24점에서 22점으로 약간 감소된 수준.
- K-IOI-HA 점수 역시 20점으로 보통 수준.
- 피드백이나 폐쇄효과 등은 발생하지 않아 좌측 보청기 착용을 그대로 유지하고 있음.
- 더 뚜렷한 개선을 위해 우측 착용(양측 착용)이 도움이 될 수 있음을 설명하였음.

〈증례2〉 수년 전부터 지속되는 이명으로 내원한 53세 남자 환자

- 약 6년 전부터 우측 귀의 이명이 지속된다고 하며 내원한 환자
- 우측은 청력도 다소 떨어지는 것 같다고 함.
- 이명에 난청도 동반되었기 때문에 우측 보청기 착용을 권유하였음.
- 난청이 심하지 않기 때문에 높은 출력의 보청기를 필요하지 않음. 따라서 귓속형에 해당하는 IIC 보청기로 결정 (출력/이득 109/40)
- 전체적으로 완만한 하강형으로 따라서 채널 수가 지나치게 많을 필요는

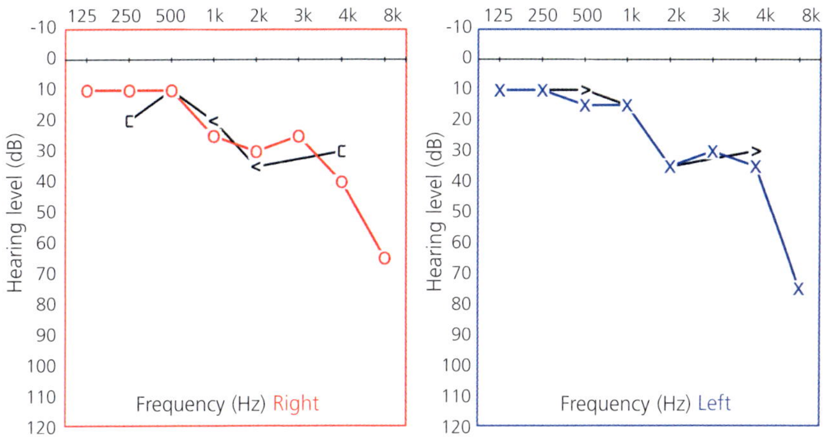

	SRT	WRS
Rt	20 dB HL	96% (60 dB HL)
Lt	20 dB HL	96% (60 dB HL)

그림 5 증례2 환자의 보청기 착용 전 청력도

없음. 12채널 보청기로 결정.

- 고주파 이득에 의한 피드백 방지를 위해 피드백 감소 기능 포함
- 보청기 착용 자체로 오는 폐쇄감의 문제가 있기 때문에 vent를 1 mm로 만들었음.
- 이명의 문제가 주호소였음. 따라서 이명에 대한 소리발생 기능도 포함된 보청기로 사용하였으며 소리발생 기능도 사용하고 있음.
- 보청기 조절은 주로 2 kHz 이상에서만 이득을 제공. 그 이하 주파수에서는 이득을 제공하지 않음 (이득을 제공시 폐쇄감 발생 가능성이 높아짐)

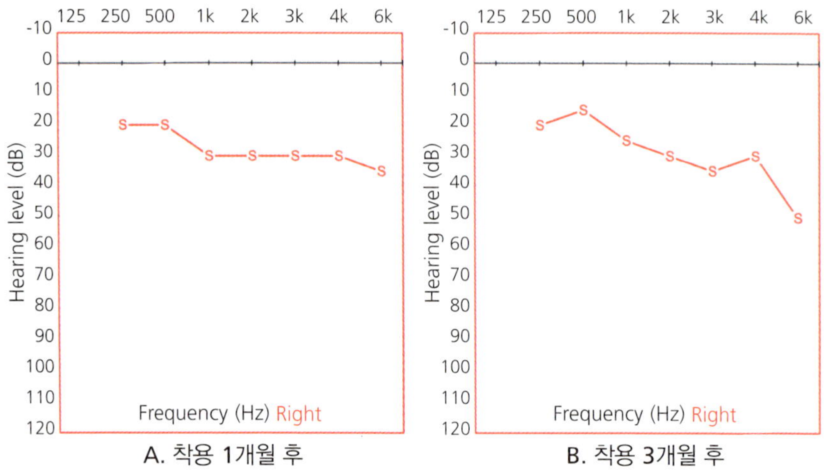

그림 6 보청기 적합 후 기능이득검사 결과

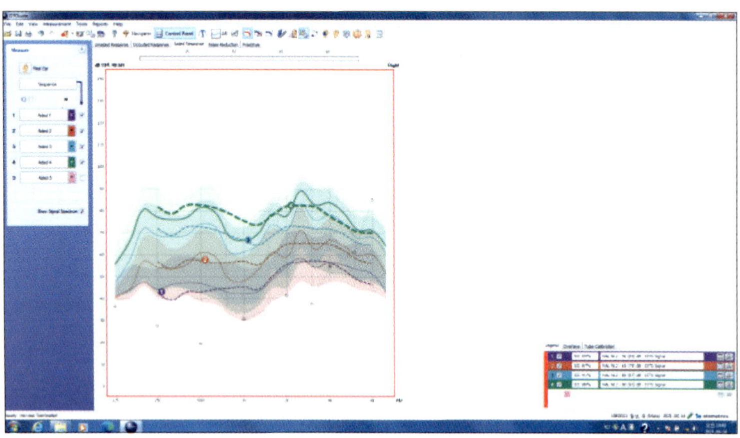

그림 7 우측 보청기 REM 결과

- 어음명료도는 60 dB 자극음에서 1개월과 3개월 모두 96%로 측정되었음.
- 첫 한달 째에는 음식을 씹을 때 약간 답답하다고 했고 그때부터 크게 불편하지는 않았다고 하였음.
- 보청기 착용 후 3개월이 되어서 보청기 착용 시 이명은 들리지 않는다고 하였음. 새벽에 자다가 들어보면 이명은 지속된다고 하였음. 보청기

착용으로 인한 통증은 없는 상태.

- 설문지 중 K-IOI-HA상 28점으로 측정되었으며, 보청기 착용 후 전체적으로 삶의 질이 조금 더 나아졌다고 보고하였음.

※ 하강형 경도난청에서 IIC 보청기 증례 요약 :

- 기능이득 자체는 그렇게 뚜렷하지 않아 보일 수 있음.
- 그러나 폐쇄효과나 피드백 현상은 생각보다 잘 없음. 따라서 착용에 불편을 느끼지도 않음.
- 순음청력역치 기준으로는 경도난청이나 환자가 청력저하를 느끼고 이명도 있는 경우에는 보청기 착용이 충분히 도움이 될 수 있음.

〈증례3〉 이명과 난청으로 내원한 30세 남자 환자

- 6개월 이상 지속되는 양측 이명 및 난청으로 내원

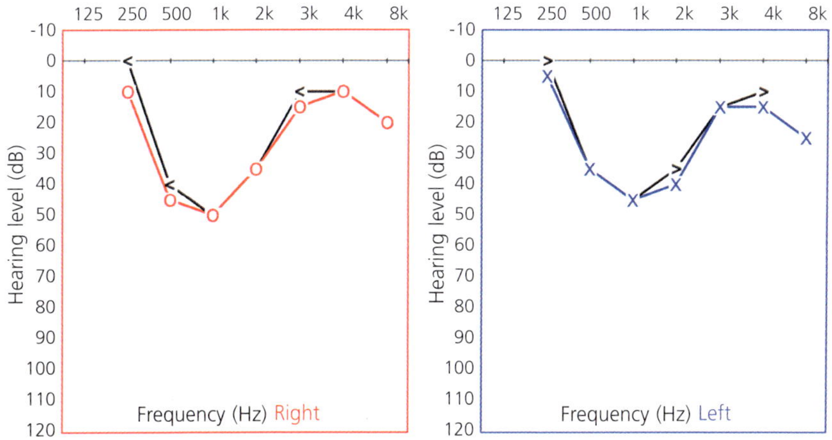

	SRT	WRS
Rt	28 dB HL	88% (68 dB HL)
Lt	26 dB HL	86% (66 dB HL)

그림 8 최초 내원 당시 시행한 순음청력검사 및 어음청력검사 결과

- 6-7년 전부터 청취 능력이 떨어진다는 얘기는 들었으나 큰 불편함은 없어 그대로 지냈다고 하며, 가끔 말소리 변별이 되지 않았다고 함.
- 다만 이 상태에서 이명이 더 심해져서 내원하게 되었음.
- 이명에 대한 불편함이 더 컸음. 청력장애를 측정하는 HHIE는 총점 6/100 (E: 4/52, S: 2/48)로 장애가 거의 없는 수준.
- 보청기 시험 착용을 먼저 했음 → 이명이 줄어들고 편하다고 느껴서 보청기 착용을 결정함. RIC 형태의 보청기(15채널, 출력 116/54, 배터리 형태 321A, NAL-NL2)를 양측 동시 적합.
- 250 Hz에 대한 이득은 전혀 주지 않고 500-2000 Hz까지만 이득을 제공 → 저주파가 많이 남아있을 때는 거의 주지 않는 편이 나음.

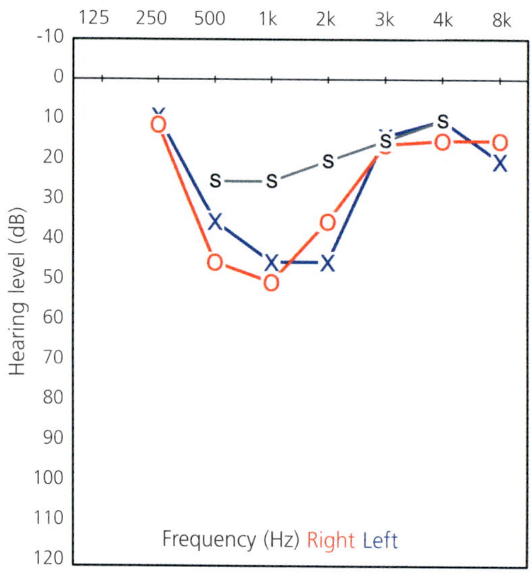

그림 9 보청기 적합 후 1개월 째 시행한 음장검사 결과

- 이명이 감소하였을 뿐만 아니라 소리도 더 선명하게 들린다고 함 **(그림 7)**.
- 하루 평균 6시간 이상 사용하고 있으며 HHIE 점수는 2점으로 더 감소하였음. K-IOI-HA는 25점으로 양호.

- 그러나 이 경우에는 500-2kHZ 주파수에서만 청력감소가 있어서 이 영역대의 소리 증폭을 고려한다면 RIC type 보다는 저주파수 증폭에 유리한 IIC 또는 CIC 종류가 더 좋았을 수도 있음. 하지만 청력이 좋은 상태로 거의 불편이 없고 이명을 호소하고 있는 상태로 오히려 귀를 막음으로써 발생하는 폐쇄감과 이명증폭의 불편감이 더 있을 수 있음을 고려하였음.

〈증례4〉 난청 및 이명으로 내원한 60세 남자 환자

- 소음 노출 등의 과거력으로 양측 고음역 난청이 있었고 우측 저음역 난청도 동반되어 우측 말소리가 명료하게 들리지 않는 증상으로 내원한 환자
- 이명은 양측 모두 있었으나 난청은 우측만 불편 → 우측 보청기를 고려

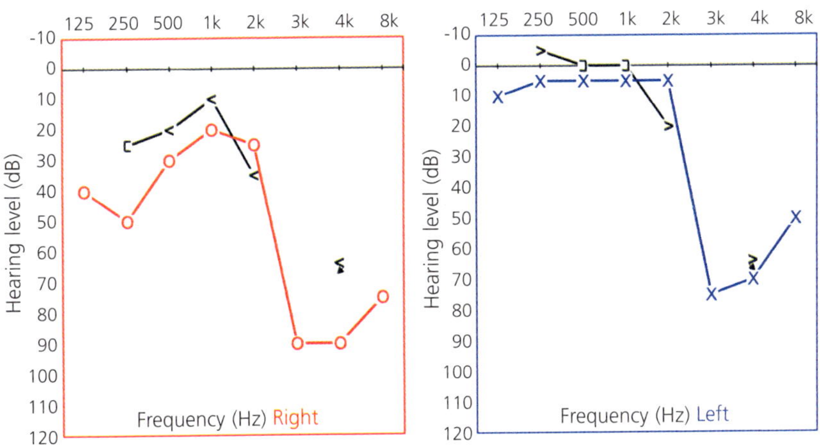

	SRT	WRS
Rt	25 dB HL	76% (60 dB HL)
Lt	10 dB HL	100% (50 dB HL)

그림 10 증례4 환자의 보청기 착용 전 순음청력도 및 어음명료도

- 불편함을 느끼는 쪽이 우측이었기 때문에 우측 보청기 착용을 결정
- 고주파 영역 감소가 있는 고음급추형 난청 → RIC를 우선 고려하였으나 RIC 사용시 저주파 이득이 부족할 수 있다는 점이 생각해야했음.
- RIC를 사용하되, dome의 형태를 일반적인 open형이 아닌 tulip (튤립) 형태로 사용하기로 함. Tulip형은 open dome과 closed dome의 중간 형태.
- 보청기 사용 후 이득은 괜찮으나 폐쇄감의 문제가 발생하면 open dome으로 변경할 수 있고 반대로 저주파 이득이 부족하면 closed dome으로 변경할 수 있을 것임.

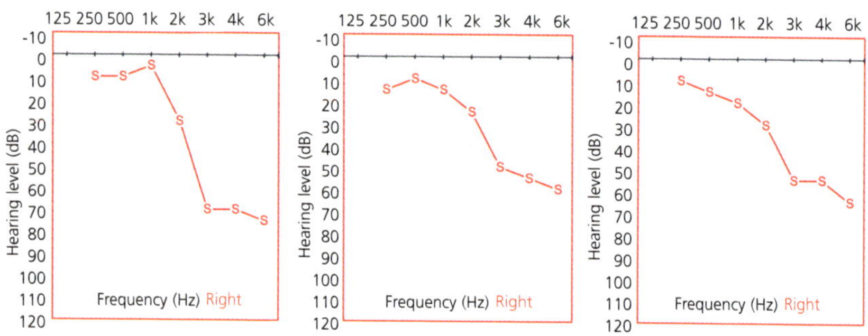

A. 첫 착용 B. 착용 1개월 후 C. 착용 3개월 후

그림 11 보청기 착용 후 기능이득검사

- 12채널, 출력/이득 121/65의 RIC 보청기로 우측 착용 시작. 주파수 전위 기능, 피드백 제거, 이명 프로그램이 탑재
- 어음명료도는 1개월에서 92%, 3개월에서도 92%로 이전 76%에 비해 상승되었음이 확인됨.
- 그림 11에서 볼 수 있듯이, 처음부터 고음역 이득을 많이 제공하면 피드백 등으로 더 불편함을 느낄 수 있기 때문에, 3 kHz 이상의 고음역 이득은 첫 착용시에는 오히려 주지 않는 쪽으로 피팅을 시작
- 1개월, 3개월이 지나며 차차 3 kHz부터 이득을 올려주었음.
- 주파수 전위 기능과 피드백 제거 기능은 사용하지 않음(기능이 있는 보

청기). 이명 프로그램은 사용.

- 폐쇄감이나 피드백 현상 없이 보청기 착용 유지 중이며 보청기 착용으로 만족도가 높은 상태임.

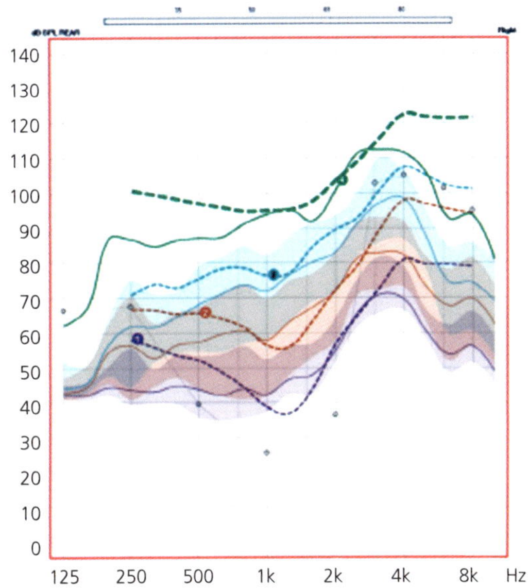

그림 12 증례4 환자의 보청기 착용에 대한 REM 결과

〈증례5〉 양측 난청으로 내원한 39세 여자 환자

- 39세의 비교적 젊은 나이임에도 양측 고음역 난청이 있어서 내원하였음.
- 저음역 난청에 비해 어음명료도가 크게 떨어지는 상태로, 이로 인한 사회생활에 장애가 있었음.
- 2 kHz부터 청력감소가 뚜렷하기 때문에 양측 어음명료도가 낮을 것으로 생각되며, 따라서 2 kHz부터 이득을 제공할 필요가 있음.
- 고주파 영역 이득이 중요하기 때문에 RIC 보청기가 적절할 것으로 판단되었고 양측 모두 어음명료도가 떨어지기에 양측 적합으로 결정 (출력/이득 119/60)

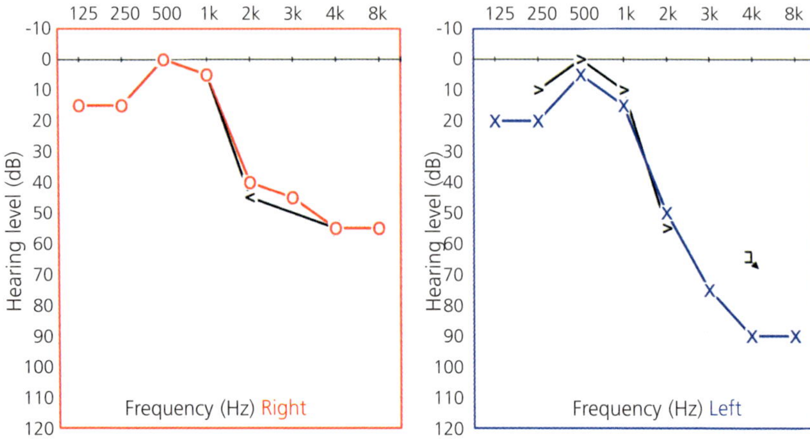

	SRT	WRS
Rt	25 dB HL	76% (45 dB HL)
Lt	25 dB HL	60% (50 dB HL)

그림 13 증례5 환자의 보청기 착용 전 청력도와 어음명료도

- 저주파 이득은 많이 줄 필요가 없기에 RIC 보청기의 dome은 오픈형으로 하였음.
- 고음급추형 난청이므로 다채널 보청기로 결정 (16채널)
- 이명이 있기는 하나 이명보다는 난청의 문제가 더 컸기 때문에 이명에 대한 소리발생기 기능은 따로 포함시키지 않았음.
- 주파수 전위 기능이 포함된 보청기로 하였음. 특히 좌측의 경우 고주파 영역에 대해 적절한 이득 획득이 되지 않으면 주파수 끌어내림 기능 사용을 고려할 수 있음.

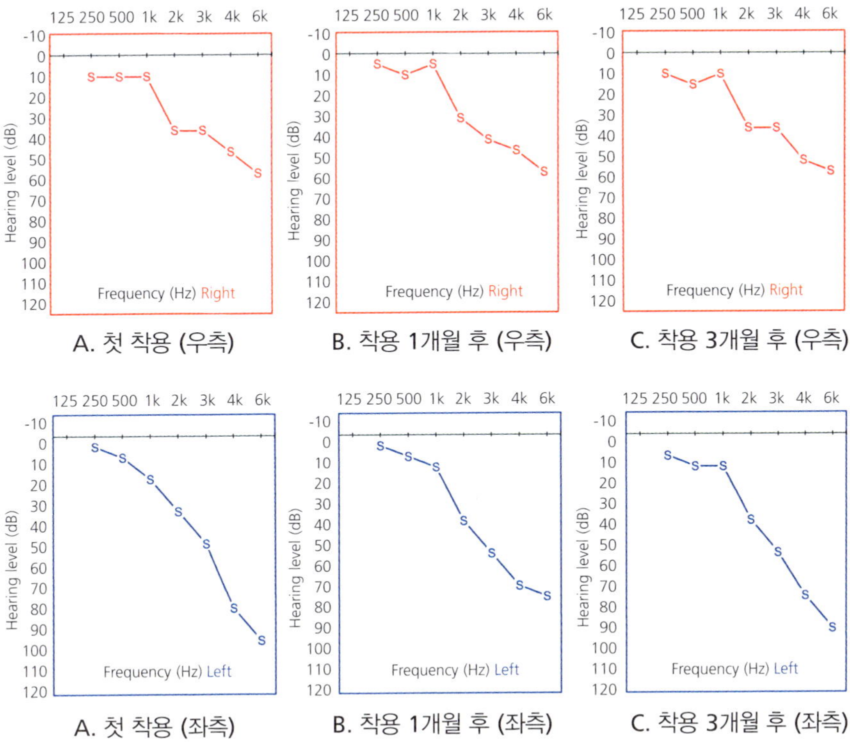

그림 14 증례5 환자의 보청기 착용 후 기능이득검사.

어음명료도는 우측 76% (착용 전), 92% (1개월), 100% (3개월), 좌측은 60% (착용 전), 84% (1개월), 88% (3개월)

- 2 kHz에 먼저 이득을 주고 고주파는 서서히 올려주는 방식으로 적합을 시작.
- 우측은 **그림 14**처럼 2 kHz, 3 kHz, 4 kHz를 순서대로 서서히 올려주는 방식으로 진행
- 단, 좌측은 착용 후 1개월 뒤 4 kHz 이상 이득을 제공하였으나 오히려 불편함을 느낌. 이후 이득을 오히려 조금 더 줄여 줌. 대신 2-3 kHz에 조금 더 집중하여 이득을 점차 더 올릴 예정.
- HHIE 설문지에서 총점 34점에서 24점으로 감소하여 보청기 사용으로

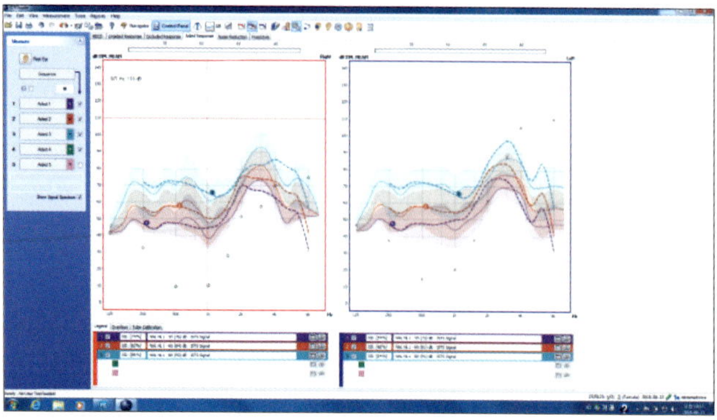

그림 15 증례5 환자의 REM 결과

인한 주관적 불편감도 해소되고 있으며, 보청기 사용 후 전반적인 삶의 질이 나아졌다고 함.

Section

02

중도난청

순음청력검사상 평균 역치를 기준으로 41-70 dB HL을 중도 난청이라고 한다. 때론 55 dB HL을 기준으로 다시 두 그룹으로 나누기도 하며, 이때는 41 dB HL에서 55 dB HL을 중등도 난청 (moderate hearing loss), 그리고 56 dB HL에서 70 dB HL을 중고도 난청 (moderate to severe hearing loss)으로 구분할 수도 있다.

이 중도난청에 해당하는 난청 환자가 바로 보청기 착용의 가장 일반적인 적응증이 된다. 따라서 본 난청에 해당하는 환자를 접하게 되었을 때 보청기 착용을 권유하는 것에는 이견의 여지가 없을 것이다. 실제로 거의 모든 보청기 회사들은 이 중도 난청에 해당하는 환자들을 잠재적 사용 대상자로 생각하고 기기를 개발하고 있다. 중도 난청 환자들은 따라서 거의 모든 종류의 보청기를 사용할 수 있으며, 대부분의 기능을 활용할 수 있다. 보청기에 있어 선택의 폭이 가장 넓은 군이라고 볼 수 있겠으며, 반대로 생각하면 보청기의 선택에 있어 고려할 점이 많기 때문에 임상적 경험이 풍부한 이비인후과 의사의 역할이 더 중요하다고 볼 수 있다.

※ 순음청력역치 상 중도난청에 포함되지만 어음명료도가 낮거나, 비대칭성 난청, 고음급추형 난청에 해당하는 경우는 별도의 section에서 다룰 예정으로 본 section에서는 양측성 난청이면서 어음명료도는 50%는 상회하는 가장 흔한 형태의 중도난청만 다루고자 한다.

1 청각소실/어음분별력 특징

- 순음청력도의 형태에 따라 수평형(flat), 하강형(descending), 상승형(ascending) 등 모든 형태가 나타날 수 있으며, 1-2 kHz 손실이 뚜렷한 cookie-bite 형태도 발생할 수 있음**(그림 1)**.

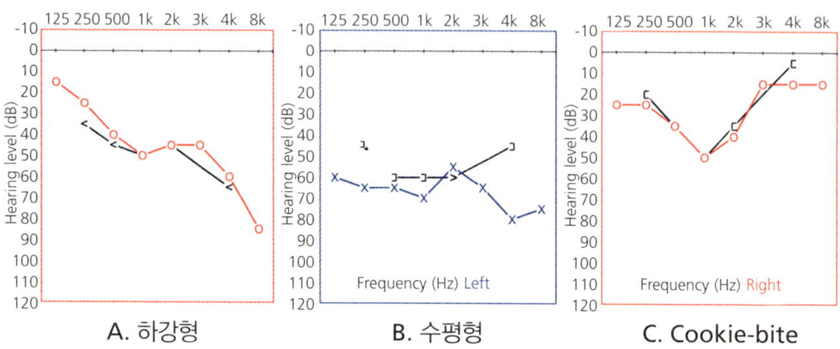

그림 1 중도난청에서 나타날 수 있는 난청 유형.

- 특히 보청기의 타입을 결정하는 데 있어 청력도의 형태는 매우 중요 → 단순히 평균 청력의 크기로만 보청기 종류를 결정하면 안되고 청력도의 모양을 함께 고려해야 함.

2 보청기 선택

- BTE(Behind-The-Ear), mini BTE, RIC(Receiver-In-Canal), ITE(In-The-Ear), ITC(In-The-Canal), CIC(Completely-In-Canal) 등 각각의 형태를 환자의 난청 형태에 맞추어 처방해야 함.
- 특히 과거에 비해 CIC 보청기의 출력이 좋아져서 CIC의 활용이 커지는 추세.
- 단, 초소형 보청기 혹은 고막형 보청기라고 부르는 IIC(Invisible-In-Canal)는 아직 부적절

- 요약하자면 보청기의 형태는 대체로 BTE, RIC, CIC 중 하나로 선택됨.
- Mini BTE는 BTE와 RIC 사이, ITC와 ITE 등은 CIC와 BTE의 사이 정도로 생각하면 큰 무리가 없음.
- BTE, RIC, CIC 보청기의 장단점은 아래 **표 1**에 요약.

표 1 보청기 형태에 따른 장단점

BTE (Behind-The-Ear) 보청기	
장점	출력이 가장 좋음 → 고도난청에 가까운 경우 우선 고려 기기가 커서 더 많은 기능이 포함될 수 있음 마이크를 2개(지향성 마이크로폰) 넣을 수도 있고 배터리의 용량도 큼
단점	크기가 커서 바깥에서 잘 보임(미용적으로 선호도가 떨어짐) 크기 때문에 안경을 착용할 때 영향을 받게 됨 몰드를 사용 → 몰드에 의한 폐쇄효과 발생
RIC (Receiver-In-Canal) 보청기	
장점	귀 바깥쪽 외부기기가 있어 더 많은 기능을 들어갈 수 있음 외이도로 들어가는 리시버는 오픈 형태 → 폐쇄효과가 적음 저주파 영역 청력이 많이 남아 있는 경우 특히 유리함 손쉽게 dome을 교체할 수 있음(폐쇄형 dome일수록 저주파 이득 제공) BTE 같은 귀걸이형이지만 의외로 외부에서 잘 보이지 않음
단점	잘 보이지 않음에도 여전히 귀걸이 외부기기가 있다는 걸 꺼려하는 환자가 많음.
CIC (Completely-In-Canal) 보청기	
장점	미용적 선호도가 높음. 밖에서 잘 보이지 않음 마이크로폰이 귀 안쪽으로 들어가기 때문에 바람에 의한 소음도 적음 소리를 모아주는 귓바퀴의 기능을 그대로 활용 → 부가적인 증폭 기술 발전으로 절대적인 출력의 크기도 대체로 충분함
단점	기기의 절대적인 크기가 작아 부가기능이 많이 들어갈 수 없음 배터리 수명도 상대적으로 짧음 (작은 배터리가 들어가게 됨) 가격도 상대적으로 더 비쌈

3 피팅 방법 및 재활과정

(1) 수평형 난청에서 피팅

- 중도난청에서는 보청기 착용 후 음장검사상 청력역치가 30-35 dB 정도에 맞춰지는 것이 최종 목표 (현실적으로 30 dB 미만은 달성하기 어려운 경우가 대부분)
- 보청기 피팅 프로그램의 목표 이득도 여기에 맞춰져 있음.
- 단 특히 보청기를 처음 착용하는 환자라면, 첫 착용에서는 계산된 목표 이득의 약 70% 정도가 제공되도록 출력을 올리고 적응을 시작. 한달 정도 이렇게 착용을 시작.
- 착용 후 목표 이득에 도달할 때까지 출력을 서서히 올려주되, 수평형 난청에서는 전주파수가 동일하게 서서히 올려주게 됨.
- 점차 출력을 올리며 폐쇄효과로 인한 울림과 피드백 현상의 발생을 확인
- 울림 발생시 저주파 이득은 조금 낮게, 피드백 발생시에는 고주파를 조금 낮게.
- 울림과 피드백 현상이 없는 상황으로 보청기 사용을 유지하며 경과를 확인
- 이제 환자의 요청에 따른 조절을 시행하도록 함. 말소리 분별력을 조금 더 높이길 원하는 경우 고음역(2-6 kHz) 이득을 조금 더 올려 줌.

(2) 하강형 난청에서의 피팅

- 첫 착용 시에는 1-3 kHz를 중점적으로 이득을 준다고 생각.
- 특히 CIC 보청기에서는, 저주파가 많이 보존되어 있을 때, 처음부터 저주파 이득을 과하게 제공하게 되면 폐쇄감으로 인한 불편이 클 수 있기 때문에 주의
- 고주파 소실이 상대적으로 클 때, 이를 맞추고자 고주파 이득을 많이 주는 것도 소리가 왕왕거리기만 한다고 불편함을 호소할 수 있음. 특히 첫 착용에서는 더 주의해야함. 고주파 소실이 70 dB 이상으로 크면 오히려 이득 제공을 안 하는 게 나을 수도 있음(와우소실영역 dead region이 존

재할 수 있음).

- RIC 오픈형 보청기 사용시 고려해야할 특성도 있음. 오픈형 보청기는 안정적인 최대 이득이 작아서 피드백이 생기기 쉬움(보청기 사양상 최대 출력/이득 보다 못 미칠 수 있음). 오픈형 보청기에서 피드백이 없는 최대 이득은 2-3 kHz에서 20 dB 정도.
- 결국 특히 보청기 착용 초반에는 저주파와 고주파 이득을 목표 이득보다는 훨씬 적게 제공해야 함.
- 음장검사에서 1-3 kHz에 역치가 30-35 dB 정도를 달성하면 차차 환자 필요에 따라 저주파와 고주파 조절을 해볼 수 있음.
- 저주파 이득에 있어서 고려할 점: RIC 오픈형 보청기에서는 보청기를 통해 증폭된 소리와 환기구를 통해 직접 들어오는 소리의 상호 간섭할 수 있다는 것. 저주파 이득 제공을 위한 증폭 시 이러한 간섭으로 원하는 목표 달성이 안되는 경우 dome을 교체할 수도 있음 (좀더 폐쇄형에 가까운 형태의 dome으로 변경)
- 고주파 이득에 있어서 고려할 점: 고주파 와우소실영역이 있으면 증폭이 오히려 방해가 됨. 1-3 kHz 목표를 달성한 상황에서도 환자가 말소리 명료도를 더 높이길 원하는 경우 3 kHz 이상도 증폭을 해볼 수 있겠으나 효과가 없을 수 있음. 이런 경우 주파수 끌어내림 기능을 적용해볼 수 있음(다만 오히려 청취 소리 질에 혼란을 줄 수도 있기 때문에 신중하게 고려해야 함).

  ※ 보청기 적합 과정 중 말소리 명료도를 비롯해서 환자가 불편함을 호소하고 있는 상황인데, 일측 보청기를 사용하고 있다면 위에 언급한 여러 방법들 보다는 양측 보청기를 사용하는 것이 문제를 해결하는 방법이 될 수도 있음.

(3) 양측 보청기의 사용

- 단순히 반대쪽에서 오는 소리를 잘 듣기 위함이 아님. 더 많은 장점이 있음.
- 소리의 방향성 증대, 소음 환경에서 청취 능력 개선, 소리의 질 향상, 대

화 시 이해력의 증가 등 효과가 많음.

- 따라서 양측 권유에는 이견의 여지가 없으나 바로 양측 보청기를 시작하지 못하는 환자들이 많음 → 한쪽이라도 먼저 시작하되 반대쪽 착용도 염두.

(4) 양측 보청기의 피팅

- 일측 귀 평가에 기초하여 양측을 동시에 착용 (이것이 가장 시간적으로는 효율적이라고 함)
- 또는 귀를 각각 평가하여 각각 착용하는 방법도 있으며,
- 한쪽 보청기를 먼저 사용하면서 동시에 반대편 귀에 대한 평가를 진행하며 순차적으로 반대쪽 보청기 착용을 시작할 수도 있음.
- 양측 피팅 때는 양이음량가중을 고려 → 부가적인 증폭 효과가 있기 때문에 일측 착용 기준으로 계산된 이득 값에서 3-6 dB 정도 감소시켜 이득을 주는 것이 피드백(되먹임)을 줄이는 데 도움이 될 수 있음.

(5) 일측 보청기의 사용

- 양측 착용이 이상적이나 한쪽부터 먼저 사용해보는 것도 가능
- 고령 환자에서는 오히려 일측부터 사용하는 게 오히려 좋다는 연구도 있음.
- 대체적으로 청력이 41-55 dB 사이라면 청력이 조금 더 나쁜 쪽 먼저 함.
- 56-70 dB 청력이면 조금 더 좋은 쪽을 먼저 피팅하는 것이 좋음.

4 보청기 처방과 관련된 다양한 상황에서의 고려사항 (Troubleshooting)

- **중도난청이긴 하나 평균 청력역치가 70 dB에 더 가까운 중고도 난청 환자에게는 우선 고려해야할 보청기의 형태는 무엇일까요?**

  보청기의 최대 출력이 가장 중요한 상황입니다. 따라서 BTE 형태가 우선 고려될 수밖에 없고 환자도 원한다면 BTE 형태를 선택하는 것에

이견이 없을 것입니다. 다만 보청기 기술이 점차 발달하며, ITE, ITC, RIC도 제품에 따라 BTE와 비슷한 수준의 출력을 보여주는 보청기도 있다는 점을 참고할 수 있겠습니다.

- **귓속형을 선택하면 vent를 만들어야 할텐데 어느 정도의 크기로 만들면 될까요?**

  표 2에 나와 있듯이 500 Hz의 청력역치에 따른 적절한 vent의 크기를 가늠해볼 수 있습니다. 500 Hz의 청력역치가 20 dB 미만이라면 사실 CIC 보다는 RIC를 써야할 것이고, 그 이상이라면 CIC의 사용은 가능하나 적절한 vent의 크기를 설정해주어야 할 것입니다.

표 2 500 Hz의 청력역치에 따른 폐쇄효과 최소화를 위한 vent의 크기

500 Hz의 청력 역치	적절한 환기구의 크기
< 20 dB HL	Open fit(>3 mm)
20 - 30 dB HL	2 - 3 mm
30 - 40 dB HL	1.5 - 2 mm
> 50 dB HL	< 1 mm

- **RIC 형태에서 closed dome (혹은 power dome)을 사용하면 BTE와 비슷한 출력을 낼 수 있고 미용적으로도 더 우수할 것 같은데 이런 경우 BTE 대신 RIC에 closed dome을 사용하는 것도 괜찮을까요?**

  RIC 보청기에서 리시버의 dome을 오픈형이 아닌 closed dome으로 사용하면 더 높은 출력을 제공할 수 있고, 출력상으로는 BTE와 거의 비슷할 수 있습니다. 실제로 open형 dome을 사용하다가 더 높은 출력이 필요하여 튤립 dome 등 좀더 외이도 개방의 크기를 감소시킬 수 있는 dome을 적용하여 사용하는 환자들도 있습니다. 그러나 처음부터 BTE를 대신해서 closed dome을 사용하는 RIC를 처방하는 것은 적절하지

않으며 이에 대해서는 몇가지 이유가 있습니다. 먼저 RIC의 리시버 부분은 귀지 등에 반복적으로 노출되었을 때 생분해(bio-degradation)될 가능성이 있다고 합니다. 따라서 외이도에 만성적인 감염이 있는 경우 사용이 적절하지 않습니다. BTE의 이어몰드는 오히려 이 부분에서 더 강점이 있습니다. 그리고 청소에 있어서도 BTE의 이어몰드가 더 수월하고 RIC의 리시버는 더 어렵다고 합니다. 결정적으로 closed dome은 vent가 없습니다. 즉 이는 어쩌면 BTE와 비교했을 때 폐쇄효과가 적다는 RIC의 최대 장점이 사라진다는 것을 의미하며, 오히려 vent가 있는 BTE 쪽이 차라리 더 낫게 됩니다.

- **사회 활동이 많은 환자라 소음 상황 청취 능력이 중요합니다. 지향성 마이크로폰(directional microphone) 기능을 반드시 넣어야 할까요?**

소음 상황에서 더 나은 청취 환경을 제공하는 점에서 지향성 마이크로폰 기능이 도움이 될 수 있는 것은 사실이나, 지향성 마이크로폰은 여러가지 요인들에 의해 영향을 받을 수 있다는 점을 반드시 고려해야 합니다.

지향성 마이크로폰은 일반적으로 정면에서 들리는 소리를 극대화해주는 것입니다. 이는 뒤쪽에서 들려오는 소리를 들어야 하는 (예. 운전기사 등) 환자에서는 오히려 더 불편할 수 있습니다. 공간적으로 음의 반사나 회절이 있는 곳에서 일하는 경우에도 지향성 마이크로폰의 장점이 감소될 수 있습니다.

지향성 마이크로폰의 효과를 충분히 얻으려면 보청기 안에 있는 두 개 마이크로폰의 거리가 더 떨어져 있어야 합니다. 따라서 기기가 큰 BTE 보청기나 RIC 보청기에서는 두 마이크로폰 사이 거리를 충분히 확보할 수 있겠으나 CIC 같이 더 작은 형태의 보청기에는 이 기능이 탑재될 수가 없습니다.

그러나 지향성 마이크로폰 기능이 탑재된 BTE 보청기가 항상 소리의 지향성이 좋은 것은 아닙니다. CIC, ITC 등의 귓속형 보청기는 귓바퀴의 자연적인 형태와 귓바퀴가 소리를 모아주는 기능을 그대로 사용할 수 있기 때문에 이런 지향성에 있어 상당 부분 보상을 받을 수 있다고 합니다. 또한 BTE나 RIC는 귀 바깥에 마이크로폰이 있고 이로 인해서 바람으로 인한 소음이 더 클 수 있습니다. 결국 이를 종합적으로 고려하였을 때 단순히 지향성 마이크로폰 기능 하나만으로 소음 상황 및 소리의 방향성 문제를 해결할 수는 없다는 점을 인지하여야 하며 더 많은 요소를 고려해야함을 알 수 있습니다.

다만 적어도 양측 보청기의 사용은 일측 사용보다 이러한 소음 상황 청취 및 소리의 방향성에 있어서는 분명히 도움이 되기 때문에 양이 보청기 착용에 대한 부분을 먼저 고려하는 것이 더 현실적일 것입니다.

- **채널과 밴드는 많을수록 좋은가요?**

채널과 밴드가 많으면 더 주파수 특이적인 조절이 가능할 수 있기 때문에 많을수록 더 좋은 기능을 가진 보청기라고 말할 수는 있습니다. 그리고 당연히 더 많을수록 보청기의 가격도 일반적으로 올라갑니다.

다만 소위 요즘 말로 '가성비', 즉 가격 대 성능의 비율을 고려할 필요가 있겠습니다. 쉬운 설명을 위해 디지털카메라의 화소수를 예로 들어보겠습니다. 디지털카메라의 화소수는 높을수록 더 크고 고화질의 사진을 얻을 수 있습니다. 그러나 카메라를 구입할 때 무조건 높은 화소수의 카메라만 찾지는 않습니다. 자신의 사용 용도에 따른 선택을 하게 됩니다. 사진촬영을 직업으로 삼는 사람은 당연히 매우 높은 화소의 카메라를 필요로 하지만 일상적인 기록 정도를 목적으로 디지털카메라를 구입하는 경우 지나치게 비싼 고화소의 카메라가 필요하지는 않을 것입니다. 카메라 구입에 앞서, 카메라를 잘 아는 전문가에게 어떤 카메라가 좋을지 문의를 한다면 그 전문가는 분명 무조건 높은 화소의 카메라를 권유하는 것이 아닌 구입하고자 하는 사람의 용도에 맞는 적절한 수준의 기기를 추천할 것입니다.

보청기의 채널과 밴드도 같은 개념으로 이해를 해야하면 됩니다. 보청기를 처방하는 임상의는 해당 환자에게 가장 적절한 채널 혹은 최소 기준을 정해줄 필요는 있지만 무조건 높은 채널의 기기 구입을 권유할 필요는 없습니다. 특히 완전한 수평형 청력을 보이고 있고 경제적인 여유가 넉넉하지 않은 환자라면 채널 수가 상대적으로 적은 보청기를 구입해도 효과를 볼 수 있을 것입니다. 무조건 고가의 기기만을 권유하는 것이 아닌, 가격 대비 최상의 효과를 얻을 수 있도록 환자가 적절한 선택을 할 수 있도록 도와주는 것이 보청기를 처방하는 임상의의 역할이라 할 수 있겠습니다.

- **목소리가 울리고 왕왕거려서 너무 불편하다고 합니다. 어떻게 조절할 수 있을까요?**

  환자가 보청기를 사용하면 가장 많이 호소하는 증상 중 하나가 이런 폐쇄효과(occlusion effect)입니다. 보통 본인 목소리가 울린다던지, 귀가 답답하거나 왕왕거린다고 말하게 됩니다. 오픈형 리시버를 사용하는 RIC 외에 나머지 귀를 막는 BTE, CIC, ITE, ITC 등 모든 형태의 보청기에서 나타날 수 있습니다.

  해결방법 첫번째는 보청기(BTE에서는 이어몰드)를 외이도 안쪽으로 더 깊숙하게 밀어 넣는 것입니다. 즉 외이도 입구와 더 멀어질수록 (고막에 더 가까워질수록) 폐쇄효과가 감소될 수 있습니다. 다만 이로 인해 다소 통증이 발생할 수 있습니다.

  두번째 방법은 적절한 환기구(vent)를 사용하는 것입니다. 보청기의 증폭된 소리가 외이도의 골부를 자극하여 골전도 소리가 안으로 전달되는 것이 폐쇄효과 발생의 원리인데 이런 골전도 소리가 빠져나갈 공간을 만들어주는 것이 vent입니다. 그러나 vent 크기가 커지면 환자에게 줄 수 있는 저주파 이득이 감소하게 됩니다. ITC를 예로 들면 vent가 전혀 없을 때 500 Hz에서 약 52 dB의 이득을 줄 수 있더라도 vent 크기가 2 mm 정도로 커지면 41 dB로 최대 이득이 감소하게 된다고 합니다.

5 여러가지 증례들

〈증례1〉 양측 난청을 주소로 내원한 49세 여자 환자

- 원래 청력이 나쁘다고는 알고 있었으나 이제는 아주 일상적인 생활에서

도 크게 불편함이 더 커져서 내원함.

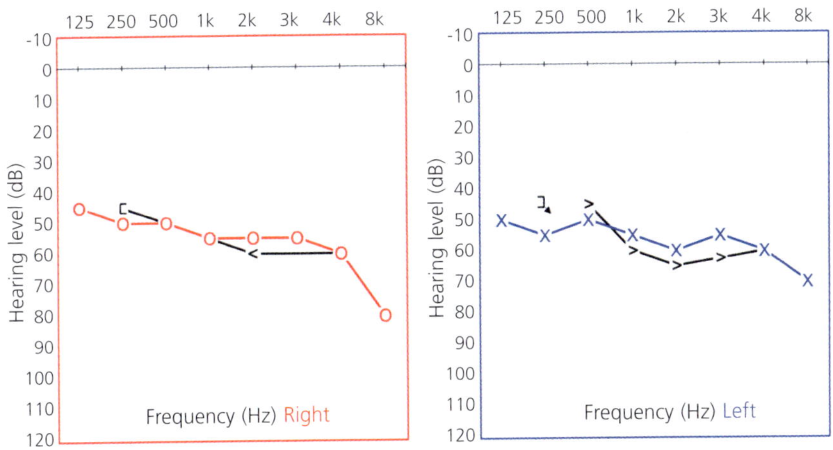

	SRT	WRS
Rt	60 dB HL	56% (90 dB HL)
Lt	65 dB HL	60% (90 dB HL)

그림 2 증례 1 환자의 순음청력도 및 어음명료도

- 수평형 중도난청에 해당.
- 어음명료도가 우측 56%, 좌측 60%로 어음명료도가 다소 많이 떨어지는 상태 (보청기 착용에 있어 좋은 예후는 아님)
- 수평형 난청이기 때문에 CIC 보청기로 양측 착용을 결정. Vent는 1 mm로 만들어 줌.
- 하강형 또는 고음급추형 난청 등 주파수별 청력역치 차이가 있는 다른 난청보다는 채널 수가 상대적으로 적어도 괜찮음. 8채널 보청기로 결정. 출력/이득은 119/50.

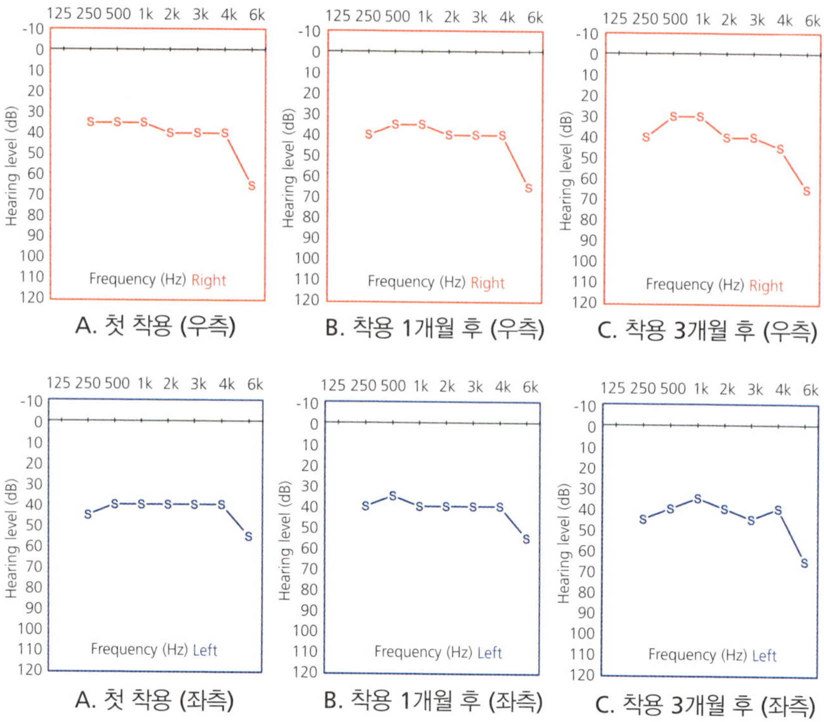

그림 3 증례 1 환자의 보청기 착용 후 기능이득검사.

어음명료도는 우측 56% (착용 전), 72% (1개월), 80% (3개월), 좌측은 60% (착용 전), 88% (1개월), 84% (3개월)

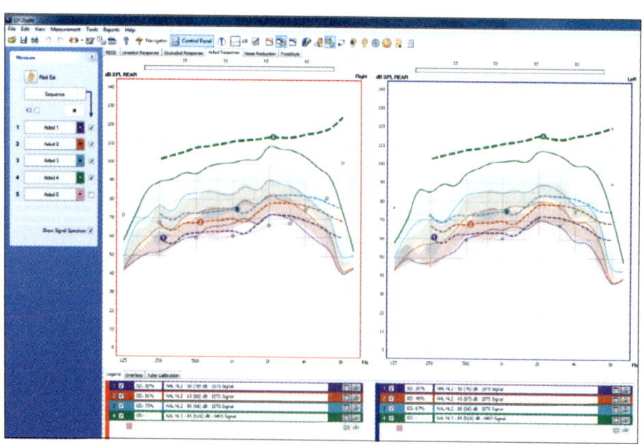

그림 4 증례 1 환자의 REM 검사 (보청기 착용 3개월에서 시행)

- 보청기 첫 착용부터 만족도가 높았음 (중도 난청, 특히 수평형이 경우 첫 착용부터 음장검사에서 40 dB 이하가 달성되는 경우 만족도가 큼)
- 우측은 청력역치 30 dB를 목표로 서서히 이득을 올렸음.
- 좌측도 같은 방식으로 시작. 저주파 특히 250 Hz는 이득을 올리면 먹먹한 증상이 있어 이득을 조금 낮게 제공하였음.
- HHIE 설문지에서 점수가 매우 극적으로 낮아졌던 환자. 92점으로 매우 심한 불편을 호소하였으나 보청기 착용 3개월 후 6점으로 크게 감소.
- 사회적응청력(40 dB) 이하의 역치 값 목표가 달성되는 경우 특히 만족도가 높을 수 있음.

〈증례 2〉 양측 난청으로 내원한 60세 남자 환자

- 서서히 진행하는 난청으로 내원한 환자로 점차 일상생활에서 소리를 놓

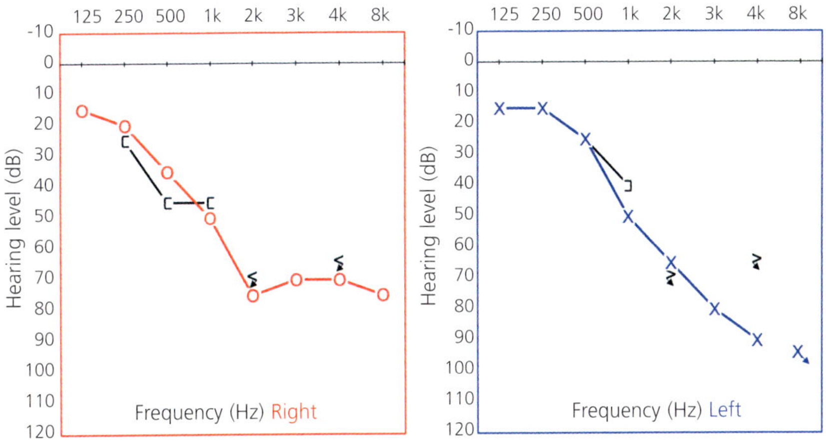

	SRT	WRS
Rt	50 dB HL	76% (80 dB HL)
Lt	45 dB HL	64% (80 dB HL)

그림 5 증례 2 환자의 순음청력도 및 어음명료도

치는 일이 많아져 내원함.

- 고주파 영역으로 갈수록 청력소실 크기가 점차 커지는 하강형 난청으로 고주파 영역 소실은 좌측이 조금 더 많았음.
- 하강형 난청이기에 RIC 보청기(양측 착용)로 결정
- 거의 모든 주파수에서 청력 역치 차이가 있어 다채널 보청기로 권유. 환자는 10채널 모델로 결정 (출력/이득 100/22)
- 저주파 소실은 거의 없는 수준이라 외이도 리시버는 완전한 오픈형으로 결정 (Open dome 사용)
- 주파수 전위 기능과 이명 억제 기능도 포함되어 있었으나 처음부터 사

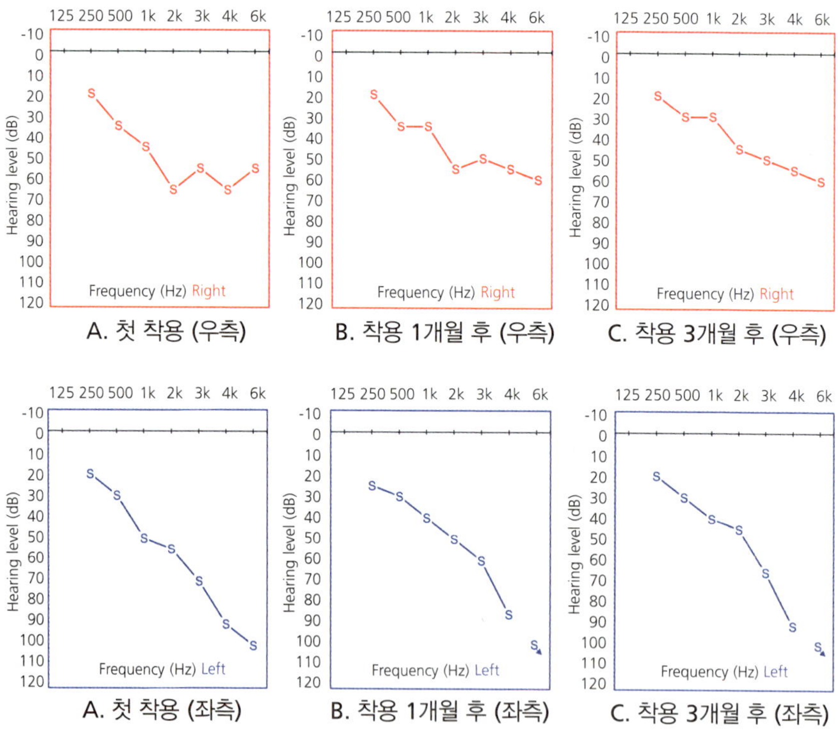

그림 6 증례 2 환자의 보청기 착용 후 기능이득검사.

어음명료도는 우측 76% (착용 전), 88% (1개월), 92% (3개월), 좌측은 64% (착용 전), 72% (1개월), 72% (3개월)

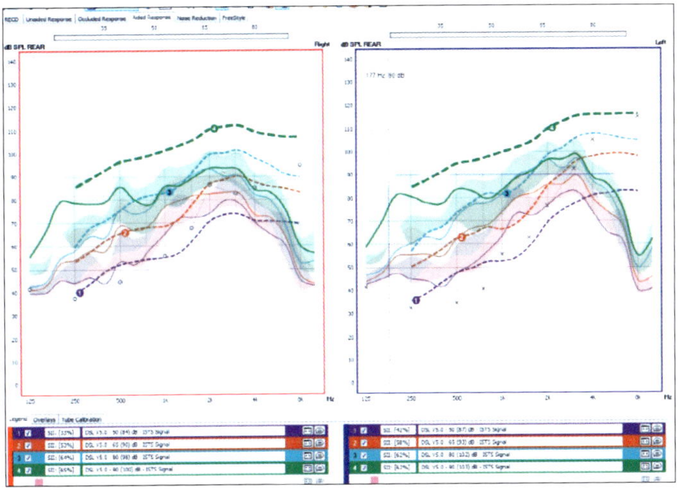

그림 7 증례 2 환자의 REM 검사 (보청기 착용 3개월에서 시행)

용하지는 않음.

- 우측은 점차 1-3 kHz의 이득을 꾸준히 올리면서 어음명료도도 함께 올라가는 것이 확인됨.
- 좌측도 동일하게 1-3 kHz 이득을 점차 올리면서 조절하였으나 어음명료도의 상승이 우측보다는 더딤. 4 kHz 이상의 고주파 영역 소실이 우측보다 더 큰 것이 원인으로 생각.
- 좌측은 주파수 끌어내림 기능의 사용을 고려해볼 수 있을 것. 그러나 전체적으로 보청기 착용의 만족도가 높아 (HHIE 점수가 38점에서 10점으로 크게 감소) 6개월까지는 주파수 끌어내림 기능 사용 없이 그대로 유지.

〈증례3〉 양측 난청으로 내원한 65세 여자

- 만성중이염에 대한 수술 병력이 있던 환자(그림 8). 중이염의 염증성 병변의 문제는 해결되었으나 청력이 해결되지 않고 있었음.
- 중이염에 대한 청력개선술(이소골성형술) 및 보청기 사용을 함께 하면서 보청기 효과를 극대화 할 수 있었던 증례로, 수술을 시행할 수 있는 이비인후과 의사의 역할이 매우 중요함을 환기시키는 예시.

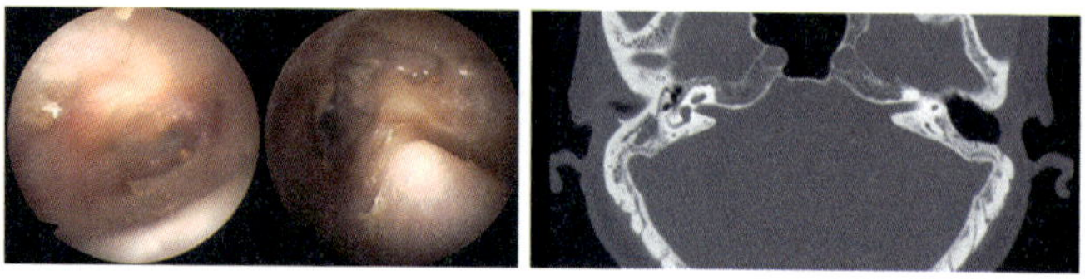

그림 8 우측 중이는 고실경화가 뚜렷하였고 좌측은 이전 개방형유양동삭개술을 받음

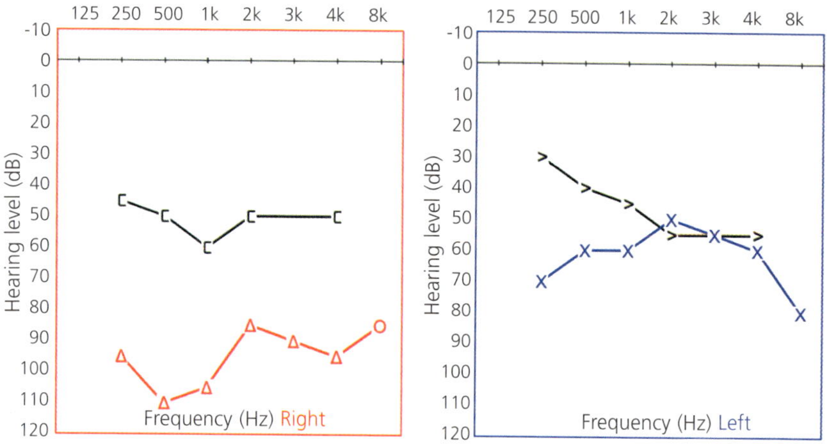

그림 9 첫 내원 당시 청력도. 우측 기도-골도 차가 아주 큼.

- 우측 기도-골도차가 40 dB 정도로 뚜렷하였고 어음명료도는 겨우 8%였음. 좌측 귀는 기도청력역치는 60 dB 정도였으나 어음명료도는 88%로 비교적 양호.
- 우측 기도-골도 차를 해결해 주었음 → Polycel®로 이소골 성형술 시행함 (partial ossicular replacement).
- 청력 저하 외 이루가 없었고 중이염 증상이 소실된 지 수년 이상 되었다고 하여 유양동삭개술 등의 다른 중이 수술 없이 이소골 수술만 하였음.
- 우측 수술 후 follow-up 소실되어 보청기 착용을 시작 못하고 있었으나 곧 좌측 난청으로 다시 내원하였음(그림 10).

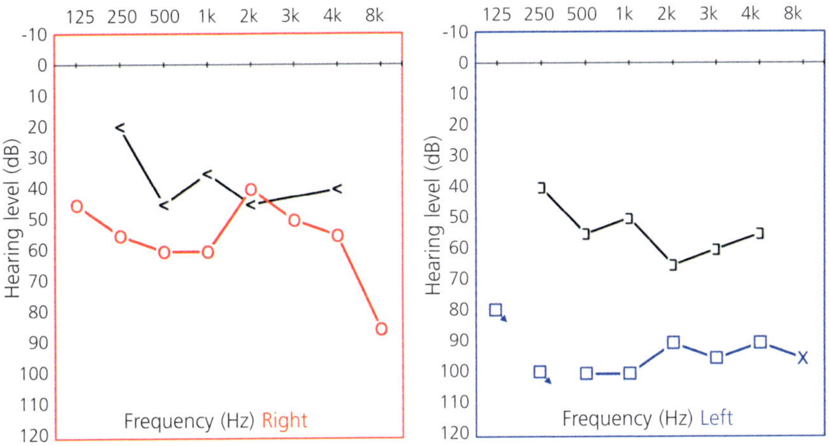

그림 10 중이 수술로 우측은 기도-골도 차가 많이 감소되어 잘 유지되고 있었으나 좌측 기도-골도 차가 뚜렷해짐.

- 좌측도 이소골 수술을 시행. 전신마취 없이 국소마취로 이소골 부위 확인 후 이소골 주변의 섬유조직을 제거해주고 이소골의 움직임을 정상화 시켜주었음. 이것만으로도 좌측 청력이 많이 개선되었음(그림 11).
- 기도-골도 차가 소실되고 보청기 착용을 시작. 수평형 난청이기 때문에

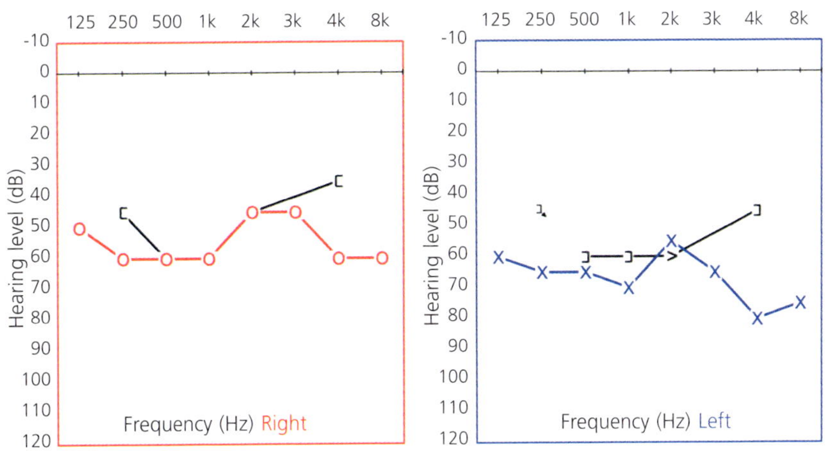

그림 11 이소골에 대해 양쪽 귀 한번씩 수술을 진행하였고 (이소골 성형술) 최종적으로 보청기 사용 직전의 청력도

RIC는 적절하지 않다고 판단.

- 우측은 CIC. 좌측은 개방형 유양동삭개술 병력이 있었음을 고려하여 ITC(넓은 외이도 커버가 가능)나 mini BTE를 권유.
- 채널 수는 6채널 이상으로 설정. 환자의 청력이 주파수별 차이가 크지 않은 수평형 난청이기 때문에 많은 채널이 필요하지 않음 (비용에서도 유리함)
- 우측은 CIC, 좌측은 ITC로 보청기 착용을 시작. 채널은 권유대로 6채널로 하였음.

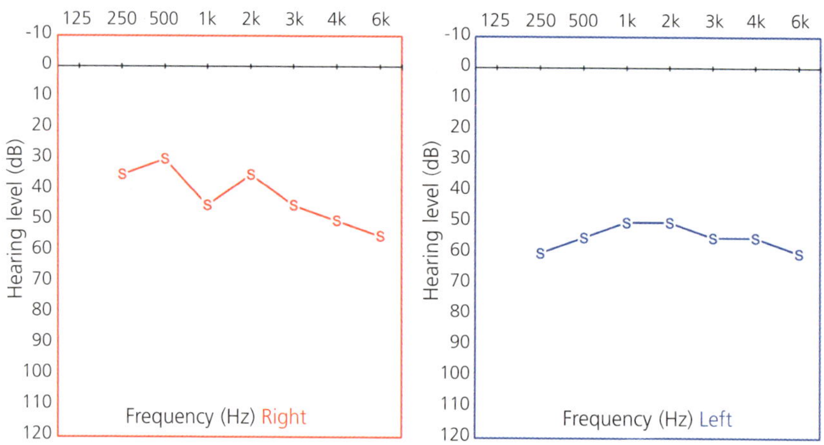

그림 12 보청기 착용 후 한달 째 기능이득검사 결과.

우측 어음명료도는 60 dB 자극음에서 84%, 좌측 어음명료도는 60 dB 자극음에서 76%였다.

- 보청기 착용 후 4개월이 지나 어음명료도는 우측 80%, 좌측 76%였다. 처음 내원 당시 우측 어음명료도가 8%였다는 점을 고려하면 수술과 보청기로 비약적인 상승이 가능함을 알 수 있음.
- HHIE도 보청기 착용 전에는 84점이었고 4개월 후에는 4점으로 크게 감소하였음.

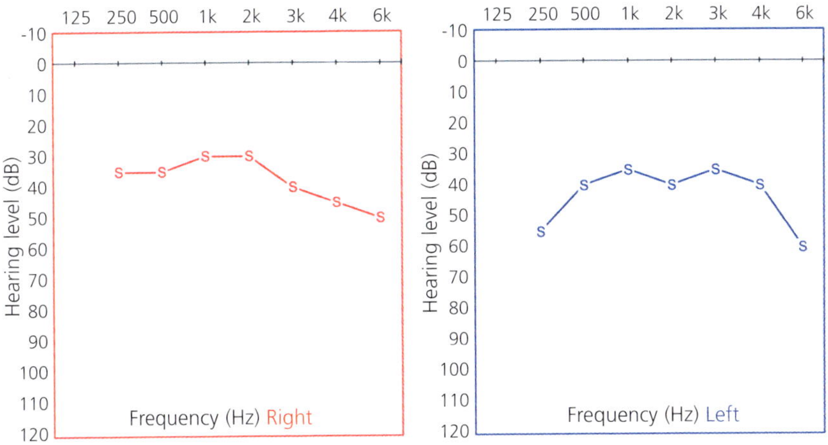

그림 13 보청기 착용 후 4개월.

- 좌측 이득도 많이 증가하였으며, 현재 보청기를 성공적으로 잘 사용하고 있음.

Section

03

고도난청

고도난청(severe hearing loss)은 순음청력역치 기준 71 dB HL에서 90 dB HL 사이를 의미한다. 이는 귀 가까이에서만 말하면 들을 수 있을 정도의 청력으로 사실 보청기를 통해 유의미한 청력 개선을 기대하기는 어렵다. 실제 인공와우이식술의 보험 기준도 순음청력역치 70 dB HL부터 해당되기 때문에, 양측 청력 70 dB HL 이상의 고도난청 환자에게는 인공와우이식술을 권유하는 편이 더 적절한 선택인 것에는 의심의 여지가 없다. 따라서 본 장에서는 순음청력역치 70 dB HL을 상회하는, 인공와우이식술 적응증에 해당하는 환자의 보청기 사용에 대해 논의하지 않고, 인공와우이식술의 적응증에 조금 미치지 못하나 청력수준은 이미 고도난청에 가까운 환자의 보청기 사용에 대해 다루고자 한다. 이들도 시간이 더 지나면 인공와우이식술을 시행하게 될 가능성이 높다는 점을 전제 하에 보청기 사용을 결정하는 것이 좋으며, 특히 이는 보청기를 통한 청각 신호의 지속적인 유입을 통해 청력 뿐만 아니라 인지 기능 퇴화를 예방하는 효과도 있기 때문에 더욱 중요하다.

1 청각소실/어음분별력 특징

- 청각소실의 크기가 크기 때문에 어음분별력도 많이 떨어짐 → 보청기의 효과가 떨어지는 원인
- 반대로 순음청력역치에 비해 어음명료도 점수가 비교적 양호하다면 보청기를 시도해볼 수 있음.

- 아래 **그림 1**에서 (A)에 해당하는 경우 사실 보청기를 기대하기는 어렵지만, (B)의 경우 어음분별력이 유지될 수 있어 보청기를 해볼 수 있음(두 케이스 모두 평균 청력은 77.5 dB임. 단순히 70 dB가 넘는다고 보청기 효과가 없다고 단정지을 수 없음).

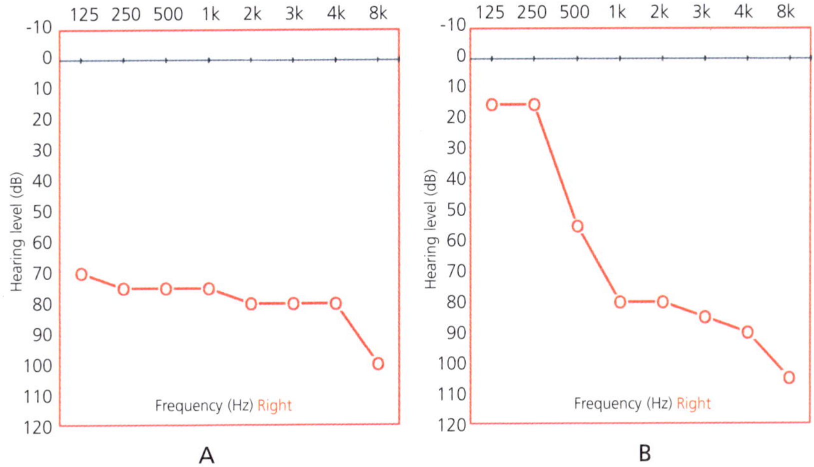

그림 1 500-4000 Hz 6분법 기준 순음청력역치 77.5 dB에 해당하는 두 개의 청력도.

- 고도난청에서는 인공와우이식술에 대한 상담을 피할 수 없음. 어음명료도가 예외적으로 높은 일부 경우를 제외한다면 대부분은 인공와우이식술의 효과가 더 좋을 것이 사실임.

2 보청기 선택

- 충분한 출력이 핵심임. 따라서 BTE에 준하는 수준의 출력이 가능한 제품을 고려해야함.
- **그림 1**의 (A)에 해당되는 경우 높은 출력이 필요. BTE, 나아가 최근에는 power BTE라고 부르는 더 높은 출력이 가능한 보청기도 있어 이를

선택할 수도 있음.

- 그림 1의 (B)에 해당하는 경우 저주파가 양호하기 때문에 폐쇄감 문제가 발생할 수 있음 → RIC 오픈형이 적절하겠으나 출력이 부족할 수 있음. Mini BTE로 분류되는 형태의 보청기가 RIC와 BTE 사이로 생각되고 이런 경우 고려가 가능할 것.
- 출력이 큰데 이는 필연적으로 폐쇄효과(저주파 출력 증가 시)와 피드백(고주파 출력 증가 시)이 발생. 이를 방지하는 vent나 피드백 제거 기능이 있는 보청기가 도움이 될 것.
- 기기가 기능적으로 높은 출력이 가능하더라도, 폐쇄효과와 피드백의 문제 때문에 그만큼의 출력은 결국 사용하지 못할 수도 있음 → 양측 사용을 통해 양이음량가중으로 추가 출력을 제공하는 편이 더 좋을 수 있음.

3 피팅 방법 및 재활과정

- 폐쇄효과와 피드백을 주의해야 함 → vent나 피드백 제거 기능으로 해결이 되지 않으면 출력을 줄여야 할 수도 있음.
- 양쪽 보청기가 도움이 될 수 있음. 양이청을 통한 추가 증폭 효과가 있기 때문에 보청기의 출력을 조금 더 줄일 수 있다는 장점이 있음.
- 피팅 방법 및 재활 과정은 앞선 중도난청이나 이어질 어음명료도가 낮은 환자들과 기본적으로 동일하나, 최선의 노력을 다했음에도 한계가 분명하다면 적절한 시점에 인공와우이식술 쪽으로 재활 방법을 변경할 필요도 있음.

4 보청기 처방과 관련된 다양한 상황에서의 고려사항 (Troubleshooting)

- **보청기착용이 실질적인 도움이 될까요? 아니면 인공와우이식술을 염두해두고 보청기 처방을 해야할까요?**

보청기로 인공와우이식술 만큼의 효과는 얻을 수 없는 것은 분명합니다. 그럼에도 불구하고, 설령 결국 인공와우이식술을 시행하더라도, 충분한 보청기 사용의 경험은 인공와우이식술의 예후에 있어 긍정적인 효과를 줍니다. 따라서 결국 인공와우이식술을 환자가 염두해두고 있더라도 보청기 착용을 먼저 시행할 때 이에 대한 설명을 해주면 좋습니다. 인공와우이식술 전에 충분한 청각적 자극을 준다는 점에서도 의미가 있지만 인공와우의 효과를 극대화할 수 있다는 점에서도 중요합니다. 성인 인공와우이식술은 의료보험으로 1개까지만 지원이 가능하기 때문에 한쪽 인공와우를 사용하게 되는 환자들이 좀더 많겠습니다.

인공와우이식술 시행 전 보청기를 사용했을 때 상대적으로 보청기 효과가 떨어지는 쪽에 인공와우이식술을 시행하고 나머지 한쪽은 보청기를 통해 청각재활을 시행했을 때 만족도가 높습니다. 보청기 쪽의 음향증폭(acoustic amplification)은 인공와우의 전기적 증폭보다 더 자연스러운 소리를 들려주기 때문에 음질 면에서도 좋다는 보고들이 있습니다. 이러한 이유로 설령 인공와우이식술을 결국 시행한다고 하더라도 보청기를 적극 사용하는 것이 좋습니다.

5 여러가지 증례들

〈증례1〉 일을 할 때 대화에 어려움이 있는 56세 여자

- 3-4년 전부터 서서히 진행되는 난청으로 일을 할 때 불편함을 느낌.
- 우측 귀는 고도난청에 가까운 청력역치를 보이고 있으나 어음명료도는 우측 68%, 좌측 76%로 순음청력역치에 비해서는 높은 상태 → 보청기 사용은 가능
- 하강형이므로 오픈형 RIC 보청기를 양측으로 권유 → 그러나 양측은 동의하였지만 RIC를 원하지 않아 CIC로 시작. 폐쇄효과에 대해 충분히

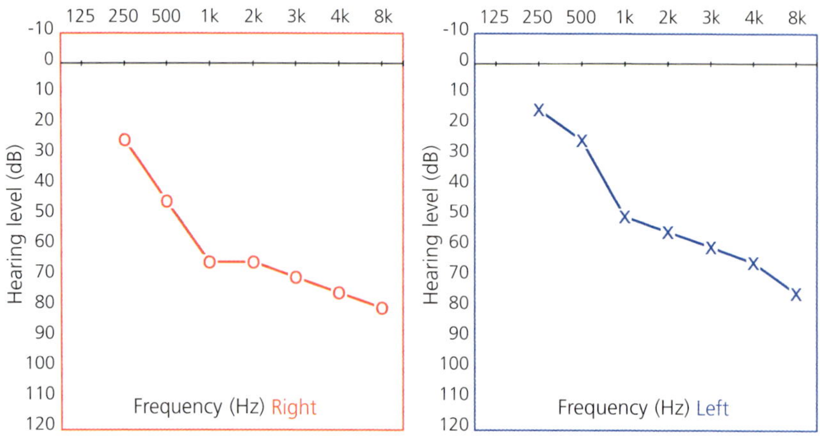

	SRT	WRS
Rt	55 dB HL	68% (30 dB SL)
Lt	45 dB HL	76% (30 dB SL)

그림 2 증례 1 환자의 순음청력도와 어음명료도

설명 후 vent를 크게 만들어 폐쇄감을 감소시키도록 하였음.

- CIC 형태의 20채널, 최대출력과 이득은 109/40인 보청기로 양측 착용을 시작.

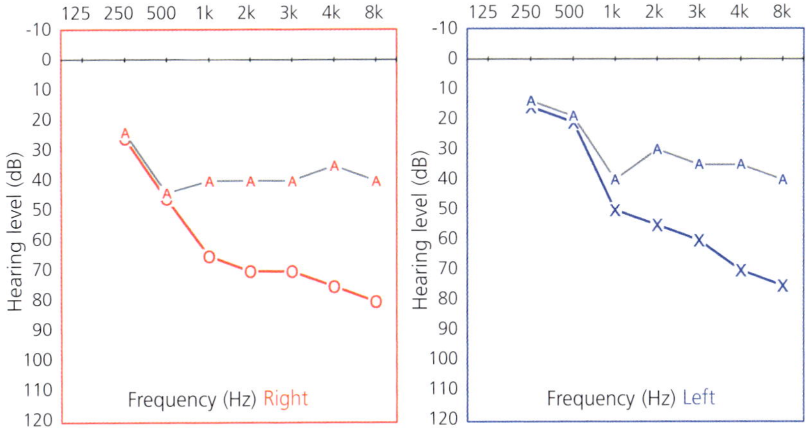

	SRT	WRS
Rt	40 dB HL	84% (20 dB SL)
Lt	35 dB HL	96% (20 dB SL)

그림 3 1개월 후 기능 이득 평가

- 양측 착용 시 어음명료도가 90% 이상으로 효과적임.
- 만약 오른쪽 한쪽만 사용했을 때는 충분한 효과를 얻지 못했을 수도 있음. 한쪽이 고도난청이라면 더욱더 양측 착용을 권유해야 함.

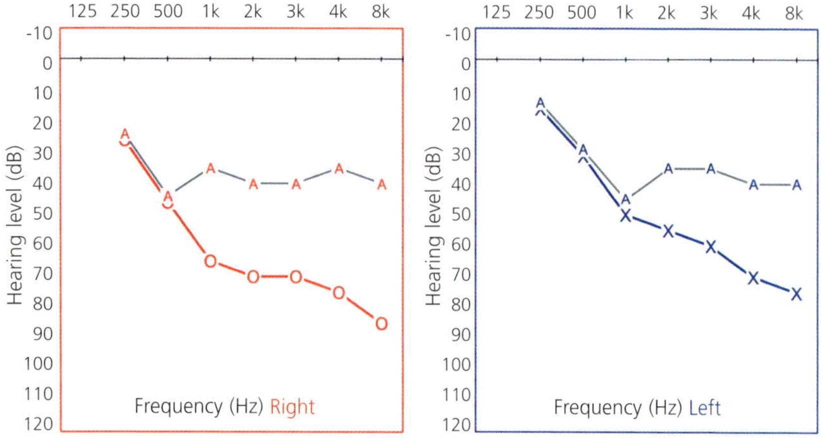

	SRT	WRS	
Rt	40 dB HL	88% (20 dB SL)	92% (20 dB SL)
Lt	35 dB HL	80% (20 dB SL)	

그림 4 3개월 후 기능 이득 평가

〈증례2〉 양측 난청으로 내원한 69세 남자

- 양측 난청으로 내원했고 우측도 고도난청, 좌측은 전농 상태였다. 다행히 우측은 그래도 10년 이상 보청기를 꾸준하게 사용했다고 하였음.
- 우측 어음명료도 44%. 좌측은 0%.
- 좌측 인공와우이식 + 우측 보청기로 청각재활 방법을 결정. 우측은 사용중이던 CIC 보청기를 그대로 유지.

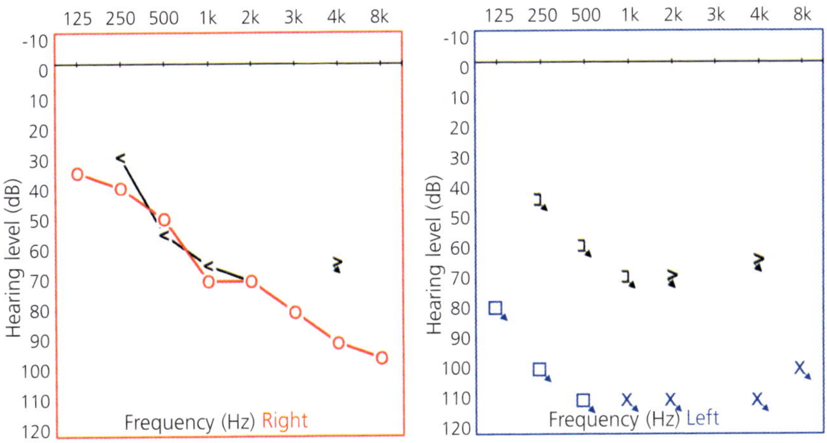

그림 5 증례 2 환자의 순음청력도

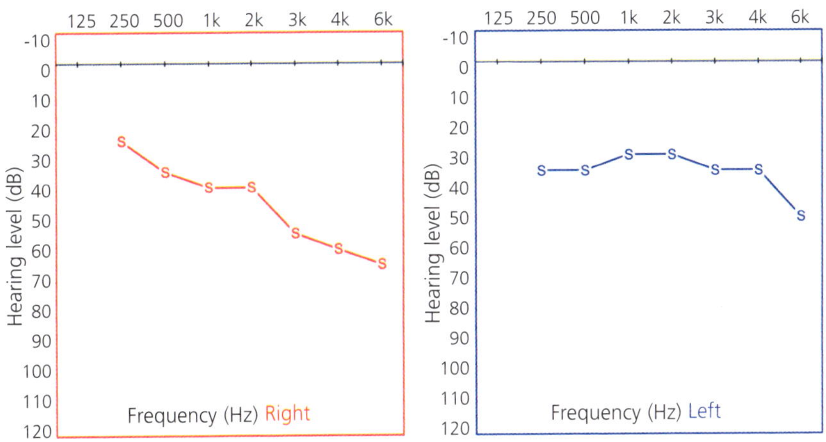

그림 6 인공와우이식술 시행 1년 후 기능 이득 평가.

우측 귀는 보청기, 좌측 귀는 인공와우이식술을 사용했을 때의 결과이다.

- 인공와우로 좌측 청력을 비약적으로 상승시키게 되자 우측도 더 좋아지면서 양이 청취가 가능하게 되음.

			Preop.		3m FU		6m FU		12m FU	
		날짜	2017-05-22		2017-09-25		2017-12-18		2018-06-11	
		연령	69세 7개월		69세 11개월		70세 2개월		70세 7개월	
		기기조건	w/o Has	w/ HAs	CI only	CI+HA	CI only	CI+HA	CI only	CI+HA
CAP(단계)			2	4		3		5		6
모음확인			50	71.4	78.6	71.4	57.1	100	64.2	92.8
자음확인			22.2	50	27.8	61.1	44.4	50	55.5	72.2
단어	1음절	음소수준(%)	35.2	44.4	22.2	70	53.7	90.7	44.4	74
		단어수준(%)	16.7	33.3	5.6	50	33.3	72.2	33.3	50
	2음절	음소수준(%)	10	53.3	24.2	24.2	34.1	63.3	39.1	78.3
		단어수준(%)	5	60	15	15	20	60	30	60
문장(SNUH)		어절수준(%)	2	38	21	70	35	88	20	89
표현어휘력			4%ile							
자음정확도			100%							

그림 7 Speech intelligibility test

- 실제 사용하는 문장을 기준으로 평가하는 언어평가 결과(그림 7)는 인공와우만 사용하는 경우(CI only)에 비해 보청기와 인공와우를 함께 사용하는 경우(CI+HA) 점수가 더욱 상승함을 볼 수 있음.
- 환자는 높은 만족도로 양이 청취를 하고 있으며, 음질에 있어서도 만족도가 높음. 한쪽은 보청기로 청각재활을 하는 편이 음질에 있어서 더 좋다는 연구도 있어 이 환자와 같은 청각재활 방법도 만족도는 높음.

〈증례3〉 양측 난청으로 내원한 71세 남자 환자

- 난청으로 일상생활이 많이 불편하여 내원한 71세 남자 환자

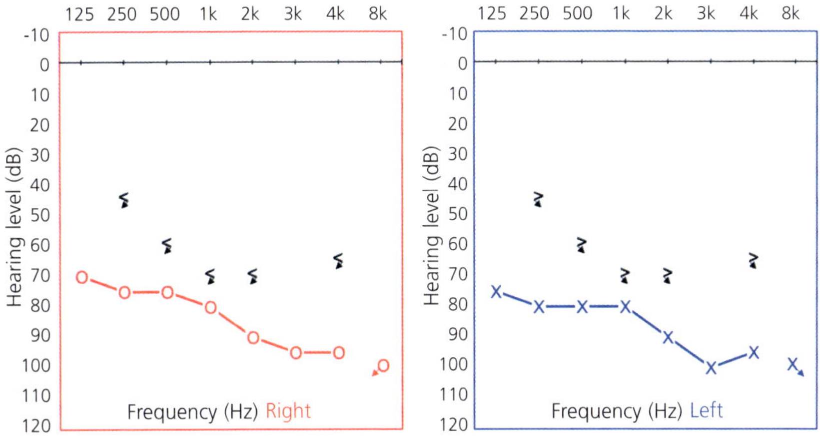

	SRT	WRS
Rt	75 dB HL	16% (90 dB SL)
Lt	75 dB HL	16% (90 dB SL)

그림 8 증례3 환자의 순음청력도 및 어음명료도. 70 dB 이상의 고도난청이면서 어음명료도도 우측 16%, 좌측 12%로 매우 낮았음.

- 그림 8을 보면 이 환자의 경우 보청기보다는 인공와우이식술이 먼저 고려될 정도로 고도난청에 어음명료도도 많이 낮아져 있음.
- 양측 보청기 착용을 먼저 시작.
- 이득을 충분히 주어야 하며 일반적인 CIC로는 조금 부족할 수 있음. 따라서 좀더 큰 ITC 형태로 시작 (출력/이득 120/60)
- 16채널 보청기로 선택하였으나, 청력도 형태가 수평형으로 다채널 보청기가 꼭 필요한 것은 아니었음.
- 주파수 끌어내림 기능은 탑재할 필요가 없었으나, 소음감소, 피드백감

소, 바람소리 감소 기능은 켜고 사용을 시작하였음.

- Vent는 1 mm로 만들어 주었음.

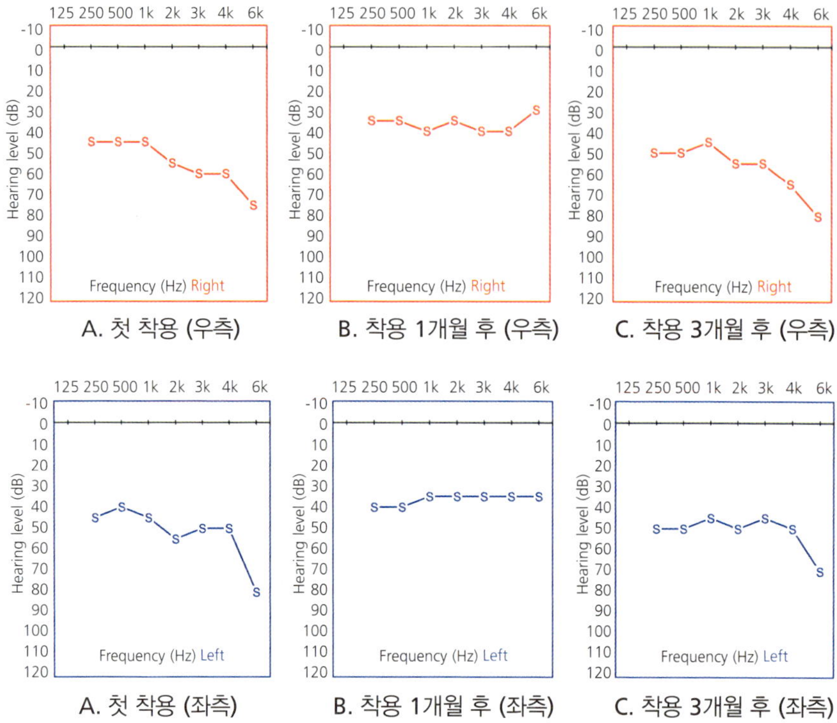

그림 9 증례3 환자의 보청기 착용 후 기능이득검사.

보청기 착용 후 우측은 16% (착용 전 90 dB 자극음) → 32% (1개월. 60 dB 자극음) → 80% (3개월. 60 dB 자극음). 좌측은 56% (착용 전 90 dB 자극음) → 68% (1개월. 60 dB 자극음) → 64% (3개월. 60 dB 자극음).

- 순음청력과 어음명료도를 생각하면 보청기의 효과가 매우 제한적일 것으로 예상되었으나 기능이득 역치가 40 dB 근방까지 좋아졌고 어음명료도도 80% 가까이 올라가기도 하였음.
- 1개월 이후 3개월에서 이득이 감소하여 이득을 다시 올리며 조절하였고 1년 가까이 꾸준히 사용할 때 더 좋은 성적이 기대되어 보청기 사용을 유지하고 있음.

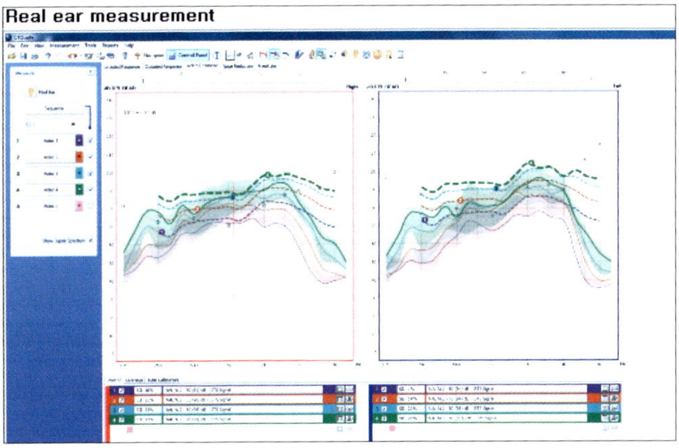

그림 10 증례3 환자의 보청기 착용 3개월에서 REM

- 전체적으로 보청기를 착용하고 생활이 더욱 편해졌다고 보고하였으나 HHIE 점수로는 착용 전후 모두 24점으로 변화는 없었음.
- 본 증례로 알 수 있는 바는 인공와우이식술에 적응증이 될 정도의 고도 난청인 경우에도 보청기 착용 후 효과가 기대 이상으로 충분히 좋을 수 있음 → 고도난청에서도 보청기는 충분히 시도할 가치가 있음.

Section

04

어음분별력이 낮은 경우

어음분별력은 듣는 사람이 말하는 사람의 말을 얼마나 정확하게 듣는 능력을 의미하며, 흔히 어음명료도(speech discrimination score, SDS) 또는 어음인지점수(word recognition score, WRS)라고 표기된다. 난청 환자들이 "소리가 들리기는 하는데 무슨 말인지 모르겠다."라고 표현하는 것이 바로 이 어음분별력과 관련이 있다. 성공적인 보청기 사용의 지표로 가장 널리 받아들여지고 있으며 어음분별력이 좋은 경우는 보청기 착용의 경과도 좋을 것으로 예측된다. 그러나 안타깝게도, 특히 고령의 노화성 난청 환자들은 어음분별력도 상당 부분 소실되어 있기 때문에 보청기 착용의 만족도를 떨어뜨리는 요인으로 작용하게 된다.

1 청각소실/어음분별력 특징

- 청력이 나쁠수록 어음분별력도 떨어짐.
- 다만 때때로 순음청력역치는 비교적 양호하나 어음분별력이 더 많이 떨어지는 경우도 있음.
- 1986년 Hodgson이 어음명료도 50%를 보청기 사용을 가능하게 하는 컷오프 값으로 제안 → 50% 이하에서는 보청기 효과가 떨어짐
- 따라서 어음명료도가 50% 이하인 환자에서는 보청기 효과가 아무래도 떨어짐을 염두하고 보청기 처방을 할 수밖에 없음.

2 보청기 선택

- 보청기 형태의 결정은 앞선 증례들과 다르지 않음(하강형일 때는 RIC가 권유하며 CIC를 할 때는 vent를 넣어줘야 함). 높은 출력이 필요한 경우는 BTE.
- 같은 순음청력도를 가진 환자라고 해도 어음명료도가 나쁜 사람은 보청기 효과가 더 떨어질 수밖에 없음 → 한계가 분명하므로, 오히려 현실적으로는 어떤 이득을 높이기 위한 노력보다는 보청기 사용을 방해하는 요인들을 최대한 제거할 수 있도록 하는 것이 순응도를 높일 수 있음.
- 각종 부가기능도 이런 원리로 접근. 더 좋게 만들기 보다는 불편하게 하는 것을 없애는 방향으로.

3 피팅 방법 및 재활과정

- 기본적인 피팅과 재활 과정은 다른 난청 환자들과 특별한 차이는 없음
- 어음명료도와 관련하여 다채널 WDRC (wide-dynamic-range compression) 기술이 선형증폭을 이용하는 아날로그 보청기에 비해 더 좋다고 알려져 있음.
- 그러나 기존에 이미 선형증폭 보청기를 사용하고 있던 환자라면 WDRC를 사용할 때 추가적으로 상당한 적응기간이 필요
- 소리의 압축 정도에 따른 차이를 더 크게 느낄 수 있음 → 압축에 의한 소리의 변형을 미리 비교해보도록 하는 것이 조기에 적응하는 데 도움
- 압축비를 높여서 증폭의 변형이 증가되면 보청기 효과가 반감되므로 압축비는 낮게 설정하는 것이 좋음.
- Fast-acting WDRC는 증폭 변형을 많이 야기하므로, 이미 spectural resolution이 약화된 고도난청 환자에서는 권고되지 않음.
- 소음 환경에서는 명료도 개선 효과가 떨어지기 때문에 소음 감소를 위한 기술을 활용할 필요가 있음.

- 양이 착용은 다른 무엇보다 효과적임. 적극 고려할 필요가 있다.
- 적응 기간이 아무래도 오래 걸린다는 점을 주지시키도록 해야만 함. 그리고 기대 수준을 적절하게 조정(낮추는 쪽으로)하는 것이 좋음. 지나치게 높은 기대는 만족도를 많이 떨어뜨릴 수 있음.

4 보청기 처방과 관련된 다양한 상황에서의 고려사항 (Troubleshooting)

- **아예 인공와우이식술의 대상이 될 정도의 고도난청이 아니라면, 어음명료도가 낮아도 결국 청각재활을 위해 선택할 수 있는 방법은 보청기 밖에 없습니다. 따라서 보청기 처방을 할 수밖에 없는데요, 기대치를 너무 낮추면 보청기 사용을 거부하고, 또 어느 수준의 효과를 볼 수 있다고 섣불리 설명하면 기대 수준이 너무 올라가게 되는 것 같기도 합니다. 구체적으로 어느 정도 수준의 개선을 기대할 수 있다고 설명하면 좋을까요? 정확한 숫자를 제공할 수 있다면 진료 시 조금 수월할 수 있을 것 같습니다.**

  이와 관련된 의미 있는 연구가 있어 간단히 소개하고자 합니다. 보청기 착용 전 어음명료도가 16% 이하, 20-32%, 36-48%, 52-64%의 네 그룹에 해당하는 환자들을 1년 간 추적관찰하여 보청기 착용 후 어음명료도가 어느 정도 상승하는 지를 확인한 국내 연구가 있습니다 (Kim H, Choo OS, Park K, Gu GY, Park SH, Jang JH, Park HY, Choung YH. Hearing aids are still beneficial to patients, even if they have a low speech discrimination. Eur Arch Otorhinolaryngol. 2020 Nov;277(11):2987-2994). 이 연구에서는 보청기 착용 후 어음명료도의 개선 정도를 제시하였을 뿐만 아니라 보청기 착용 후 예상되는 어음명료도 값을 계산할 수 있는 수식을 함께 제공하기 때문에 유용합니다.

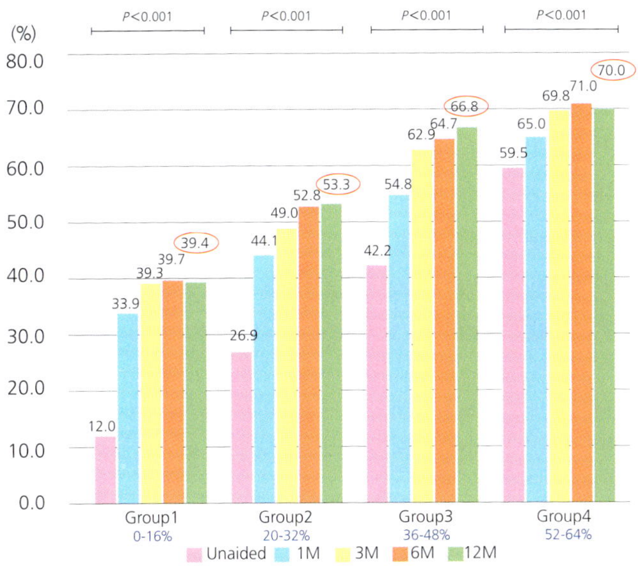

그림 1 1년간 보청기 사용 후 어음명료도의 변화

어음명료도가 50% 이하인 환자들도 꽤 의미 있는 어음명료도의 상승이 관찰됩니다. 어음명료도가 10% 내외로 많이 나쁜 환자들은 보청기 착용 후 약 40% 정도까지 개선을 기대할 수 있으며 보청기 착용 전 40% 정도인 환자라면 65% 이상으로 상승될 수 있음을 기대할 수 있습니다. 환자의 순음청력역치, 보청기 착용 전 어음명료도 등을 바탕으로 1년 후 예측되는 어음명료도의 값을 아래 식에 넣으면 대략 계산도 가능합니다.

보청기 착용 후 기대되는 SDS
= 95-0.3 ×(1 kHz에서 기도청력역치)
-0.5 × (2 kHz에서 기도청력역치)
+0.4 ×(보청기 착용 전 어음명료도)

예를 들어 보청기 착용 전 어음명료도가 16%, 1 kHz의 기도청력역치가 50 dB, 2 kHz에서 기도청력역치가 60 dB라면 이 환자가 1년간 보청기를 대략 꾸준히 사용한다면 약 56.4% 정도로 어음명료도가 개선될 수 있음을 예측할 수 있습니다. 통계적인 방법으로 구현된 수식이고 따라서 보청기 적응을 더 잘하는 경우 이보다 더 점수가 높을 수도 있고 반대로 더 낮을 수도 있다는 점은 고려해야 합니다만, 환자와 상담할 때 도움이 될 수 있겠으니 참고하셔도 좋겠습니다.

5 여러가지 증례들

〈증례1〉 가족과의 대화에 어려움을 느껴 내원한 85세 여자 환자

- 85세 여자로 수년 전부터 가족과의 대화에 어려움을 느껴서 외래에 방문
- 인지능력은 정상이나 일상적인 대화가 힘들다고 하였음

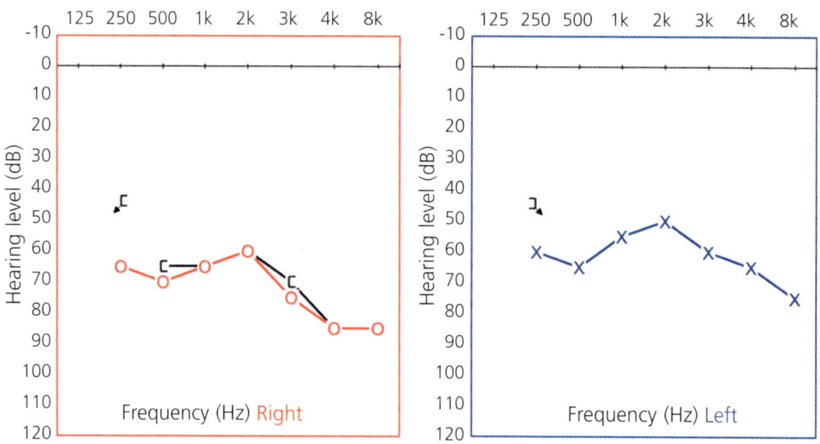

	SRT	WRS
Rt	70 dB HL	64% (85 dB HL)
Lt	65 dB HL	40% (85 dB HL)

그림 2 85세 환자의 순음청력도 및 어음청력검사 결과.

- 우측의 어음명료도는 64%이나 좌측은 40%로 더 낮은 상태.

- 양측 보청기를 권유하되, 좌측은 다소 효과가 떨어질 수 있음을 미리 설명
- Phonak사의 RIC 형태 보청기(Audeo M70, 16채널)로 양측 착용을 시작
- 폐쇄효과 방지를 위해 RIC 보청기로 시작하였지만 저주파 이득이 부족할 수 있어 dome의 형태를 완전한 오픈형이 아닌 power dome 형태로 하였음.
- 보청기 제조사(Phonak)의 공식에 따라 80% 이득 수준을 적용하였음. 한쪽 어음명료도가 낮기 때문에 주변 환경의 작은 변화로도 영향을 받을 수 있음 → 5가지 환경을 미리 설정하여 피팅 값을 각각 따로 설정하였음.

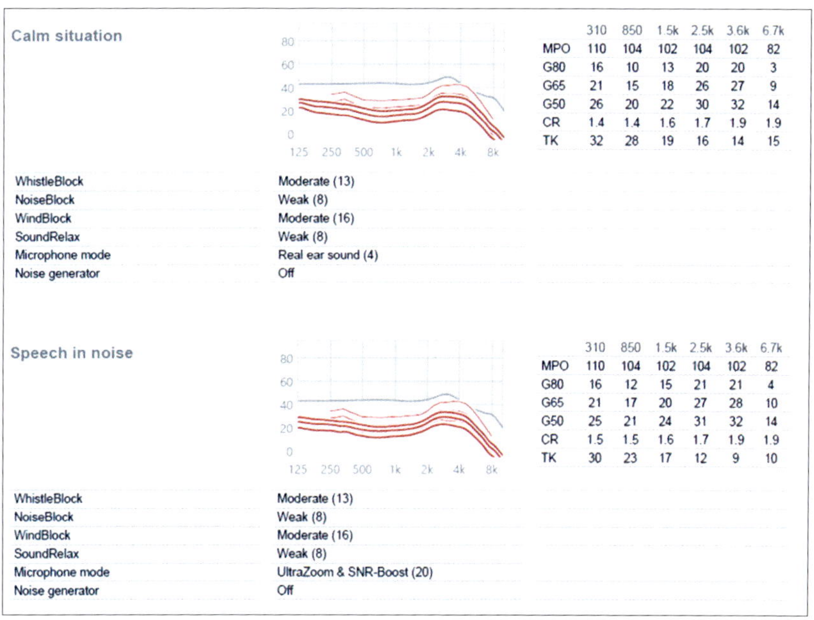

그림 3 우측 조용한 환경(calm situation)과 소음 속 어음환경(speech in noise)에서의 피팅

Comfort in noise

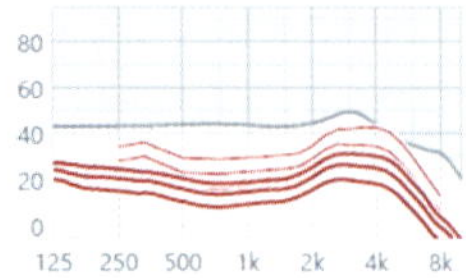

	310	850	1.5k	2.5k	3.6k	6.7k
MPO	110	104	102	104	102	82
G80	14	8	11	18	18	0
G65	19	14	17	24	25	7
G50	23	18	21	29	30	12
CR	1.4	1.4	1.6	1.7	1.9	1.8
TK	32	28	19	16	14	15

WhistleBlock	Moderate (13)
NoiseBlock	Moderate (12)
WindBlock	Moderate (16)
SoundRelax	Weak (8)
Microphone mode	Real ear sound (4)
Noise generator	Off

Music

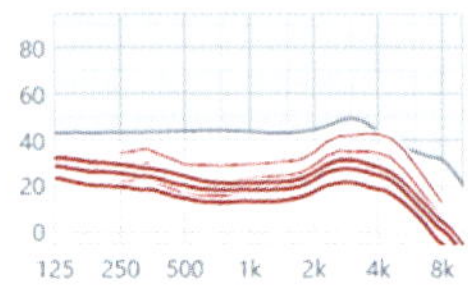

	310	850	1.5k	2.5k	3.6k	6.7k
MPO	110	104	102	104	102	82
G80	18	13	14	20	19	2
G65	24	18	19	26	25	7
G50	28	21	22	29	29	11
CR	1.5	1.4	1.6	1.7	1.9	1.9
TK	30	23	17	12	9	10

WhistleBlock	Off (0)
NoiseBlock	Off (0)
WindBlock	Off (0)
SoundRelax	Off (0)
Microphone mode	Real ear sound (4)
Noise generator	Off

Media speech + mic

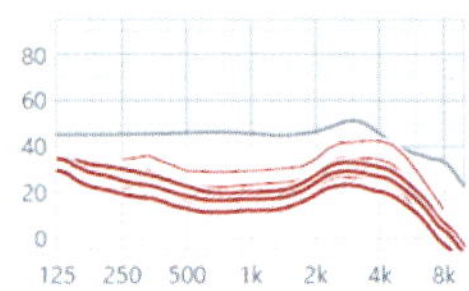

	310	850	1.5k	2.5k	3.6k	6.7k
MPO	106	104	102	105	102	82
G80	18	12	14	22	21	5
G65	24	17	19	27	28	11
G50	28	20	22	31	32	14
CR	1.4	1.4	1.6	1.7	1.9	1.9
TK	30	23	17	12	9	10

Input source, Microphone	-6 dB
WhistleBlock	Off (0)
NoiseBlock	Weak (8)
WindBlock	Off (0)
SoundRelax	Weak (8)
Noise generator	Off

그림 4 우측 소음환경(comfort in noise), 음악환경(music), 미디어 시청 및 마이크 청취 환경(media speech + mic)에서의 피팅

Calm situation

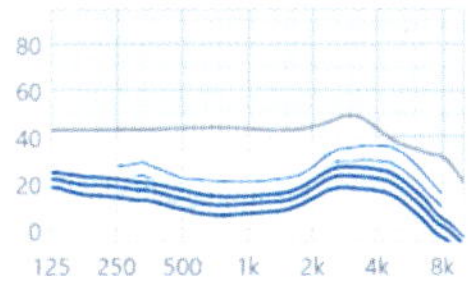

	310	850	1.5k	2.5k	3.6k	6.7k
MPO	104	98	97	101	101	86
G80	13	7	9	17	17	3
G65	17	11	13	21	22	8
G50	21	14	17	25	26	12
CR	1.3	1.3	1.4	1.5	1.6	1.5
TK	32	29	19	16	14	16

WhistleBlock	Moderate (13)
NoiseBlock	Weak (8)
WindBlock	Moderate (16)
SoundRelax	Weak (8)
Microphone mode	Real ear sound (4)
Noise generator	Off

Speech in noise

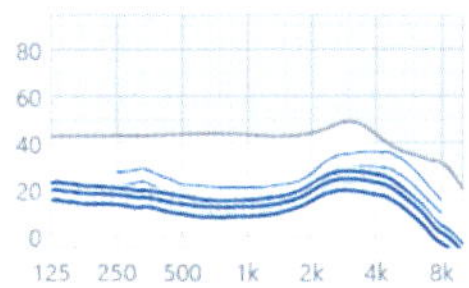

	310	850	1.5k	2.5k	3.6k	6.7k
MPO	104	98	97	101	101	86
G80	12	8	11	18	18	3
G65	17	12	15	23	23	8
G50	20	15	18	26	27	11
CR	1.4	1.4	1.4	1.5	1.6	1.5
TK	30	23	17	12	10	11

WhistleBlock	Moderate (13)
NoiseBlock	Weak (8)
WindBlock	Moderate (16)
SoundRelax	Weak (8)
Microphone mode	UltraZoom & SNR-Boost (20)
Noise generator	Off

그림 5 좌측 조용한 환경(calm situation)과 소음 속 어음환경(speech in noise)에서의 피팅

Comfort in noise

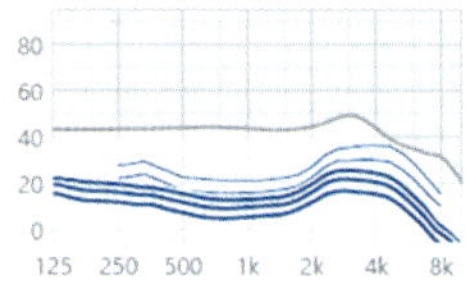

	310	850	1.5k	2.5k	3.6k	6.7k
MPO	104	98	97	101	101	86
G80	10	5	7	15	15	0
G65	15	9	11	20	21	5
G50	18	13	15	23	24	9
CR	1.3	1.3	1.4	1.5	1.6	1.5
TK	32	29	19	16	14	16

WhistleBlock	Moderate (13)
NoiseBlock	Moderate (12)
WindBlock	Moderate (16)
SoundRelax	Weak (8)
Microphone mode	Real ear sound (4)
Noise generator	Off

Music

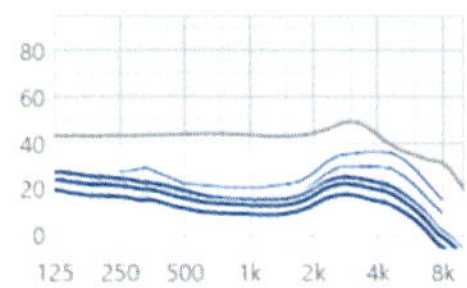

	310	850	1.5k	2.5k	3.6k	6.7k
MPO	104	98	97	101	101	86
G80	15	9	10	16	16	1
G65	20	13	14	21	21	6
G50	23	16	16	23	24	9
CR	1.3	1.3	1.4	1.5	1.6	1.5
TK	30	23	17	12	10	11

WhistleBlock	Off (0)
NoiseBlock	Off (0)
WindBlock	Off (0)
SoundRelax	Off (0)
Microphone mode	Real ear sound (4)
Noise generator	Off

Media speech + mic

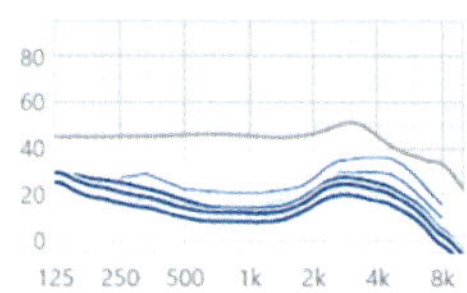

	310	850	1.5k	2.5k	3.6k	6.7k
MPO	105	98	97	101	101	86
G80	15	8	10	18	18	4
G65	20	12	14	23	23	9
G50	23	14	16	25	26	11
CR	1.3	1.3	1.4	1.5	1.6	1.5
TK	30	23	17	12	10	11

Input source, Microphone	-6 dB
WhistleBlock	Off (0)
NoiseBlock	Weak (8)
WindBlock	Off (0)
SoundRelax	Weak (8)
Noise generator	Off

그림 6 좌측 소음환경(comfort in noise), 음악환경(music), 미디어 시청 및 마이크 청취 환경(media speech + mic)에서의 피팅

• 환자는 높은 만족도를 보였으며 만족도 평가를 위해 시행한 설문 APHAB (Abbreviated Profile of Hearing Aid Benefit) 결과는 아래와 같았음.

표 1 보청기 착용 전 후 APHAB 점수의 변화

	보청기 착용 전 점수	보청기 착용 후 점수
일상생활에서의 의사소통 (Ease of communication)	56%	25%
반향음에서의 의사소통 (Reverberation)	54%	54%
소음환경에서 의사소통 (Background noise)	65%	33%
큰 소리에 대한 불쾌감 (Aversiveness)	60%	35%

• 좌측 어음명료도가 48%로 낮았음에도 보청기 착용 후 2개월이 되자 64%까지 상승함이 확인된다.
• 앞서 제시한 공식에 따라 계산해보면 이 환자의 예측 어음명료도는 좌측의 경우 69.5%로 계산. 앞선 공식은 보청기 착용 1년 후 점수를 기준으로 측정한 것이기 때문에 1년간 꾸준히 보청기를 착용하게 되면 약 70% 수준의 어음명료도 값을 얻을 수 있을 것.

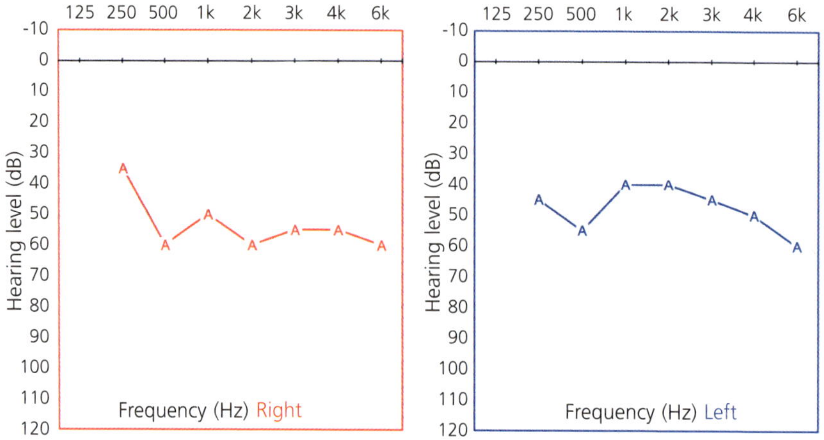

	SRT	WRS
Rt	60 dB HL	80% (70 dB HL)
Lt	55 dB HL	64% (60 dB HL)

그림 7 보청기 착용 후 2개월 뒤에 시행한 음장검사 결과

〈증례2〉 말을 잘 못알아듣는다고 하여 내원한 83세 여자 환자

- 소리가 들리긴 하는데 말을 정확히 분별할 수 있다고 하여 내원한 83세 여자 환자
- 보청기 착용 경험은 전혀 없었음.

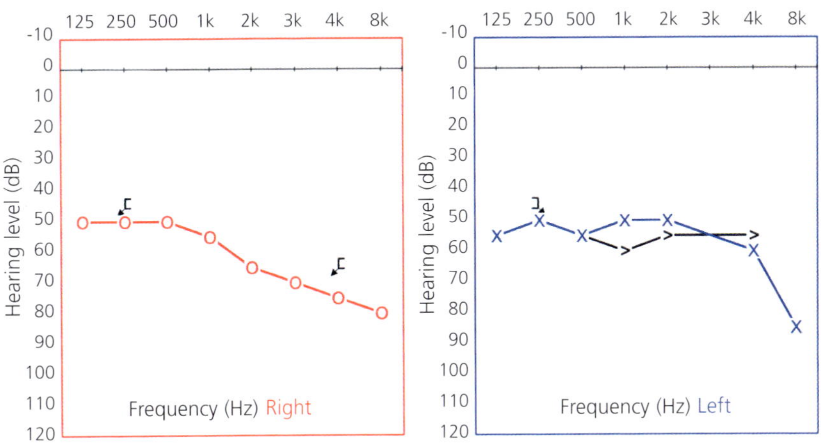

	SRT	WRS
Rt	65 dB HL	16% (80 dB HL)
Lt	65 dB HL	40% (80 dB HL)

그림 8 증례2 환자의 보청기 착용 전 순음청력 및 어음명료도

- 순음청력검사상 역치는 양측 60 dB 내외였으나 어음명료도가 우측 16%, 좌측 40%로 많이 낮았음.
- 어음명료도가 낮아서 보청기 착용의 효과가 다소 제한적일 수 있음을 설명하고 양측 보청기 착용을 시작.
- 전체적으로 수평형에 가까운 청력도였기 때문에 CIC 보청기로 권유. 소음, 피드백, 바람소리 감소 기능 등은 포함되었으나 주파수 끌어내림 기능은 포함시키지 않았음.
- Vent는 1 mm로 만들어 주었음.

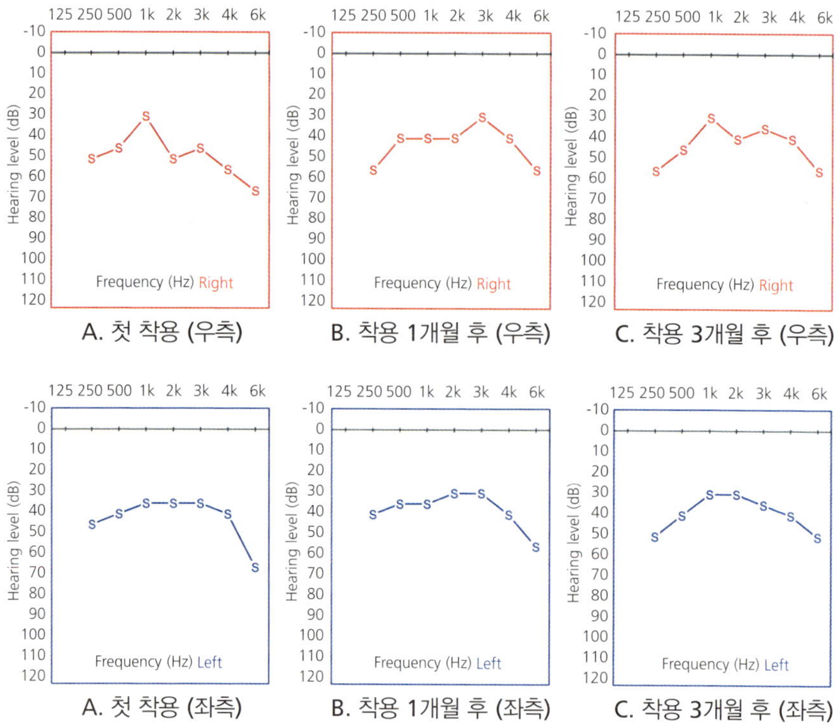

그림 9 증례2 환자의 보청기 착용 후 기능이득검사.

보청기 착용 후 우측은 16% (착용 전 80 dB 자극음) → 32% (1개월. 60 dB 자극음) → 36% (3개월. 60 dB 자극음). 좌측은 40% (착용 전 80 dB 자극음) → 48% (1개월. 60 dB 자극음) → 56% (3개월. 60 dB 자극음).

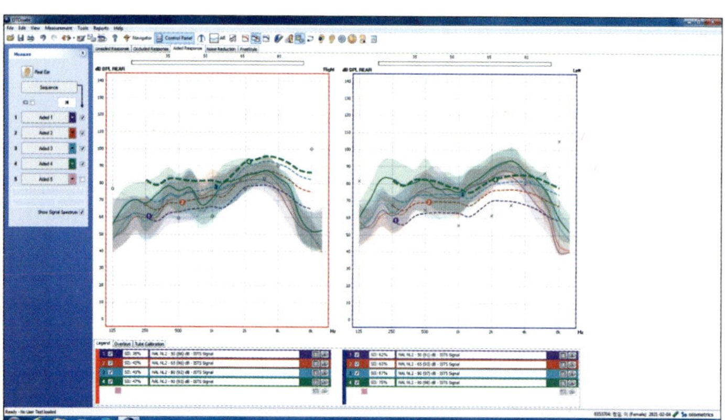

그림 10 증례2 환자의 REM 결과

- 보청기 착용과 관련하여 폐쇄감이나 피드백 등의 불편함은 없고 하루에 8시간 이상 꾸준히 사용하고 있으나 아직은 주관적인 만족도는 별로 없는 상태임.
- HHIE 장애점수도 착용 전후 모두 34점으로 동일.
- 앞선 공식에 따라 계산을 해보면, 보청기를 1년 꾸준히 착용했을 때 우측은 52%, 좌측은 70% 정도까지 개선이 가능할 수 있기 때문에 더 꾸준히 보청기 보청기를 착용하도록 하였음.
- 이때 보청기를 통한 지속적인 청각적 자극이 인지기능을 떨어뜨리는 것을 방지할 수도 있다는 사실을 알리며 보청기 착용을 지속적으로 격려할 필요가 있음.

Section

05

고음급추형(ski-slope) 난청

고주파 영역으로 갈수록 청력소실이 심해지는 하강형 난청 형태 중 고주파 영역의 하강 정도가 더 급격한 경우를 고음급추형(Ski-slope형) 난청이라고 한다. 그런데, 경사가 비교적 완만한 하강형 난청도 문헌에서 때때로 ski-slope형 난청이라고 불리기 때문에 다소 용어상 혼란이 존재한다. 따라서 본 장에서는 고주파 영역으로 갈수록 옥타브당 25 dB 이상으로 급격하게 떨어지는 형태의 청력을 고음급추형 난청으로 칭하고 이에 대해 서술하고자 한다.

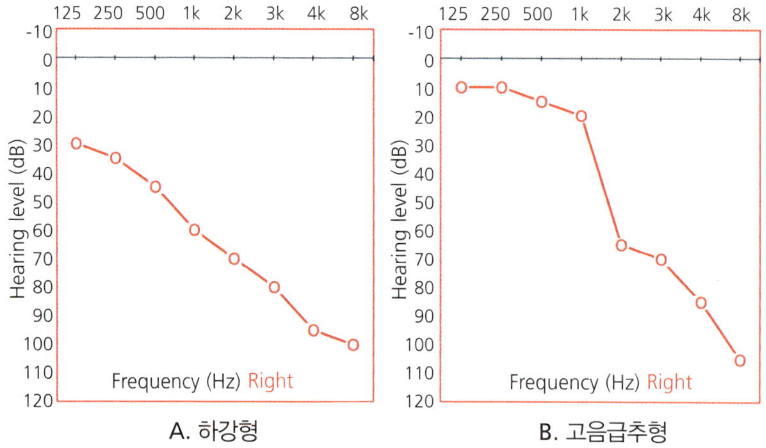

그림 1 하강형 난청과 고음급추형 난청의 구분

고음급추형 난청에서는 인접한 주파수 간 청력역치 차이가 25 dB 이상 존재한다(1 kHz와 2 kHz 사이).

과거 이런 고음급추형 난청에 해당하는 환자들은 보청기의 착용이 매우 곤란하였는데, 이는 고주파 영역에만 선택적으로 충분한 이득을 제공하기 어려웠기 때문이다. 예를 들어 단순히 출력을 올리는 것만으로는 오히려 음향되울림(feedback)이 증가하여 보청기 착용이 오히려 더 불편하다. 다만 디지털 기술의 발전에 따라 보청기에도 여러 기술이 적용되면서 이런 유형의 난청을 가진 환자들도 점차 보청기를 통해 더 성공적인 청각재활을 달성할 수 있을 것으로 생각된다.

1 청각소실/어음분별력 특징

- 저-중주파 영역이 양호한 경우 조용한 공간에서 1대 1로 대화하는 상황에서는 별 불편을 느끼지 않음.
- 반면 소음 상황이나 여러 사람이 함께 대화할 때 불편함이 커짐.
- 상대적으로 목소리의 톤이 높은 여성이나 아이들의 말소리가 잘 들리지 않는 것이 특징임.
- 고음급추형 난청은 비교적 잘 보존된 저주파와 소실이 큰 고주파 영역, 중주파 영역의 소실 정도에 따라 환자별 차이가 발생.

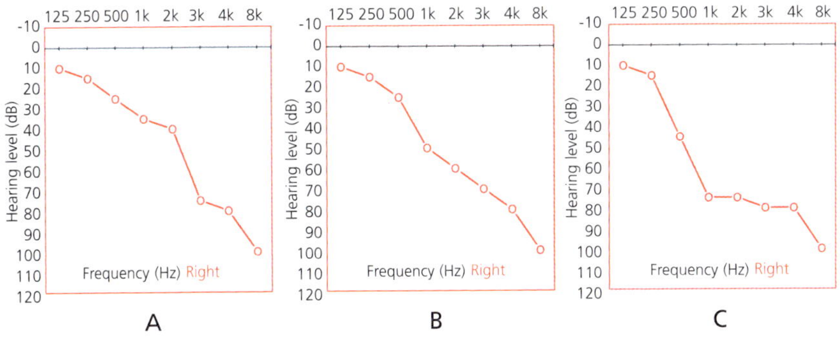

그림 2 고음급추형 난청의 청력도 유형.

1-2 kHz의 청력 소실 정도에 따라 차이가 발생한다.

- 보청기를 선택하고 적합하는 과정에서도 환자의 청력이 **그림 2**의 (A)에 가까운 형태인지, (B)에 가까운 형태인지를 구분하는 것이 중요함.
- (A) 형태를 '사례유형 1', 그리고 (B)의 형태를 '사례유형 2'로 구별하여 설명

(1) 고음급추형에서 보청기를 사용하는 유형

사례유형 1 : 1-2 kHz 영역의 청력이 상대적으로 좋은 경우 (그림 2A)

- 조용한 곳에서 대화할 때는 아무런 문제가 없음.
- 기존 청능을 방해하지 않는 것이 목표. 즉, 조용한 청취 환경에서 기존 청능을 보청기가 방해해선 안됨.

사례유형 2 : 1-2 kHz 청력도 떨어지는 경우 (그림 2B)

- 앞서 나온 중도난청 환자와 비슷하다고 생각하면 됨. 일상 생활에서도 약간의 불편이 있기 때문에 0.5-2 kHz에 중점을 두고 보청기 조절이 필요함.

(2) 와우소실영역(cochlear dead region)의 이해

- 노화성 난청을 포함한 대부분의 감각신경성 난청은 외유모세포(outer hair cell)의 손상에서 시작
- 그러나 이런 손상이 점차 진행되면 이제 외유모세포뿐만 아니라 내유모세포(inner hair cell) 및 나선신경절(spiral ganglion)도 망가지기 시작함. 외유모세포가 손상된 것이 아닌, 내유모세포 또는 나선신경절 세포의 심한 손상이나 소실로 인해 소리 전달 기능을 상실한 영역을 와우소실영역이라고 함.
- 어떤 특정 주파수가 아래 제시된 청력역치에 해당될 때, 내유모세포와 나선신경절의 손상이 있는 와우소실영역의 존재를 의심해볼 수 있음.
  - 고주파수에서 청력역치가 90 dB HL 를 초과 (예시: 4000 Hz의 청력역치가 95 dB HL 로 측정되면 이 환자의 4000 Hz에는 와우소실영역이 있을 것이다)

- 저주파수에서 청력역치가 75-80 dB HL 를 초과 (예시: 500 Hz의 청력역치가 85 dB HL 로 측정되면 이 환자의 500 Hz에는 와우소실영역이 있을 것이다)
- 1 옥타브 사이의 청력역치 차이가 50 dB HL 이상일 때 (예시: 2000 Hz의 청력역치가 30 dB HL 이고 2000 Hz의 청력역치가 85 dB HL 인 경우 이 환자의 2000 Hz에는 와우소실영역이 있을 것이다)

(3) 탈주파수인지(off-frequency listening)

- 특정 주파수에 와우소실영역이 있음에도 순음청력역치 값이 측정되기도 함 → 해당 주파수가 아닌 주변부의 내유모세포와 나선신경절이 반응한 것. 이를 '탈주파수인지'라고 부름.
- 예를 들어, 2 kHz에 와우소실영역이 있어 이 영역의 실제 청력역치는 90 dB HL 이상임에도, 1 kHz 영역의 내유모세포와 나선신경절이 반응함으로써 청력역치가 90 dB HL 보다 낮게, 75 dB HL 정도로 측정될 수도 있음.
- 만약 이 환자에 보청기 피팅을 할 때, 2 kHz의 청력역치를 75 dB HL 로 생각하고 이득을 주게 될 텐데, 이 환자의 2 kHz 청력역치는 사실 90 dB HL 이상으로 보청기의 효과가 없고 오히려 환자를 더 불편하게 만들 수 있음.

(4) 와우소실영역의 측정

- 와우소실영역의 정확한 측정은 심리음향학적 동조곡선(psychophysical tuning curves; PTCs) 사용하는 것인데 이는 임상에서 측정하기가 현실적으로 불가능
- 임상에서 그나마 사용해볼 수 있는 것은 threshold-equalizing noise (TEN) test (청력역치등가소음 검사법; 이하 TEN 검사)가 있음. 이는 2채널 청력검사기에 내장되어 있어 임상에서도 비교적 쉽게 사용해볼 수 있음. 다만 TEN 검사 결과의 정확도 및 검사 결과의 활용에 있어서는 아직 정립한 부분이 많기 때문에 더 많은 연구가 필요함.

청력역치등가소음 검사법(threshold-equalizing noise test; TEN test)

- 검사방법
- 2채널 청력검사기 필요; 0.5~4 kHz를 검사합니다.
- TEN와 순음을 같이 귀에 들려주는데(동측 차폐 ipsilateral masking),
- TEN 크기는 아래처럼 고정하여 들려주는 상태에서
  - 60 dB HL 이하 난청은 70 dB TEN으로 고정합니다.
  - 70 dB HL 이상 난청은(청력역치 + 10) dB TEN으로 고정합니다.
  - TEN이 너무 크거나 최대치인 90 dB HL에 도달하면(청력역치) dB TEN으로 고정; 청력역치가 90 dBHL를 넘어서 TEN test가 불가능하면 그 검사 영역은 와우소실영역으로 간주합니다.
- 순음을 들을 때까지 2 dB step씩 순음을 올립니다.
- 청력도에는 △ 혹은 TEN으로 기록합니다.

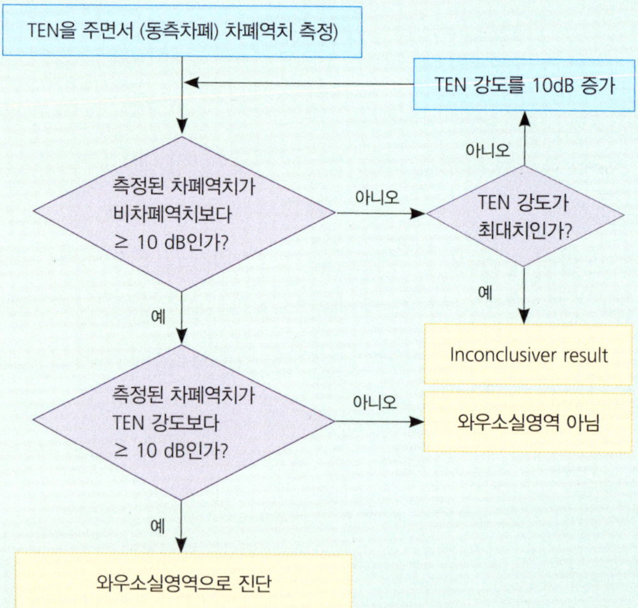

TEN 검사의 결과 판정법

- 결과 판정 예시
  - 70 dB HL 난청인이 80 dB TEN을 준 상태에서 80~90 dB의 순음을 듣는다 → 와우소실영역이 없음.
  - 70 dB HL 난청인이 80 dB TEN을 준 상태에서 90 dB이상에서 순음을 듣는다 → 와우소실영역이 있음.

그림 3 TEN 검사의 과정 및 결과 판정 방법

(5) 와우소실영역의 임상적 의미

- 와우소실영역에 해당하는 주파수의 순음은 깨끗한 음조(pitch)를 지각하지 못하게 되어 인지하게 되는 음조가 간혹 정상 음조와 다르게 들림.
- 고주파수 와우소실영역 내의 증폭은 어음명료도를 향상 시키지 못하고 때때로 더 악화시킬 수 있음.
- 저주파수 와우소실영역이 있는 환자에서 증폭의 optimal form은 아직 불분명함. 다만 와우소실영역이 확인된다면 증폭은 피하는 것이 좋음.
- 광범위한 와우소실영역이 있는 환자는 와우소실영역이 없는 경우보다 보청기 이득이 적고 보청기를 사용하더라도 여전히 어음명료도가 불량함.
- 와우소실영역이 있는 주파수는 오히려 소리증폭을 하지 않거나 목표 이득의 50-80% 정도로 줄여서 주는 것이 더 좋을 수 있음.
- 주파수 끌어내림(frequency lowering) 기술이 도움이 될 수 있음.

2 보청기 선택

- 보청기의 선택은 앞서 언급한 사례유형1과 사례유형2에 따라 다르다. 각각으로 나눠서 생각을 해보는 것이 좋다.

사례유형 1 : 1-2 kHz 영역의 청력이 상대적으로 좋은 경우 (그림 2A)

- 조용한 청취 환경에서 기존 청능을 방해하지 않고,
- 고주파 영역 이득을 제공하여 소음상황 및 다자간 대화 시 어음명료도를 높임.
- 이를 고려하면 RIC 보청기가 가장 적절함.
- RIC 보청기에서 open dome을 사용하면 폐쇄효과가 적어, 저주파 청력이 보존된 경우가 많은 고음급추형 난청 환자에서 적합. 마이크로폰과 리시버의 거리가 멀어 피드백 현상도 적다는 장점
- 미용적인 이유로 CIC의 선호도가 높지만 CIC는 폐쇄효과를 유발할 수 있어 오히려 더 불편 → 우선적으로 권장하긴 어려움. CIC를 부득이하

게 사용하게 될 때는 vent를 충분히 만들어 주어야 함.

사례유형 2 : 1-2 kHz 청력도 떨어지는 경우 (그림 2B)

- RIC와 CIC 모두 가능하나 각각의 장단점이 있음.
- RIC가 폐쇄효과와 피드백 방지에 효과적이나 사례유형1과 다르게 저-중주파 영역에서도 출력을 주어야 하기 때문에 완전한 open dome이 아닌 tulip dome이나 double dome을 사용해야 할 수도 있음.
- CIC는 이개의 집음 효과(6 dB 이득)와 외이도 공명(3 kHz에서 15 dB, 2-5 kHz에서 10 dB 이득)을 그대로 활용 가능.
- Vent나 damper를 사용해서 폐쇄효과와 피드백 현상을 잘 조절할 수만 있다면 미용적인 장점과 더불어 환자의 만족도를 높일 수 있음.

보청기의 부가기능과 관련된 고려사항

- **채널** : 채널 수가 많은 것을 권장. 인접한 주파수에서 청력이 급격하게 떨어지기 때문에 이득을 세부적으로 구분하여 제공하지 못한다면 오히려 보청기가 더 불편해질 수 있음을 고려해야 함.
- **피드백 제거** : 고음급추형 난청 환자들은 대부분 고주파 영역의 청력감소가 두드러지기 때문에 고주파 영역에 충분한 이득을 주어야 하지만 피드백 현상이 발생할 위험이 있음. 따라서 가능하다면 피드백을 제거할 수 있는 기능을 갖춘 보청기를 착용하는 것이 좋음.
- **주파수 끌어내림(frequency lowering)** : 주파수 끌어내림 혹은 주파수 전위라고 부르는 기능이 도움이 될 수 있음. 자세한 내용은 chapter 4에 기술되어 있음.

3 피팅 방법 및 재활과정

고음급추형 난청 환자의 보청기 착용 및 피팅의 목표는 크게 세가지로 볼 수 있다.

- 목표 1 : 보청기를 통한 청음의 편안함을 유지; 특히 음향되울림의 해결
- 목표 2 : 조용한 청취 환경에서 허용할 만한 음질을 유지; 특히 폐쇄현상의 해결
- 목표 3 : 일상 청취 환경에서 청능의 상당한 개선; 특히 소음 하 청취 시 어음명료도의 향상. 다양한 청취 환경으로의 전환 시 편안한 청음

사례유형 1 : 1-2 kHz 영역의 청력이 상대적으로 좋은 경우 (그림 2A)

- 목표 2가 가장 중요함 → RIC 보청기의 open dome을 사용하는 것만으로도 달성이 가능.
- 4 kHz 이상의 고주파 영역에서 와우소실영역이 있다고 판단되면 해당 영역은 과감하게 증폭을 아예 하지 않는 것이 나음; 와우소실영역의 증폭은 오히려 방해만 되므로 목표 2 달성을 방해.
- 그 다음 목표 1의 달성을 시도 → 이는 1-3 kHz 이득을 강화하는 것.

사례유형 2 : 1-2 kHz 청력도 떨어지는 경우 (그림 2B)

- 0.5-2 kHz에 중점을 두고 목표 이득을 설정.
- **그림 4**를 예시로 생각.
- 와우소실영역이 존재한다고 생각되는 고주파 영역은 과감하게 증폭을

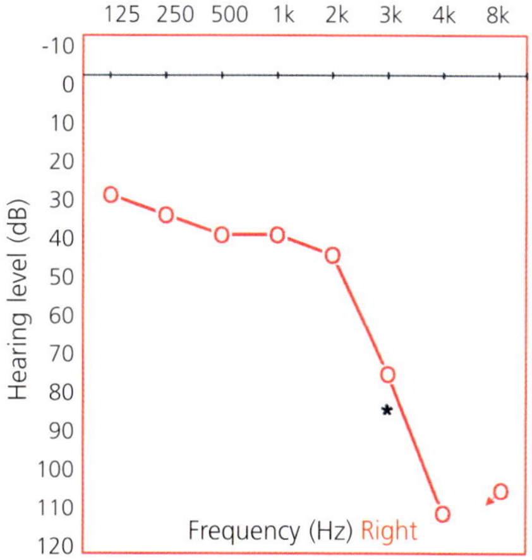

그림 4 저-중주파에 중도난청이 있으면서 3 kHz부터 급격히 청력이 떨어지는 경우.
3 kHz는 와우소실영역이 존재할 가능성이 있다.

하지 않거나 목표 값을 많이 낮춰서 증폭. 그림 4에서 4 kHz 이상은 와우소실영역의 존재가 비교적 확실히 예상됨.

- 0.5-2 kHz는 약 40 dB 정도로 적절한 이득을 제공.
- 다소 고민이 발생하는 것이 3 kHz로 이 영역은 어음정보를 포함하고 있기 때문에 아예 배제하는 것은 적절하지 않음. 아래의 순서로 차근차근 조절.
  - TEN 검사를 할 수 있다면 3 kHz에 실제 와우소실영역이 있는지 확인
  - TEN 검사에서 와우소실영역이 없다면 일반적인 목표 값으로 설정해서 3 kHz의 이득을 제공
  - TEN 검사를 시행할 수 없거나, TEN에서 와우소실영역이 있다고 판단되면 일반적인 목표 이득의 약 50-80% 정도에서 시작하여 서서히 올림
  - 3개월 이상의 기간을 두고 조절. 목표한 이득을 달성했음에도 환자가 만족스럽지 않거나 소리가 더 울리는 등 편안한 청취가 불가능하면 주파수 끌어내림 기능의 적용을 고려해볼 수 있음

4 보청기 처방과 관련된 다양한 상황에서의 고려사항 (Troubleshooting)

- **2 kHz까지는 약 30 dB 정도로 청력이 매우 좋은데요, 4 kHz 이상 주파수에서는 70 dB 이상으로 청력이 급격히 감소합니다. 보청기 처방을 권유하는 것이 좋을까요? 4 kHz 이상 주파수의 청력역치는 보청기 증폭을 해도 효과가 없을 것 같습니다.**

  이런 환자의 경우 가장 먼저 3 kHz의 청력역치를 확인해보는 것이 좋습니다. 보통 750 Hz, 1.5 kHz, 3 kHz 등의 주파수는 검사 시 생략되는 경우가 많은데 급격히 청력이 떨어지는 구간 사이에 이 주파수들이 포함된다면 확인을 하는 것이 좋겠습니다. 만약 3 kHz의 청력이 보청기 증폭으로 해결할 수 있을 정도의 난청 수준을 보이고, 환자도 어떤 불편

감을 느껴 보청기 착용을 원한다면 처방은 가능합니다(저주파가 워낙 좋기 때문에 오픈형인 RIC 보청기를 처방 해야 합니다). 다만 환자가 만족하는 만큼 개선이 없을 수도 있기 때문에 충분한 상담이 선행될 필요가 있습니다.

그러나 그 외의 경우, 특히 환자는 보청기 착용의 필요성을 별로 느끼지 못하고 있는 경우라면 먼저 보청기 착용을 권유하는 것은 다소 어렵습니다. 저주파 청력은 많이 좋고 고주파 청력이 많이 나쁘기 때문에, 폐쇄감과 소리되울림(피드백)의 문제가 발생할 수 있습니다. 오픈형 보청기를 사용하고, 고주파 이득을 줄여서 두 문제를 해결할 수도 있겠지만 고주파 이득을 줄이게 되면 그만큼 고주파 영역을 덜 증폭시키기 때문에 서로 상충하는 결과를 초래합니다. 결국 어떻게 해도 환자의 만족도가 떨어질 수 있습니다.

- **혹시 이명에는 도움이 될 수 있을까요?**

고주파 영역 소실이 심하기 때문에 이명을 호소합니다. 난청이 동반된 이명에서 난청 치료를 위한 보청기 처방은 이명 치료의 핵심요소입니다. 앞서 설명한 사례유형2에 해당하는 환자들은 보청기 처방으로 청각학적 이득을 분명하게 얻기 때문에 이명에도 효과적이라고 생각됩니다. 사례유형1, 대략 2 kHz까지의 청력이 양호한 경우는 고주파 영역 청력 소실의 크기에 따라 결정해야 하겠습니다. 3 kHz 이상 영역의 청력역치가 70 dB HL 이하라면 이명치료를 목적으로 보청기 처방도 해볼만 하겠습니다. 소리발생기 기능이 포함된 보청기를 사용할 수 있다면 더 좋겠습니다.

그러나 고주파 영역의 청력역치가 90 dB HL 이상이라면 조금 주저하게 될 것 같습니다. 와우소실영역이 문제입니다. 고주파 영역의 경우 청력이 90 dB HL 이상이라면 와우소실영역이 존재할 것이기 때문에 보청기를 통한 증폭이 소리만 왕왕거리게 하는 더 불편감만 제공할 수도 있기 때문입니다.

- **와우소실영역의 확인을 위해서 TEN 검사를 반드시 시행해야 할까요?**

검사를 시행할 수 있는 여건이 된다면 당연히 검사를 시행해서 와우소실영역의 존재를 확인하는 것이 좋겠습니다. 그러나 이 TEN 검사 자체도 임상에서 그나마 해볼 수 있는 검사 정도로 와우소실영역의 존재를 정확히 예측하는 것은 아닙니다.

청력역치가 90 dB 이상이라면 와우소실영역이 존재한다는 것에는 대체적으로 의견이 일치하고 있습니다. 또한 어차피 이 정도의 청력은 보청기 증폭으로 효과를 보기 어렵다는 것은 이미 모두 알고 있습니다. 이런 경우는 굳이 TEN 검사를 시행할 필요는 없겠습니다.

문제는 대략 70 dB 내외의 청력역치가 되겠습니다. 특히 고음급추형 난청에서는 탈주파수인지 현상 때문에 어떤 주파수의 청력역치가 70 dB 라고 하더라도 실제 청력역치는 그보다 더 나쁠 수도 있습니다. TEN 검사를 시행해서 와우소실영역이 존재하는 지 확인해보는 것이 방법이 될 수 있습니다. 그러나 TEN 검사 자체가 완벽한 것이 아님을 고려해야 합니다. TEN 검사에서 와우소실영역이 있다고 판정되어도 실제 소실영역은 없을 수도 있습니다. 그리고 반대도 가능합니다.

저-중주파 청력이 결국 중요할 것으로 생각합니다. 사례유형2의 경우처럼 1-2 kHz도 40 dB 이상으로 청력이 감소되어 있는 경우라면 와우소실영역의 존재 여부와 상관 없이 0.5-2 kHz 증폭으로 보청기의 효과를 어쨌든 볼 수 있고, 와우소실영역의 존재가 의심되는 영역은 이득을 조절해가며 알아갈 수 있습니다. 이득을 서서히 올려도 환자가 오히려 만족한다면 와우소실영역은 없다고 볼 수 있을 것이고, 이득을 조금만 올려도 불편감을 느낀다면 와우소실영역이 있고 해당 영역의 증폭을 아예 꺼버리거나 많이 줄여도 됩니다. 환자는 0.5-2 kHz 영역의 개선으로 소기의 목적은 어느 정도 달성했기 때문에 보청기를 잘 사용할 가능성이 높습니다. 이런 경우 TEN 검사를 시행하지 않아도 보청기 조절을 통해 알아갈 수 있기 때문에 TEN 검사를 굳이 안 해도 되겠습니다.

1-2 kHz 청력 좋고 3-4 kHz에서 청력이 급격히 감소하는 청력도를 보이고 있고 환자가 보청기 착용 여부에 대해 고민하고 있다면 TEN 검

사를 해보는 것도 도움이 될 것으로 생각합니다. 3 kHz 이상에서 와우소실영역이 없다면 보청기를 처방해볼 수 있겠으나 와우소실영역이 관찰된다면 재고 해보는 것이 좋겠습니다.

5 여러가지 증례들

〈증례1〉 고음급추형 청력을 보이는 46세 여자 환자

- 46세 여자 환자로 1 kHz 영역의 청력은 80 dB, 이어 2 kHz부터 115 dB로 급격하게 떨어지는 청력도를 보였음.
- 아래 조건의 보청기를 처방하였음.

모델 : Audeo P50-R	타입 : RIC	배터리 : 충전식
처리방식 : Digital	채널 : 16ch	출력/이득 : 114/51
Mic : REAL EAR SOUND	Sound Recover: ON	Tinntius generator : Off
Dome : Open dome	VENT : 없음	

- RIC 보청기 open dome으로 시작. 저주파 이득이 부족할 수 있다는 염려가 있었으나 만약 저주파 이득이 부족하면 dome의 형태를 변경할 것도 고려
- 고주파 소실이 커서 주파수 끌어내림 기능을 포함시켰음.
- 제조사 자체 피팅 공식을 설정 후 기본 조절 값을 90%에서 100%로 증가.
- 주파수 끌어내림 기술 – SoundRecover2 (adaptive compression)을 적용해서 1.5 kHz까지 주파수를 압축. 2 kHz부터는 청력역치가 110 dB 이상으로 증폭은 의미가 없을 것으로 판단.
- 주파수 끌어내림(SoundRecover2)을 켜면 기존에 들리지 않던 고주파수 소리(예를 들면 물 흐르는 소리)가 크게 들리지만 조금 어색하게 들린다고 함.
- SoundRecover2를 끄면 고주파수 소리는 작아지지만 소리 자체는 더 자연스럽다고 함.

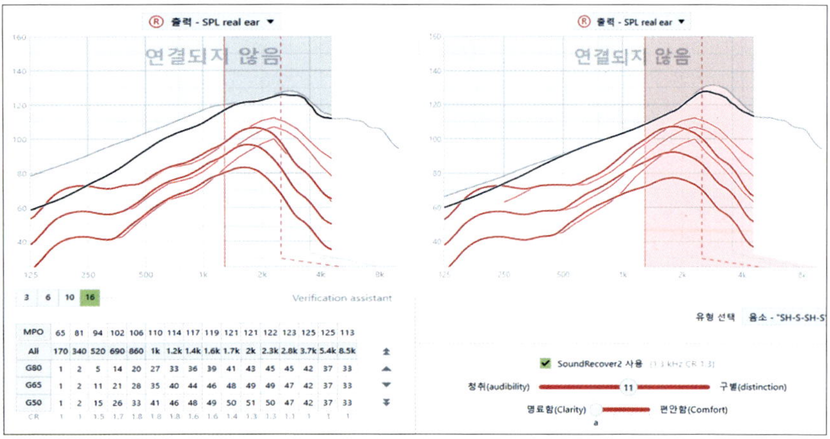

그림 5 예시 환자의 보청기 적합 결과

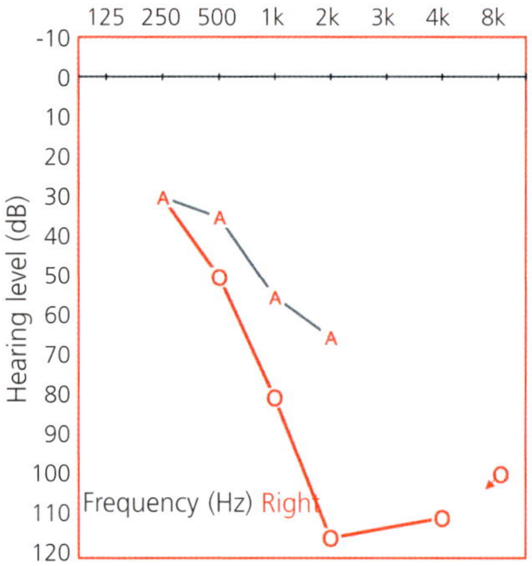

그림 6 예시 환자의 보청기 적합 결과

〈증례2〉 고음급추형 청력을 보이는 45세 남자 환자 (frequency compression)

- 주파수 끌어내림 기능 중 frequency compression을 사용한 증례
- 고주파 소실을 알고 있었으나 점차 말소리를 알아듣는 것이 어려워 내원. 특히 우측이 더 불편.

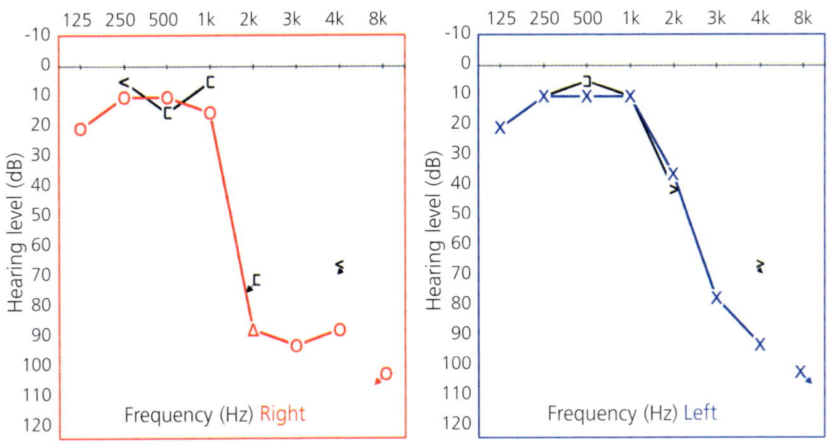

	SRT	WRS
Rt	30 dB HL	80% (75 dB HL)
Lt	20 dB HL	92% (60 dB HL)

그림 7 증례 2 환자의 보청기 착용 전 청력도.
그림에는 명확히 표현되지 못했으나, 1.5 kHz에서의 청력역치는 30 dB로 1.5 kHz까지는 청력이 상대적으로 많이 남아 있었음.

- 우측은 2 kHz부터 소실 크기가 매우 크며, 좌측은 3 kHz부터 소실이 큼.
- 우측 보청기 착용을 시작. 저주파는 잘 보존되어 있기 때문에 폐쇄효과 예방을 위해 RIC 보청기로 권유.
- 우측 2 kHz부터는 와우소실영역이 함께 존재할 가능성이 높다고 판단. 주파수 끌어내림 기능이 포함된 보청기를 착용하도록 하였음.
- 1 kHz를 기준으로 명확히 차이가 나기 때문에, 채널 수가 매우 높은 보청기를 권유하지는 않음. 8채널 보청기로 결정 (출력/이득 109/45).
- 주파수 끌어내림 기능을 바로 적용을 시작 (Frequency compression을 시행) 고주파 소실의 크기가 커서 일반적인 증폭으로 좋은 결과를 기대하기는 어렵다고 판단. 만약 소실의 크기가 60 dB 정도였다면 주파수 끌어내림 기능을 바로 적용하지는 않았을 것.

- 주파수 압축을 시행하는 cut off frequency를 3 kHz로 결정 (보청기의 채널 상 2.8 kHz 이상부터 압축하여 증폭).
- 사실 환자의 청력을 고려하면, cut off frequency는 3 kHz 보다는 더 저주파로 잡아야 하는 것이 맞을 수 있음. 그러나 주파수 끌어내림 기능이 결국은 소리의 왜곡을 일으키는 것이기 때문에 환자 입장에서 소리가 불편하게 들릴 수 있음. 이 환자의 경우 3 kHz는 어차피 소실 정도가 커서 왜곡을 오히려 덜 심하게 느낄 수 있고 이런 과정으로 점차 주파수 압축에 적응을 시키면서 추후 보청기에 대한 적응이 완료되었을 때 cut off frequency를 더 앞쪽(더 저주파로)으로 조절하면 효과적일 수 있음.

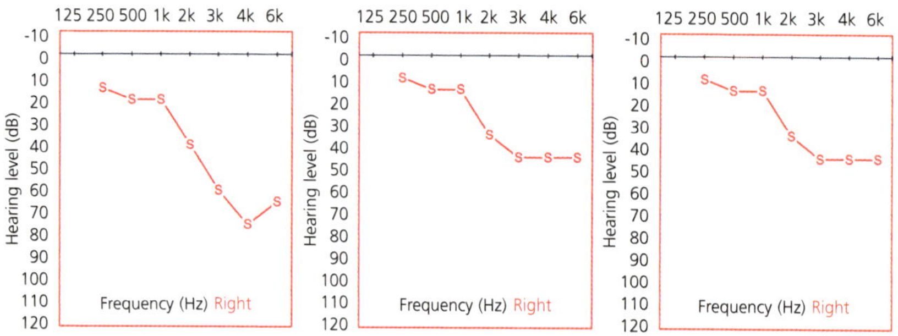

A. 첫 착용 (우측)
Cut off frequency : 2.8 kHz

B. 착용 1개월 후 (우측)
Cut off frequency : 2.8 kHz

C. 착용 3개월 후 (우측)
Cut off frequency : 2.8 kHz

그림 8 증례2 환자의 보청기 착용 후 기능이득검사.
어음명료도는 우측 75 dB 자극음에서 80%였으나, 보청기 착용 후에는 60 dB 자극음에서도 80% (1개월), 80% (3개월)가 가능.

- 환자는 비교적 금방 보청기에 적응하였고 소리도 잘 들린다고 하였음. 한달 째 내원했을 때부터 8시간 사용한다고 보고. 점차 2-3 kHz의 이득을 조금씩 증가시키도록 하였음.
- 첫 착용 시 만족도가 떨어지면 cut off frequency를 더 저주파 영역으로 낮출 계획이었으나 만족도가 높아 3개월은 그대로 유지하였음. 다만 여기서의 청력 개선 효과는 frequency compression에 의한 효과가 아닌 단순히 2 kHz의 증폭 때문일 수도 있음.

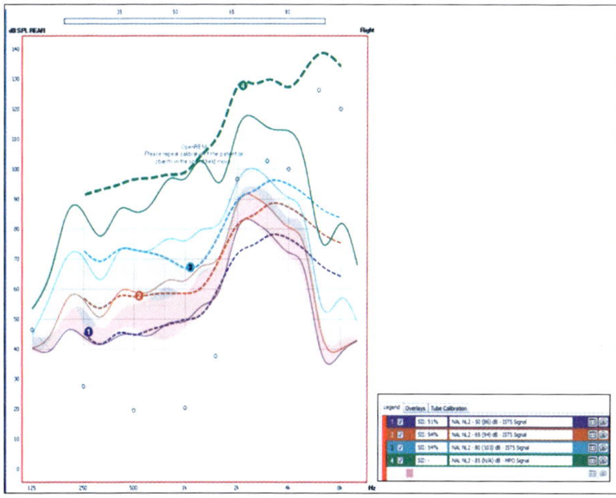

그림 9 증례2 환자의 REM 그래프

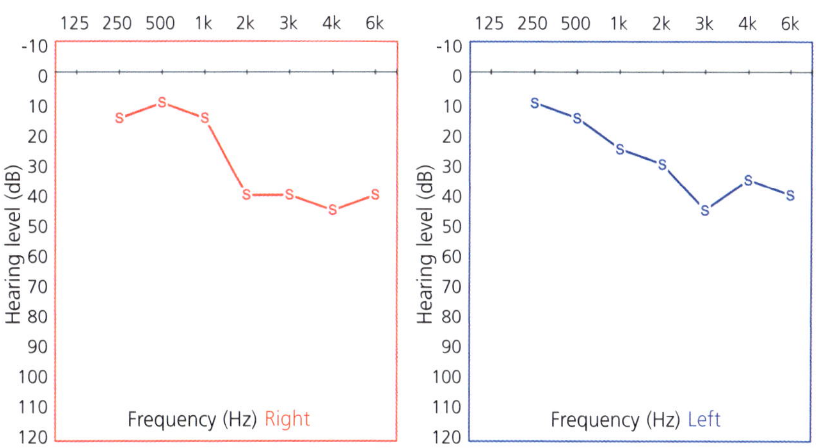

	SRT	WRS
Rt		76% (55 dB HL)
Lt		88% (55 dB HL)

그림 10 증례2 환자의 양측 보청기 착용 후 기능이득검사 결과 (우측 6개월 좌측 1개월).

Frequency compression에서 cut off frequency는 우측은 1.5 kHz, 좌측은 3.0 kHz.

- 좌측 보청기도 시작하기로 하였고 이때 우측 cut off frequency도 조금 더 낮춰볼 것을 고려
- 좌측 보청기도 RIC 형태로 동일하게 시작. 적합도 비슷하게 진행. 주파수 끌어내림 중 frequency compression으로 동일하게 시행하였고 여기도 3 kHz를 cut off frequency로 하였음.
- 좌측 보청기를 시작하면서 우측 cut off frequency도 1.5 kHz로 낮추었음.

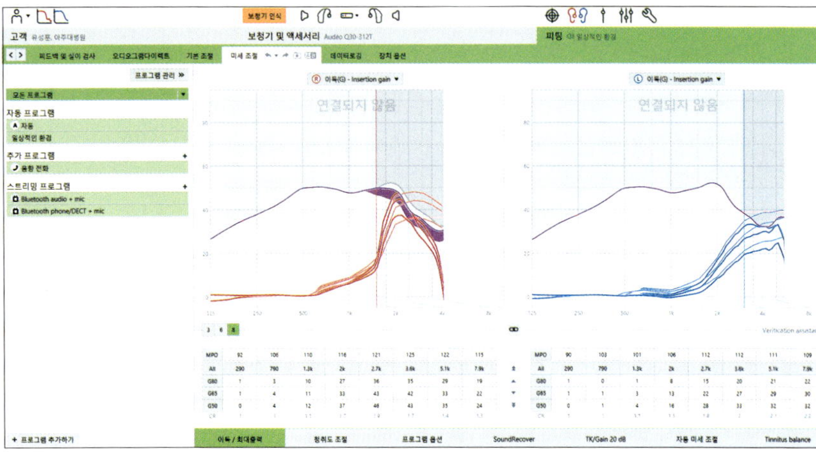

그림 11 **Frequency compression을 시행한 보청기 적합 프로그램 화면.**
우측은 1.5-8 kHz 영역을 압축시켜서 기존 범위의 절반 정도 영역으로 몰아서 넣음 (압축비 CR 2.0). 좌측은 3-8 kHz 영역을 압축시켜서 넣은 것을 볼 수 있음.

- 우측 compression에 대한 cut off frequency를 더 내렸음에도 만족도가 양호함.
- 설문지 중 HHIE 점수가 착용 전 36점이었고 우측 착용 후 30점으로 감소. 이어서 좌측 착용을 시작한 후부터는 4점으로 크게 감소하여 만족도는 좋았던 환자.

〈증례3〉 고음급추형 청력을 보이는 53세 여자 환자 (frequency compression)

- 앞선 증례와 동일하게 주파수 끌어내림 기능 중 frequency compression을 사용한 증례.
- 양측 난청으로 내원하였고 우측은 1 kHz부터 소실 크기가 크고 좌측은 1.5 kHz부터 소실이 컸던 환자. 어음명료도도 매우 낮았음.

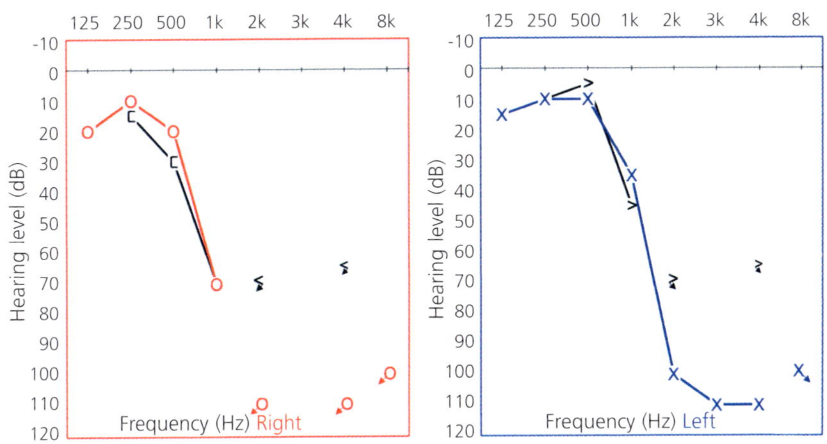

	SRT	WRS
Rt	60 dB HL	16% (80 dB HL)
Lt	50 dB HL	20% (80 dB HL)

그림 12 증례3 환자의 보청기 착용 전 순음청력도 및 어음명료도

- 저주파는 비교적 잘 보존되어 있어 양측 RIC 형태로 권함.
- 고주파 소실이 심하여 주파수 끌어내림 기능이 있는 보청기로 결정.
- 우측은 12채널 좌측은 16채널이고 출력/이득은 양측 모두 109/45.
- 주파수 끌어내림 기능은 3.6 kHz에서부터 시작. 6개월 간 정기적으로 내원하며 보청기 적합 및 조절을 시행 받았음.

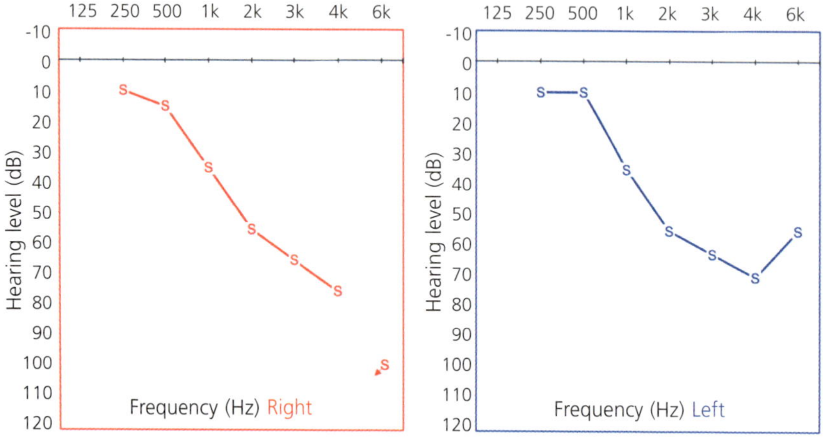

	SRT	WRS
Rt		56% (60 dB HL)
Lt		60% (60 dB HL)

그림 13 증례2 환자의 양측 보청기 착용 후 6개월에서 기능이득검사 결과 (Frequency compression의 cut off frequency는 3.6 kHz).

- 좌측은 소리가 편안하다고 하였으나 우측은 소리가 딱딱거리면서 시끄럽고 소리가 세서 발음을 알아듣지 못한다고 하였음. 6개월을 비교적 잘 사용하였음에도 이 현상은 잘 개선되지 않음.
- 우측 주파수 압축의 cut off frequency를 2 kHz로 당겨서 착용 시작.

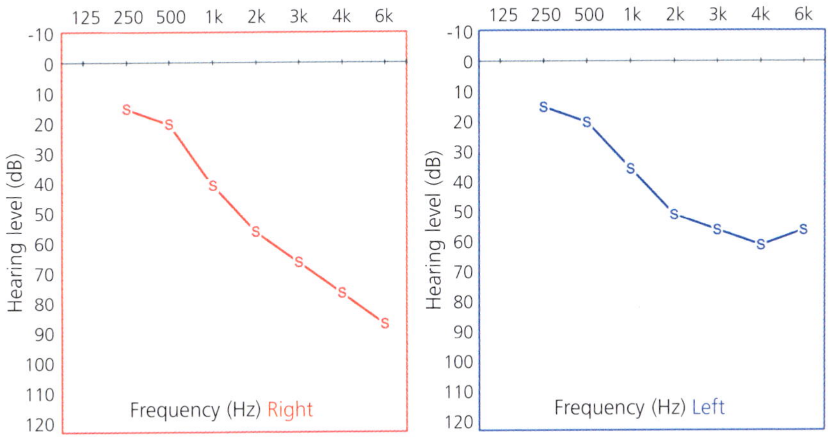

	SRT	WRS
Rt		48% (55 dB HL)
Lt		56% (55 dB HL)

그림 14 증례2 환자의 양측 보청기 착용 후 1년 6개월에서 기능이득검사 결과 (Frequency compression의 cut off frequency는 우측은 2 kHz 좌측은 3.6 kHz).

- 우측도 소리가 더 편안하게 들린다고 하였음. 충분한 기간을 착용하고 주파수 끌어내림 기능도 불편함 없이 사용하고 있음에도 어음명료도가 더 상승하지는 않음.
- HHIE에서도 보청기 착용 전 장애점수가 96점으로 매우 높았음. 2년 가까이 착용하고 시행한 HHIE 점수는 68점으로 기존 점수보다 감소한 건 사실이나 여전히 불편함의 크기는 큼.

〈증례4〉 좌측 이명과 난청으로 내원한 55세 여자환자 (frequency transposition)

- 주파수 끌어내림 기능 중 frequency transposition에 해당하는 기능을 사용한 증례

- 좌측 귀의 청력저하와 이명으로 내원하였음.
- 청력검사상 우측은 정상. 좌측은 3 kHz부터 청력감소가 뚜렷한 고음급추형 난청에 해당.
- 2 kHz까지가 비교적 양호하였음에도 어음명료도가 72%로 많이 감소되어 있었음.

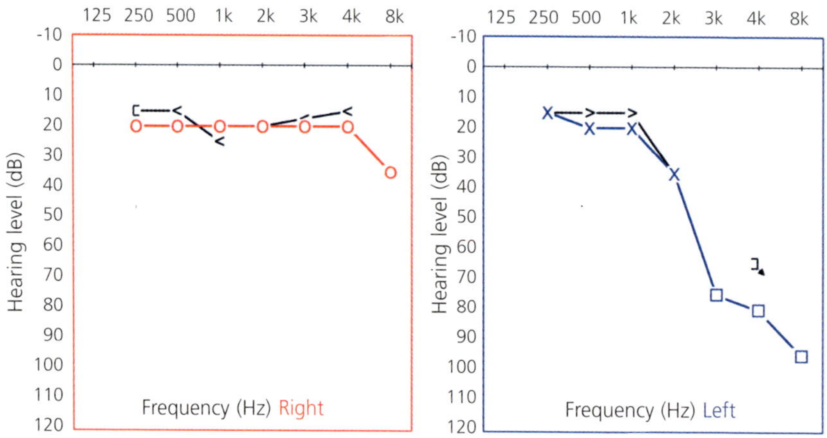

	SRT	WRS
Rt	25 dB HL	96% (60 dB HL)
Lt	20 dB HL	72% (70 dB HL)

그림 15 증례4 환자의 보청기 착용 전 순음청력도 및 어음명료도

- 고음급추형 난청이기 때문에 우선 좌측 RIC 보청기로 권유
- 주파수 끌어내림 기능은 포함시킨 보청기로 처방.
- 청력이 급격히 떨어지는 지점이 명확하기 때문에 채널수가 많을 필요는 없었음 → 실제로 3채널 보청기로 구입 (출력/이득 118/61)
- 이명 억제 기능도 포함된 걸로 구입하였음.
- 환자가 구입한 보청기에 포함된 주파수 끌어내림 기능은 frequency

transposition에 해당 (주파수 끌어내림 기능은 각 보청기 제조 회사별 고유의 기능을 적용하며 frequency compression을 사용하는 회사도 있고 frequency transposition을 사용하는 회사도 있음).

- 보청기 착용과 동시에 좌측 frequency transposition 기능을 바로 적용
※ 주파수 끌어내림 기능을 처음부터 시도할지, 아니면 처음에는 일반적인 방식으로 고주파 이득을 주면서 보청기를 적응시키고 효과가 부족할 때 주파수 끌어내림을 사용할지, 어떤 것이 더 좋을 지에 대한 것은 명확하지는 않음. 다만 이 환자는 어음명료도가 청력 수준에 비해 낮고 따라서 3 kHz 이상의 고주파 영역은 일반적인 증폭으로는 효과가 기대되지 어려울 것이 예상. 나중에 주파수 끌어내림 기능을 적용하면 보청기에 또 적응을 해야 하는 문제가 있음(예를 들어 첫 3개월은 일반적인 증폭을 한다고 했을 때 여기에 적응을 해야 하고, 나중에 주파수 끌어내림 기능을 적용했을 때 여기에 또 적응을 해야 하는 등 두번의 적응이 필요함). 따라서 본 환자는 두 번 적응을 한번으로 줄이기 위해 첫 착용부터 주파수 끌어내림 기능을 사용하였음.
- 3 kHz를 cut off frequency로 설정하여 해당 영역의 소리는 1-2 kHz의

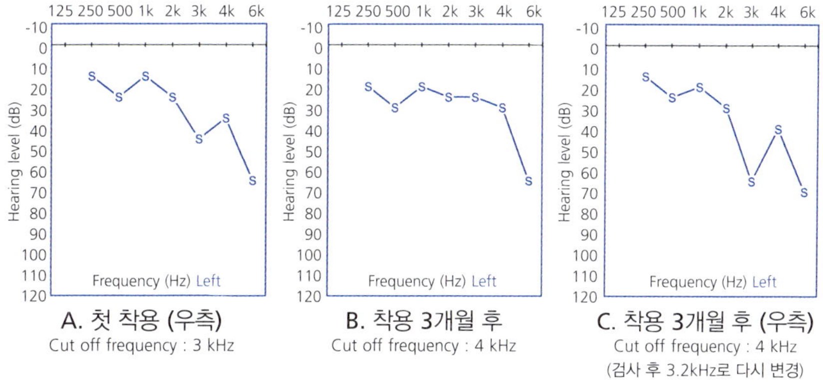

그림 16 증례4 환자의 보청기 착용 후 기능이득검사.

어음명료도는 좌측 70 dB 자극음에서 72%였으나, 보청기 착용 후에는 60 dB 자극음에서 88% (3개월), 그리고 6개월에서는 55 dB 자극음에서 72%.

영역으로 transposition 하였음.

- 첫 착용 후부터 환자는 시끄러운 곳에서 소리가 너무 크다고 하였음. 따라서 3 kHz cut off frequency를 4 kHz로 변경
- 변경 후 3 kHz의 이득은 올려주고 (5 dB 올림) 4 kHz는 이득은 조금 줄여 주었음(5 dB 감소)
- Cut off frequency 변경 후 점차 소리에 대한 불편함이 감소하고 있었음. 그러나 잡음 등이 발생하여 3-4 kHz는 조금 더 낮추는 방식으로 조절.
- 그러던 중 6개월에서 3 kHz의 이득이 크게 감소하고 어음명료도도 떨어짐. 다만 주관적으로 환자는 보청기 착용에 불편함이 없다고 하였음.
- 3 kHz의 감소가 커서 전체적으로 보청기에 대한 점검을 시행. 이후 3 kHz를 올려주었는데 소리가 불편해지고 이전 수준의 기능이득이 얻어지지 않음 → cut off frequency를 다시 3.2 kHz로 낮추었음. 처음에 3 kHz로 cut off를 잡았을 때보다는 소리가 불편하지 않아 그대로 유지하고 있음.

Section

06

저음형 난청(reverse ski-slope)

대부분의 난청 환자는 고주파수로 갈수록 청력이 나빠지는 형태를 보이기 때문에, 현재 사용하는 거의 모든 보청기의 피팅 공식은 저주파수 보다 고주파수 대역의 증폭을 더 효과적으로 할수록 설계되어 있다. 따라서 저주파수 영역의 청력, 즉 1 kHz 이하의 청력이 더 두드러지게 떨어지는 저음형 난청 또는 역경사형(reverse ski-slope)에서는 보청기의 적합이 다소 어려운 것이 사실이다. 본 장에서는 이런 역경사형 난청에서 보청기의 착용에 대해 논의하고자 한다.

1 청각소실/어음분별력의 특징

저음형 난청에서는 아래의 사항때문에 환자들이 불편을 느끼곤 한다.

- 소리의 크기가 작게 느껴짐 : 자음의 소리는 고주파에 위치하는 반면 말소리의 크기에 영향을 주는 음이 저주파 영역에 분포 → 저음형 난청 환자들은 소리가 덜 풍성하고 귀가 막힌 것처럼 느낌
- 전화통화가 불편 : 전화기를 통해 전달되는 소리는 저-중주파 대역을 주로 사용하기 때문
- 소리의 왜곡 : 울리는 듯한 자연음의 소리를 듣는 데 어려움을 느낌. 길거리에서 접근하는 자동차의 엔진 소리도 듣기 어려울 때가 있음.

2 보청기 선택

- 저주파 이득을 제공해야 하므로 오픈형 보청기보다는 귓속형(CIC) 보청기가 더 나은 선택임.
- CIC에서 환기구를 너무 크게 하면 저주파 이득 제공에 방해가 됨 → 환기구는 2 mm 미만으로.
- 오픈형 보청기를 사용할 때는 closed dome을 사용해야 하겠으나, 이는 오픈형 보청기의 장점을 살리지 못하는 것이므로 굳이 오픈형 RIC 보청기를 처방할 필요는 없을 것.
- 다채널 보청기가 선호되고 비선형 보청기, WDRC (광역동범위압축), 3개 입력 음압에 대한 이득 조절이 가능한 보청기가 권장 → 주파수별로 세세한 조절이 가능한 보청기가 좋음.
- 보통 보청기는 고주파 영역 소실이 더 뚜렷한 하강형 난청 환자들을 대상으로 개발되기 때문에, 디폴트 값으로 지정되는 여러 설정은 하강형 난청에 더 적합하게 구성 → 저음형 난청에서는 새로 설정이 필요함. 따라서 임상의에 의한 조절의 여지가 많은 보청기가 더 좋음.

3 피팅 방법 및 재활과정

- 저음형 난청에서 보청기 적응은 사실 꽤 어려움.
- 저주파수 이득을 제공하면 소리가 울리듯이 들려서(더 부드러워지긴 함) 소리의 명료도가 떨어지거나, 저음에 해당하는 주변 소리(냉장고나 에어컨의 팬소리)가 더 크게 느껴져서 오히려 잡음을 더 크게 느낄 수 있음.
- 와우소실영역의 문제도 있음. 고음급추형 난청에서는 대체로 90 dB 이상부터 와우소실영역이 존재한다고 보고 있지만 저주파 영역은 대략 75 dB부터 와우소실영역이 있다고 봄 (50 dB부터 존재할 수 있다는 연구도 있음) → 저주파 증폭이 의미가 없을 수 있음.

- 와우소실영역이 없어도, 과도한 저주파수 증폭은 음질에 대한 왜곡과 상향 차폐로 어음명료도의 저하를 유발
- 보청기에 미리 설정된 권장 목표이득보다는 사용자 선호에 따른 이득 조절을 권장 (카메라를 자동모드로 사용하지 않고 수동모드로 사용하는 것과 같은 이치)
- 1 kHz는 일반적인 목표 이득을 생각하고 이득을 주되, 1 kHz 미만은 일반적인 경우 보다 이득 값을 낮게 설정하고 조금씩 높이는 방향으로 조절
- 환자 선호도에 따라 맞춰 나가는 과정이므로 재활과정도 조금 더 오래 걸림.
- 어음명료도나 기능 이득은 잘 확인됨에도 환자가 주관적으로 느끼는 만족감이 떨어질 수 있음

4 보청기 처방과 관련된 다양한 상황에서의 고려사항 (Troubleshooting)

- **역경사형 환자에게 보청기 처방을 언제 해야할까요? 아니면 착용 없이 추적관찰을 해야할까요?**

  역경사형 난청은 노화성 난청이나 소음성 난청에 의해 발생하기 보다는 다른 기질적인 문제가 원인인 경우가 많습니다. 메니에르병이나 저주파 영역의 돌발성 난청이 원인인 경우가 많습니다. 따라서 청력이 회복될 가능성이 있겠습니다. 회복 가능성이 있기 때문에 적어도 6개월은 추적관찰을 해보고 회복 여부를 지켜보아야 하겠습니다.

  또 한가지는 이 환자들은 사실 일측성 난청이 많다는 점입니다. 양측성 역경사형 난청은 굉장히 드뭅니다. 반대쪽 청력이 정상이라면 더 오래 시간 경과를 지켜볼 수도 있겠습니다. 별다른 보청기 착용 없이 지내다가 시간이 지나면서 고주파 영역 소실도 진행되면 그때 보청기를 사용해볼 수도 있겠습니다.

역경사형 난청에서 보청기 처방을 결정하는 요인은 결국 난청 귀의 1 kHz의 청력과 반대쪽 귀의 청력 수준이 될 것입니다. 1 kHz의 청력도 떨어져 있고 반대쪽 청력도 나쁘다면 역경사형 난청 귀에 보청기를 착용하는 것이 환자의 청취 능력에 충분히 도움이 될 수 있겠습니다.

5 여러가지 증례들

- 반복되는 이명으로 외부 병원에서 고실 내 스테로이드 주사 치료를 받았던 45세 여자 환자
- 저음역 청력 호전을 기대하였으나 결국 호전 없이 2년이 지난 상태.
- 1.5 kHz 이하부터 50 dB 이상의 청력소실이 확인.
- 청력장애검사 설문(Hearing Handicap Inventory for the Elderly,

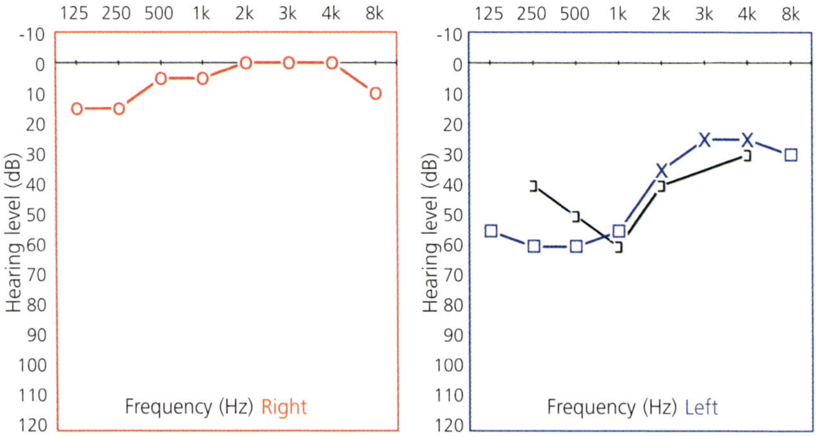

	SRT	WRS
Rt	10 dB HL	100% (50 dB HL)
Lt	50 dB HL	96% (80 dB HL)

그림 1 예시 환자 외래 내원 당시 시행한 순음 및 어음청력검사

HHIE)을 시행 → 총점 16점 (emotional 점수 12점, social 점수 4점). 설문지상으로는 '장애 없음(no handicap)'에 해당

※ HHIE 총점이 16점 이하: 장애 없음(no handicap) / 17점 – 42점 : 경도-중도 장애(mild to moderate handicap) / 43점 이상 : 상당한 장애(significant handicap)

- 사실 HHIE 기준으로는 심한 장애는 아님.
- 환자가 사회생활 때 불편감으로 보청기 착용을 원함 → CIC 보청기로 시작 (12채널, 100/23).

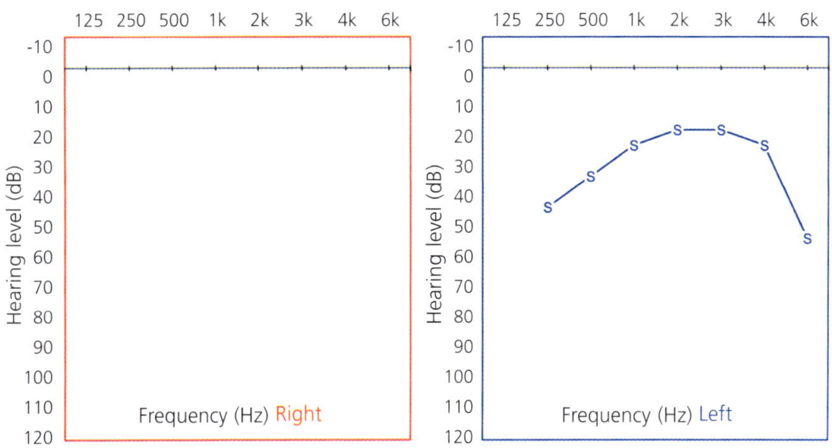

	SRT	WRS
Rt		
Lt		80% (60 dB HL)

그림 2 첫 착용 후 1개월 째 시행한 aided audiometry

- 보청기 착용 후 1개월 때 특별히 더 잘 들리는 것은 아니지만 그렇다고 또 더 불편한 것도 없어 하루 종일 착용 중 **(그림 2)**.
- 250 Hz – 1.5 kHz 범위에서 이득을 더 올려주며 사용을 유지.

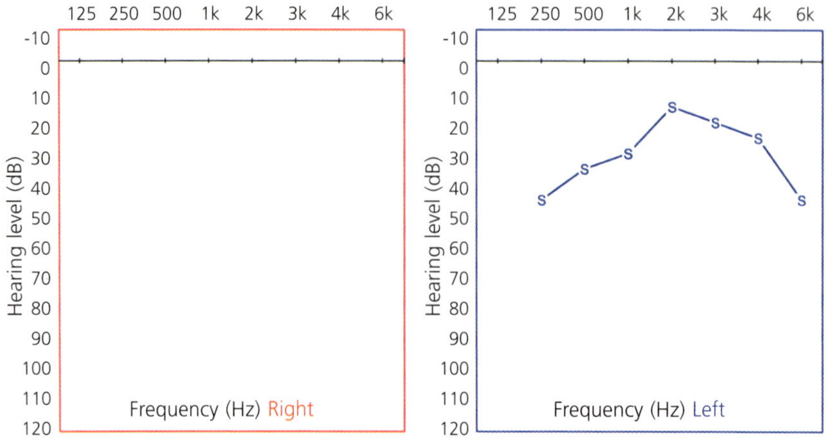

	SRT	WRS
Rt		
Lt		92% (60 dB HL)

그림 3 보청기 착용 5개월째 시행한 aided audiometry

- 보청기 착용 5개월 째 시행한 청력검사에서 **(그림 3)** 60 dB 자극음에서 어음명료도가 92%로 증가됨을 알 수 있음.
- 하루 6시간 이상 사용하고 있으나 보청기 착용 후 소리가 확연하게 들리는 느낌은 없다고 함.
- 폐쇄감이나 먹먹감은 별로 없다고 하였음.
- 고주파 영역에서의 이득은 최소화하여 제공
- 그러나 보청기 착용 1년 뒤 HHIE 검사에서는 총점이 22점으로 기존 16점에 비해 오히려 증가하였음 → 주관적인 만족도가 떨어짐
- 저주파 이득의 제공으로 폐쇄감이 염려되나 폐쇄효과는 그리 크지 않았음. 다만 보청기로 인한 청능 개선을 환자가 크게 체감하지 못하고 있음.

Section

07

일측성 난청 / 비대칭성 난청

보청기 착용의 적응증이 되는 환자들은 많은 경우 양쪽 귀의 청력 소실 정도가 비슷하다. 여기서 다루게 될 비대칭성 난청(asymmetrical hearing loss)은 양쪽 귀에 청력 소실이 있지만, 순음청력역치의 정도와 형태, 어음분별력(speech discrimination scores; SDS), 불쾌역치(uncomfortable level of loudness; UCL), 역동 범위(dynamic range) 등의 측면에서 차이를 보이는 경우를 말한다. 청력검사를 기준으로 하면, 순음청력검사에서 청력역치가 30 dB 이상 차이가 나거나, 어음분별력에서 20% 이상 차이가 나는 경우를 의미한다.

넓은 의미로, 이렇게 양측 청력에 차이가 있으면 모두 비대칭성 난청으로 분류가 될 수 있으나, 몇가지 용어(일측 전농, 일측성 난청, 비대칭성 난청)들이 혼재되어 사용되고 있어서 먼저 간단히 이 기준에 대해 정리를 하고자 한다.

- 일측성 전농(single-sided deafness; SSD): 한쪽 귀는 정상 청력이며, 난청 귀의 청력은 90 dB 이상의 심도 난청에 해당되는 경우. 영문 약자로 SSD로 쓰임. SSD에서는 난청 귀에 착용하는 일반적인 보청기는 효과가 없음.
- 일측성 난청(unilateral hearing loss; UHL): 한쪽 귀는 정상 청력이며, 난청 귀의 청력은 경도, 중도, 혹은 고도난청에 해당하는 경우가 모두 포함됨.

- 비대칭성 난청(asymmetrical hearing loss; AHL): 넓은 의미로는 위 SSD와 UHL이 모두 포함. 다만 여기서 AHL은 SSD와 UHL이 아닌 나머지 환자를 지칭하기로 함. 양측 모두 난청이 존재하는데, 그 난청 정도에 있어 양쪽 차이가 있는 경우 AHL로 칭함.

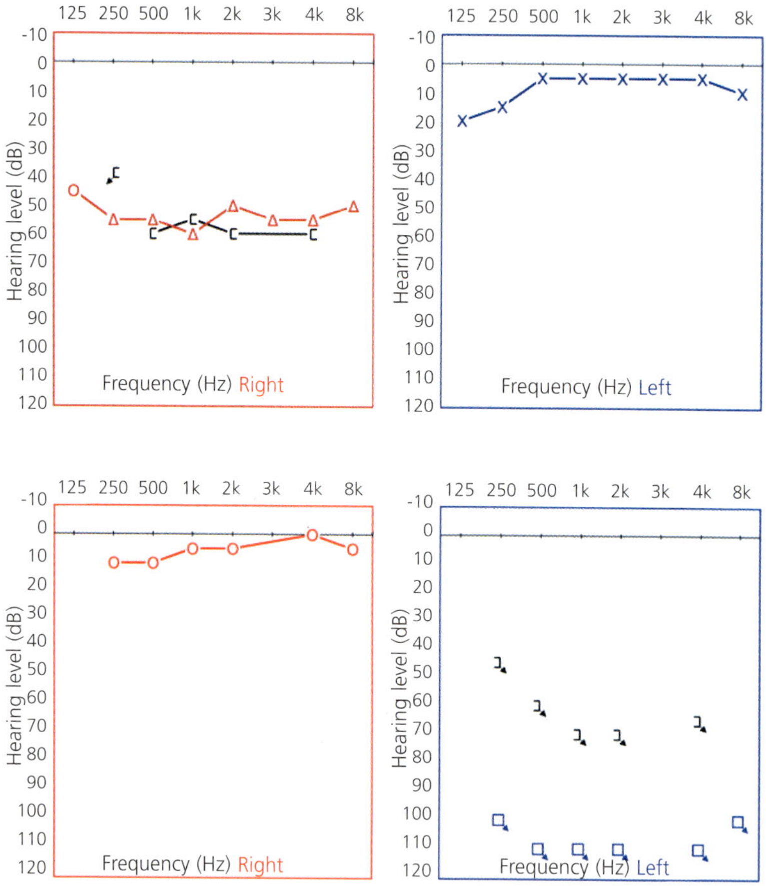

그림 1 일측성 난청(위)과 일측성 전농(아래)

한쪽 청력은 완전히 정상이면서 난청 귀 청력이 남아 있으면 일측성 난청(위), 전혀 없으면 일측성 전농(아래)

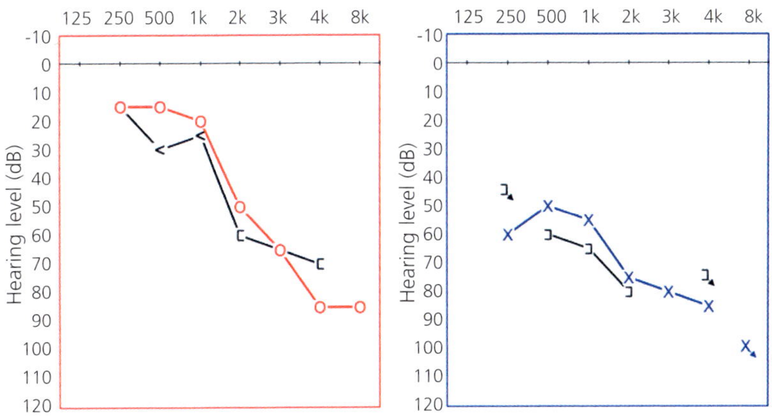

	SRT	WRS
Rt	30 dB HL	76% (65 dB HL)
Lt	70 dB HL	36% (90 dB HL)

그림 2 비대칭성 난청(AHL)의 예시.
양측 모두 난청이 있으면서 청력 차이가 존재

1 청각소실/어음분별력의 특징

- 한쪽 청력이 정상인 SSD, UHL은 조용한 환경에서 한사람과 대화하는 데는 불편함이 없음. → 소음 상황 청취와 소리 방향성 장애가 주된 문제
- 조용한 환경에서는 어음분별력도 양호하나 소음 환경에서는 어음분별력이 감소할 수 있음.
- SSD나 UHL에서는 난청 귀의 이명을 가장 불편해하기도 함.
- AHL 환자도 청력 좋은 쪽 귀가 정상에 가까운 경우라면 SSD나 UHL 환자와 비슷한 장애를 호소하며 양쪽 모두 중도 이상의 소실이 있는 경우라면 앞서 설명한 양측성 중도난청 환자들과 비슷한 불편감을 호소.

2 보청기 선택

- 이 난청 유형에 속하는 환자에서는 특수 보청기의 사용이 고려 → 난청 귀에 착용하는 일반적인 보청기가 아닌 크로스(contralateral routing of signals; CROS) 또는 바이크로스(bilateral contralateral routing of signals; BiCROS) 보청기가 필요할 수 있음.

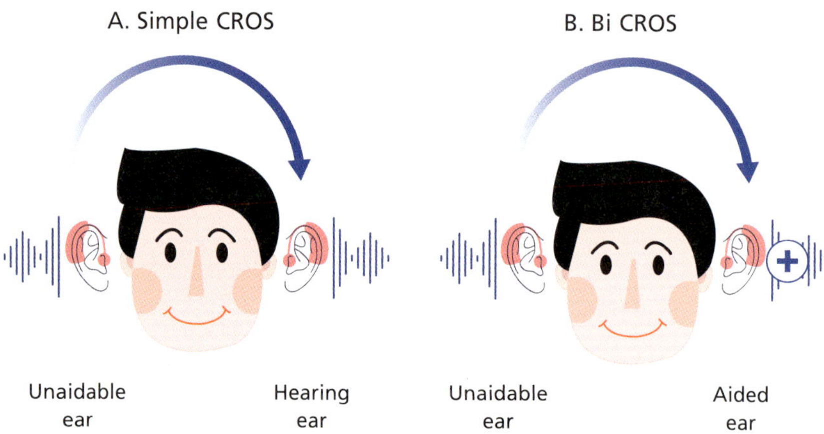

그림 3 (A) 크로스 보청기와 (B) 바이크로스 보청기의 모식도.

- SSD 환자의 난청 귀는 90 dB 이상의 심도 난청이므로, 난청 귀에 착용하는 일반적인 보청기는 효과가 없음 → CROS 보청기는 보청기를 양쪽 귀에 다 착용을 하되, SSD 귀에서 오는 소리는 반대편 정상 귀에 착용한 보청기로 넘겨줘서 듣게 하는 것.
  예시 : 직업이 택시 운전인 경우를 생각. 택시 운전사가 우측 전농이면 사회 생활에 큰 불편. 이렇게 소리를 넘겨서 듣게 해주는 것만으로도 사회 생활에 큰 도움이 된다.
- CROS와 BiCROS 보청기의 차이 : 한쪽 청력이 정상인 SSD에서는 CROS를 착용한다고 보면 되며, 반대쪽 청력 소실도 있는 경우에는 좋은 쪽 귀도 증폭이 필요하여 이때 사용하는 것이 BiCROS로 이해하면 됨.

- "SSD 환자에서 가장 적절한 청각재활 방법 = CROS 보청기" 이렇게 이해하면 곤란함. 인공와우이식술 및 이식형 골도보청기도 사용될 수 있음.
- CROS/BiCROS 보청기는 온전한 의미의 양이 청취로 볼 수 없기 때문에, 이들의 가장 큰 문제인 방향성이나 소음상황 청취 개선의 뚜렷한 개선을 기대하기 어려움.
- CROS의 경우는 청력이 정상인 귀에도 보청기를 착용 해야하는 데 이로 인해 발생할 수 있는 문제 (폐쇄감, 되울림)도 감수해야 함.
- 온전한 의미의 양이 청취를 달성하려면 SSD에서 난청 귀에 인공와우이식술이 더 적절함 (단 인공와우이식술은 수술을 받아야 하고 높은 비용이 소모된다는 단점).
- 이식형 골도보청기(BAHA, Bonebridge 등)도 가능. 두개골의 진동을 통해 청력이 좋은 쪽으로 소리가 전달. CROS와 비슷한 형태로 청취를 하게 됨. 대신 CROS와 다르게 정상 청력 귀에도 보청기를 착용할 필요가 없음.
- 이상의 내용을 모두 고려하여 선행 상담을 충분히 진행하고 보청기를 선택할 필요가 있음.

3 피팅 방법 및 재활과정

(1) 일측성 전농(SSD)

- 난청 귀에 착용하는 통상적인 보청기는 해당되지 않음.
- 보청기 사용을 원한다면 CROS 보청기를 선택.
- CROS 보청기는 정상 쪽 귀에도 약간의 경도난청이 있을 때 더 효과가 좋음
- CROS 보청기를 최소 한달 정도 시험 착용 (정상 쪽 귀에 보청기를 착용하므로 정상 쪽 귀에 불편함이 발생).
- CROS 보청기의 사용을 결정했다면, 피팅시 소리 크기 등은 환자가 직접 조절할 수 있도록.

(2) 일측성 난청(UHL)

- 난청 귀에 착용하는 일반적인 형태의 보청기 사용이 가능함.
- 저주파가 상대적으로 많이 보존되어 있을수록 RIC 형태, 수평형에 가까운 경우 CIC가 유리함.
- 환자의 필요에 맞는 피팅 프로그램을 설정. 예를 들어 소음 상황에서 불편함을 느끼는 것이 주된 문제라면, 소음 상황에서 가장 잘 들을 수 있는 피팅 프로그램을 설정.
- 보청기를 하루 종일 사용하는 것이 아닌, 필요한 상황에서만 (예를 들어 강의를 들을 때) 사용한다는 것을 전제로 피팅을 시행함.

(3) 비대칭성 난청(AHL)

- 양쪽 난청이므로 앞서 기술된 다른 증례들과 기본적으로는 동일.
- 양측 착용이 권유되며, 보청기의 형태는 청력도와 소실 정도를 기반으로 결정.
- 청력소실의 유형이 양쪽이 다르다면 (예: 우측은 고음급추형, 좌측은 수평형) 양쪽 귀에 다른 형태의 보청기를 착용할 수 있음.
- 1개의 보청기만 착용을 원한다면 청력 역치가 60 dB에 조금 더 가까운 귀에 착용.

4 보청기 처방과 관련된 다양한 상황에서의 고려사항 (Troubleshooting)

- **돌발성 난청으로 1년 이상 경과를 지켜보았는데 호전이 없는 환자입니다. 한쪽 청력은 정상이고 난청 귀 청력은 약 50 dB 정도의 역치를 보이고 있습니다. 보청기 처방을 권유해야 할까요?**

  환자가 적극적으로 보청기 처방을 원한다면 별로 어렵지 않게 보청기 사용을 권할 수 있겠지만, 많은 경우 정확히 원하는 게 무엇인지 애매합니다. 아래 기술될 내용은 일측성 난청에서 보청기를 사용했을 때 결과에 대한 여러 문헌을 비롯하여 임상의들의 경험 등을 요약한 것으로, 이를 통해 적절히 상담을 시행 후 환자가 결정할 수 있도록 할 수 있겠습니다.

- 보통 소음 하 청취 개선과 방향성 개선을 목적으로 보청기 처방을 시행.
- 약 3개월 이상 보청기 착용 후 소음 하 청취검사(Hearing in noise test; HINT)를 해보면 개선이 있음.
- 검사 결과와 무관하게, 환자 스스로 느끼는 주관적인 개선 정도는 환자마다 차이가 큰 것 같음.
- 방향성 개선은 최소 6개월 이상의 더 많은 시간이 필요한 것 같음.
- 환자가 호소하는 불편함의 문제가 꼭 청력 때문만은 아닐 수도 있음. 환자는 한쪽 난청으로 힘들다고 하나 정작 청력 장애에 대한 설문지(HHIE 또는 APHAB)를 해보면 장애의 크기가 별로 없는 경우도 있음. → 이런 경우 보청기 만족도가 떨어지는 것 같음
- 설문지를 통해 장애 정도를 확인해보는 것이 도움이 될 수 있음.

- **소음 하 청취나 방향성에 대해서 어떤 검사를 해야할까요?**

  당연히 검사를 할 수 있다면 좋겠지만, 소음 하 청취나 방향성 측정을 위해서는 별도의 장비 세팅이 필요합니다. 그러나 소위 가성비라는 측면에서 이 장비를 반드시 구비하는 것이 좋을 지는 모르겠습니다. 대안으로 설문지를 해볼 것을 권유드립니다. HHIE나 APHAB 설문지는 소음 하 청취나 방향성 감소에 대한 문항이 포함되어 있어 환자가 실제 불편함을 느끼고 있는지 확인이 가능합니다.

5 여러가지 증례들

〈증례1〉 우측 청력 소실로 내원한 38세 여자 환자

- 비교적 젊은 환자로 최근 우측 청력이 더 나빠진다고 해서 내원.
- 순음청력검사상 청력역치는 우측 75 dB, 좌측은 42.5 dB로 비대칭성 난청에 해당(**그림 4**).
- 어음분별력은 우측 28% (95 dB) 좌측 64% (65 dB)에 해당.

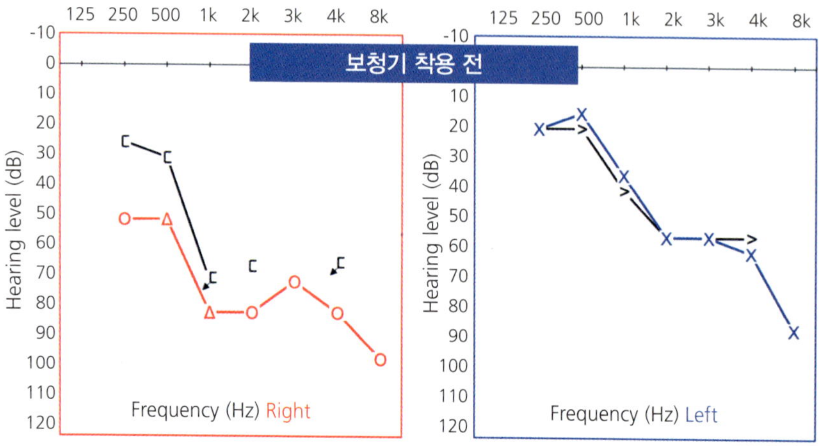

	SRT	WRS
Rt	75 dB HL	28% (95 dB HL)
Lt	35 dB HL	64% (65 dB HL)

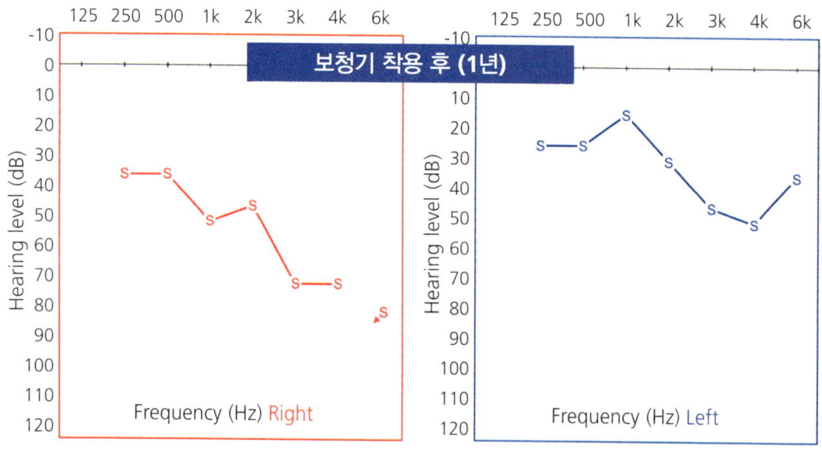

	SRT	WRS
Rt		72% (60 dB HL)
Lt		88% (60 dB HL)

그림 4 예시 환자 보청기 착용 전후 청력검사

- 보청기 착용 귀에 대한 고민은 있었음 → 우측에 착용하자니 어음분별력이 28%로 너무 낮아서 효과에 대한 염려. 좌측만 착용하기에는 우측의 청각박탈이 점차 진행될 수 있음(비교적 젊은 연령이기 때문에 청각박탈의 시기가 매우 길어질 수 있음).
- 양측 착용을 설득하였음. 한쪽 보청기의 착용으로는 어느 쪽에 착용하든 양이 청취를 달성하기 어렵다고 판단.
- 보청기의 형태에 대한 고민도 있었음.
- 청력도의 형태만 생각하면 좌측은 RIC, 우측은 CIC나 ITC가 적절하다고 생각. 물론 우측은 BTE도 가능하겠지만 환자는 귓속형을 조금 더 선호.
- 가능하면 동일한 형태가 좋겠지만, 이런 비대칭성 난청에서는 다른 형태의 보청기를 사용할 수도 있음.
- 결과적으로 우측은 CIC, 좌측은 RIC로 결정. ITC가 아닌 CIC로 더 작은 형태를 선택했기 때문에 혹시 출력이 부족할까 염려 → 특히 저주파 출력이 부족할 수 있어서 vent는 만들지 않았음. 좌측은 저주파가 정상이라 vent를 아무리 크게 만들어도 CIC는 폐쇄효과가 너무 심할 것으로 예상되었음.
- 1년을 꾸준히 사용하였고 보청기 착용 성적은 매우 좋음. 좌측 개선 정도는 예상된 바였으나 우측 어음명료도가 예상보다 많이 상승하였음.
- 소음 하 청취 검사인 HINT에서 Noise composite 조건에서 SNR도 착용 전에는 -1.9 dB였는데 1년 후에는 -2.7 dB로 더 좋아졌음. 양측 착용으로 실제적인 소음 하 청취 능력도 개선되었음.

〈증례2〉 좌측 돌발성 난청으로 청력 소실이 발생한 63세 남자 환자

- 1년 전 좌측 귀의 돌발성 난청이 발생.
- 좌측 평균 역치 67.5 dB에서 더이상 회복이 없는 상태
- 보청기 착용을 고려하였을 때 우측 43.3 dB, 좌측 67.5 dB, 어음명료도는 우측 76% (65 dB), 좌측 36% (90 dB)였음.

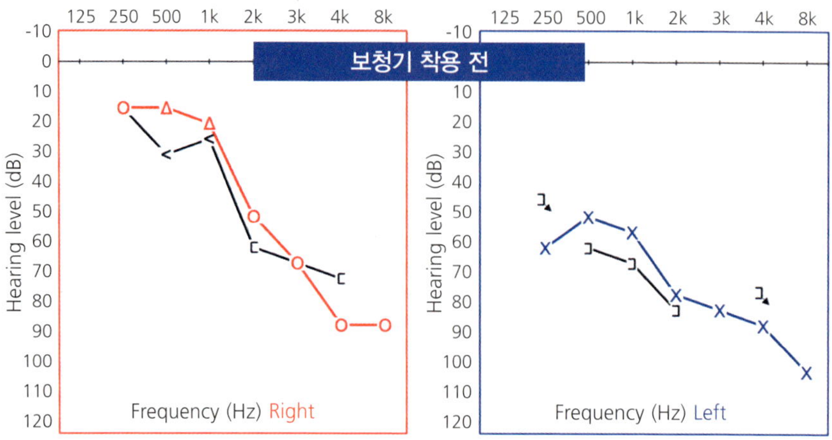

	SRT	WRS
Rt	30 dB HL	76% (65 dB HL)
Lt	70 dB HL	36% (90 dB HL)

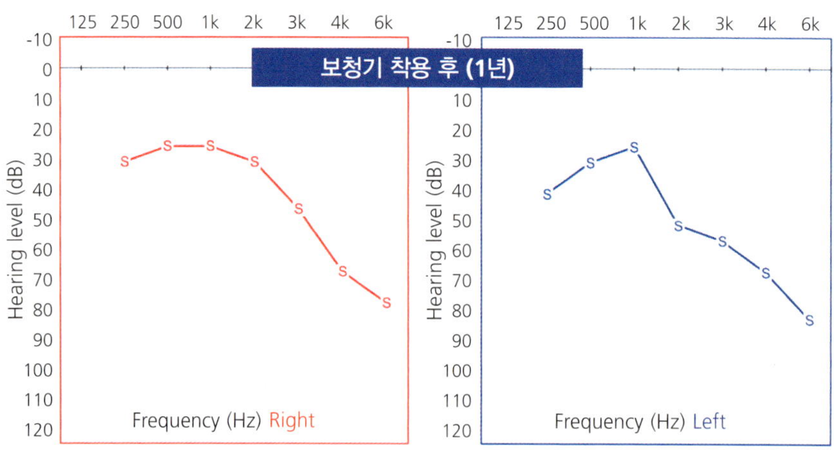

	SRT	WRS
Rt		96% (55 dB HL)
Lt		88% (60 dB HL)

그림 5 예시 환자 보청기 착용 전후 청력검사

- 우측은 고음급추형의 난청, 좌측은 수평형이었음 **(그림 5)**.
- 좌측 보청기 착용에 대해서는 이견의 여지가 없을 것.
- 우측 착용 여부에 대한 고민 → 1 kHz 이하 청력은 거의 정상 수준이지만 어음분별력이 76%로 떨어지고 있는 상태. 우측도 충분히 보청기 착용의 적응증이 됨.
- 양측 착용으로 권유함. 단 우측은 고음급추형이기 때문에 RIC, 좌측은 귓속형으로 CIC보다는 조금 더 큰 ITC 보청기를 착용.
- 1년 사용 후 어음명료도가 우측 96% 좌측 88%까지 상승.
- 앞선 증례와 동일하게, 좌측 보청기 착용 전 어음명료도가 36%였는데 88%까지 상승한 점을 주목. 양쪽 청취의 효과로 기대보다 더 많이 어음명료도의 상승을 만들었다고 생각.

〈증례3〉 좌측 청력저하로 내원한 69세 여자 환자

- 순음청력역치는 우측은 약 28 dB, 좌측은 고주파 영역만 일부 반응이 있는 전농 소견
- 어음명료도는 우측은 88% 좌측은 전혀 반응이 없었음(CNT) **(그림 6)**. 좌측은 일반적인 보청기로는 효과를 볼 수 없음. 인공와우이식술이나 골도보청기 이식 등의 수술적인 치료는 원하지 않음 → CROS 보청기를 고려하였음.
- 우측에도 고주파 영역 이득을 주는 것이 좋다고 판단하여 최종적으로 BiCROS 보청기를 처방하였음.
- 우측 저주파 영역 청력이 좋기 때문에 오픈형 RIC 보청기가 더 적절 → 양측 모두 RIC 형태의 BiCROS 보청기를 착용
- 좌측에서 소리를 제공하였을 때 소리를 우측으로 넘겨주면서 어음명료도가 84%까지 확인되는 것을 볼 수 있음.
- 이 환자의 경우 HINT 검사에서도 Noise composite SNR 값이 4.5 dB에서 0.1 dB로 좋아져서 방향성 개선도 획득할 수 있었음.

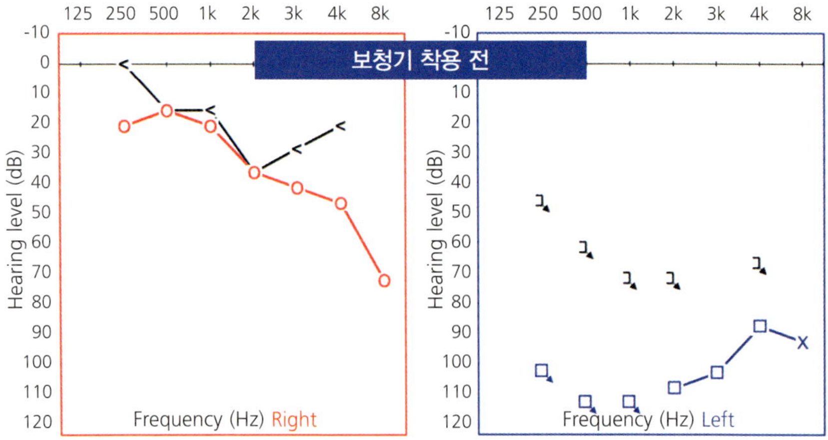

	SRT	WRS
Rt	30 dB HL	88% (65 dB HL)
Lt	CNT	CNT

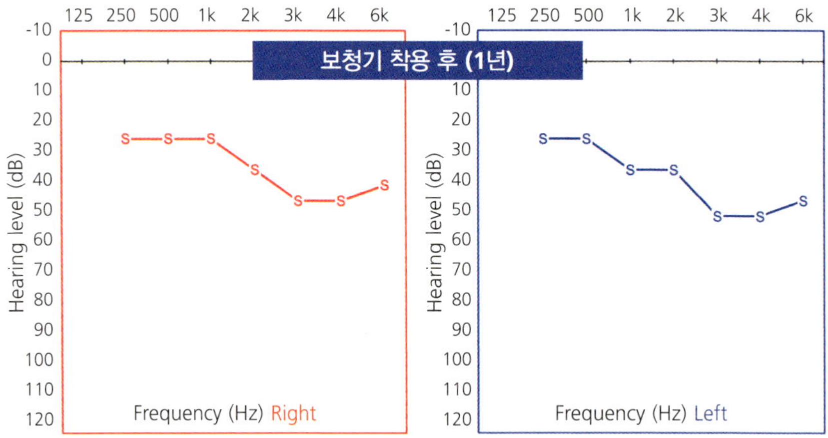

	SRT	WRS
Rt		80% (60 dB HL)
Lt		84% (60 dB HL)

그림 6 예시 환자 보청기 착용 전후 청력검사

〈증례4〉 좌측 청력저하로 내원한 56세 여자 환자

- 25년 전부터 좌측 청력만 서서히 감소되어 76 dB 청력역치를 보이고 있는 반면 우측은 정상 청력.
- 어음명료도는 좌측 16% (95 dB), 우측 100% **(그림 6)**.
- 어음명료도는 매우 낮았지만, 저-중주파 청력은 중도난청 수준이었기 때문에 좌측 보청기를 착용이 충분히 가능할 것으로 생각.
- 상대적으로 저주파 청력이 양호한 하강형 난청으로 오픈형 RIC를 우선 고려. 만약 저주파 이득을 더 주어야 하는 상황이라면 dome을 tulip 형태로 변경할 수도 있다는 점도 고려하였음.
- 6개월 정도 보청기를 사용하였고 좌측 어음명료도가 76% (65 dB)까지 상승.
- 좌측 귀의 청취 능력 상승 뿐만 아니라 소음 하 청취 능력과 소리 방향성도 개선됨.
- Noise composite SNR이 -0.3 dB에서 -2.0 dB가 되었고 소리방향성 검사에서 오류각(RMS, MAE)의 합이 감소.

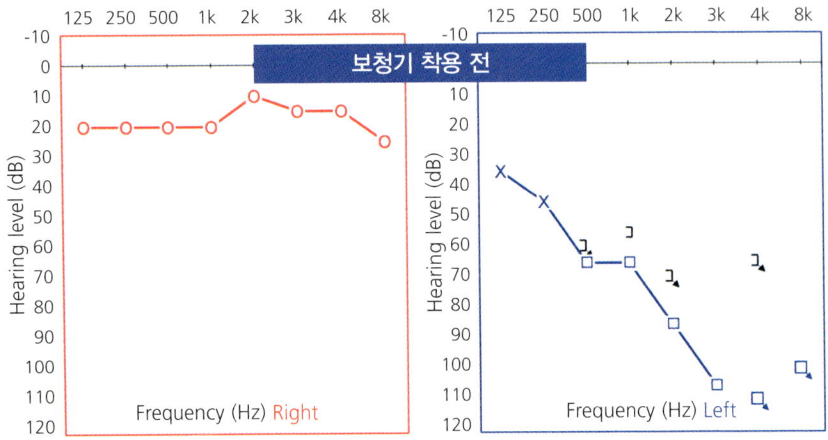

	SRT	WRS
Rt	40 dB HL	100% (60 dB HL)
Lt	75 dB HL	16 (95 dB HL)

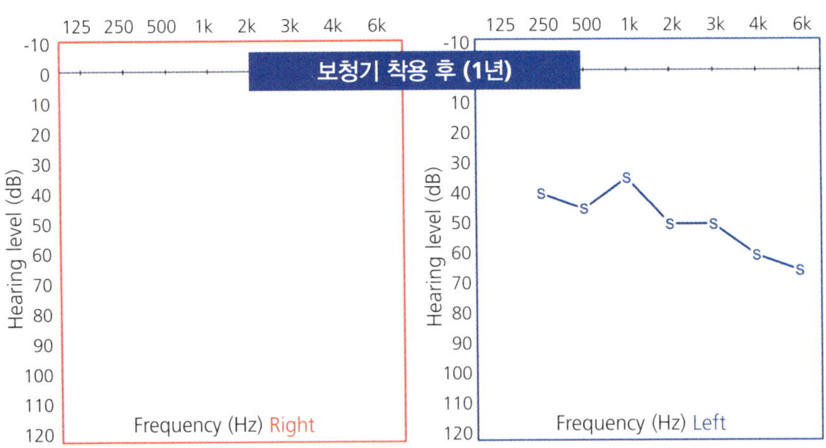

	SRT	WRS
Rt		
Lt		76% (65 dB HL)

그림 7 예시 환자 보청기 착용 전후 청력검사 *(계속)*

	착용 전	6개월
PCT(%)	29.167	29.167
RMS(°)	68.122	37.873
MAE(°)	46.875	31.875

	Unaided	6개월
Quiet [dB(A)]	28.1	25.6
Noise Front (dB S/N)	0.5	-0.1
Noise Right (dB S/N)	0.7	-0.2
Noise Left (dB S/N)	-2.9	-7.5
Noise composite (dB S/N)	-0.3	-2

그림 7 *(계속)* **예시 환자 보청기 착용 전후 청력검사**

Section

08

소아 난청

선천성 난청 혹은 다른 이유로 유소아 시기에 난청이 발생하였고 따라서 보청기 착용이 필요할 수도 있다. 순음청력검사 등 여러 검사들이 시행 가능한 만 4세 이후에 착용하게 되는 경우는 기본적으로 앞서 설명한 다른 증례와 비슷할 것이니 특별히 기술하지는 않고 본 장에서는 신생아 시기부터 확인된 소아 난청의 청각재활 증례를 놓고 논의를 하고자 한다. 인공와우이식술에 해당하는 심도난청 소아나 외이 및 외이도 기형 때문에 골전도 보청기 사용의 적응증이 되는 환아의 증례를 다루지는 않고 일반적인 BTE 보청기를 착용하는 경우를 논의한다.

1 청각소실/어음분별력 특징

먼저 소아 난청 그리고 청각재활에 있어 고려사항은 다음과 같다.

- 1-3-6법칙에 따라 생후 1개월 이전에 선별검사, 3개월 이내 확진, 6개월 이내에 청각재활을 시작해야 함.
- 단순히 삼출성중이염에 의한 난청일 수도 있으니 이비인후과적인 면밀한 진찰은 필수적임.
- 양측 심도 난청은 인공와우이식술의 적응증에 해당.
- 일부 외이 및 외이도 기형에 의한 난청의 경우 골전도 보청기로 청각재활을 시작.
- 인공와우이식술이나 골전도 보청기 사용에 해당되지 않는 경우는 일반

적인 보청기, 특히 BTE 형태의 보청기로 청각재활을 시작.

- 소아 난청의 청각재활은 단순히 청각적 능력의 개선만이 아닌, 지능과 언어 능력의 발달도 그 목적으로 해야 함.
- 언어평가 및 언어치료도 병행이 필요함. 또한 언어발달 및 소리 반응 여부의 확인을 위해 보호자의 보고도 중요함.
- 정확한 청력검사가 어려움. 특히 저음역 청력 수준의 확인이 어렵기 때문에, 향후 보청기 피팅에 있어서도 계속적으로 고려해야 함.
- 의사소통에 한계가 있어 실이 측정이 도움이 될 수는 있으나 이 실이측정 역시 정확하지 않을 수 있음.
- 청력이 고정되지 않고 변동성이 있음. 나빠지는 경우 인공와우이식술로 재활방법을 바꿔야할 수도 있고 좋아지는 경우 보청기 피팅의 조절이 필요함.

소아 난청에서 시행할 수 있는 청력검사들은 아래와 같다. 주관적인 반응을 측정할 수 없기 때문에 각각의 검사들을 적절히 시행하여 평가하여야 한다.

- 선별검사에서는 이음향방사검사를 시행. 임피던스도 병행하면 좋은데 이는 삼출성 중이염 존재 여부 확인에 도움이 될 수 있음.
- 뇌간유발반응검사(ABR): 기도, 골도 모두 각각 측정하는 것이 좋다.
- 청성지속반응검사(ASSR): ABR은 주파수별 역치 값을 알 수 없기 때문에 주파수별 역치 값을 추정할 수 있는 ASSR이 유용함.
- ABR과 ASSR 모두 저주파는 상대적으로 정확도가 떨어지는 점을 유의.
- 행동관찰청력검사(Behaviral observation audiometry)나 유희청력검사(Playing audiometry)도 중간중간 시행해야 함.

2 보청기 선택

유소아 보청기는 BTE 형태로 착용을 시작하고 이에 대해서는 대체로 이견이 없다. 또한 당연히 양측 보청기를 착용해야 한다.

3 피팅방법 및 재활과정

- 소아는 연령에 따른 외이도의 크기가 다르고 따라서 발생하는 공명음의 크기도 다르기 때문에 이런 점을 보청기 피팅에서 반영할 필요가 있음.
- 원칙상 실이측정을 통해 각 환자별 계산이 필요하나, 제공되는 소프트웨어 프로그램을 통해 여러 변수들이 자동으로 계산되기 때문에 이전보다 많이 편리해짐.
- 유소아 보청기 처방법은 DSL (desired sensation level) 방법과 NAL (national acoustic laboratory) 방법이 많이 사용됨.
- RECD(real ear to coupler difference) 값을 한번 측정해 놓으면 이 값을 기반으로 2cc-coupler에서의 작업을 통해 보정하며 조절이 가능함.
- RECD 값을 얻기 위해서라도 유소아 보청기 맞춤 과정에서 한번은 실이 측정을 시행할 필요는 있음.
- 다만 여기서 적절한 값을 세팅해주어도 환자의 직접적인 반응을 반드시 확인해야 하므로 소리 반응에 대한 문진, 보청기 거부감 여부의 확인, 놀이청력검사 등을 시행해서 아이의 반응을 확인해야 함.
- 보청기를 아이가 불편해하면 피팅 프로토콜을 변경해볼 수도 있음(DSL을 NAL로 바꾸거나 혹은 그 반대)
- 언어평가를 반드시 시행해야 함.
- 이런 검사들보다 실제로 보호자의 피드백이 무엇보다 중요함. 보청기를 잘 착용하는지, 떼려고 하지 않는지, 보청기 착용 유무에 따른 소리 반응의 차이가 명확한지에 대해 항상 확인을 해야 함. 만약 보호자가 이 역할을 잘 하지 못한다면 아이 발달에 영향을 줄 수 있으므로 보호자에 대한 교육도 반드시 병행하도록 함.

4 여러가지 증례들

〈증례1〉 신생아난청선별검사에서 refer 있어 내원한 생후 3개월 남아

- 신생아난청선별검사에서 양측 refer가 있어 내원
- 난청에 대한 가족력이나 출생 당시 특이사항은 없었음.
- 난청 진단을 위해 BERA, ASSR을 시행하였음.
- 고막에 삼출성중이염 등 난청의 원인이 되는 다른 병변은 확인되지 않았음.

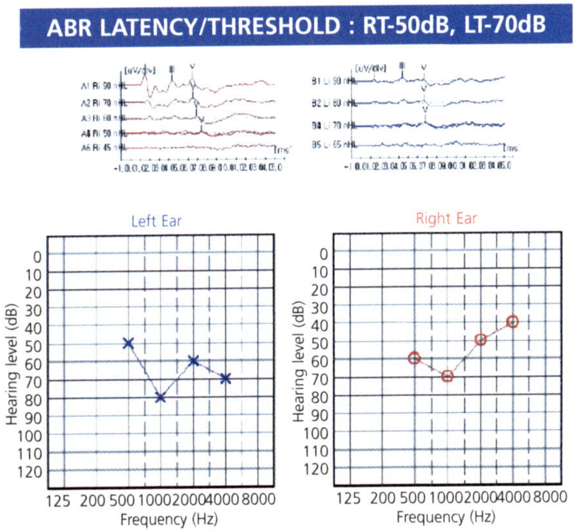

그림 1 증례 1 환아의 BERA와 ASSR 결과.
우측 청력역치 50 dB, 좌측 청력역치 70 dB 정도로 확인됨.

- 양측 중등도 난청임을 확인하고 생후 6개월경부터 양측 보청기 착용을 시작.
- 소아이기 때문에 BTE 타입. 채널은 4채널, 출력/이득은 129/65인 보청기로 착용을 시작
- 소아의 경우 정확한 청력역치 값을 확인하는 것이 꽤 어렵기 때문에

ASSR을 주기적으로 시행하면서 주파수별 청력역치 값을 가늠할 수 있도록 해야 함.

- 보청기 이득 값의 조절은 자체 피팅 프로그램을 활용 (DSL 방식)
- 본 증례의 환아는 보청기 착용 후 2주에 1회 언어재활을 함께 시행
- 언어의 정상 발달이 가능하도록 하는 것이 중요. 6개월에서 2세 사이에는 행동관찰 청력검사 등을 통해 기능 이득의 역치 값을 가늠하는 것도 물론 필요하겠지만 궁극적으로는 정상 발달을 달성할 수 있어야 함.
- 본 증례의 환아는 언어재활을 시행함과 동시에 언어평가를 시행하며 언어 및 조음이 정상적으로 발달하고 있음을 확인할 수 있었음.

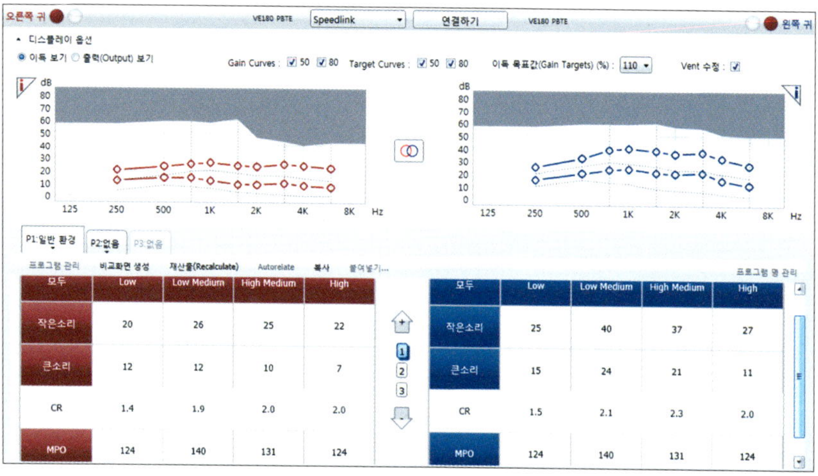

그림 2 약 3세 경 시행한 증례 환아의 보청기조절 화면.

좌측 귀 이득이 1.5-3.5 kHz가 목표에 미치지 못해 해당 영역의 이득을 올려 주었음.

- 약 만 4세 전후가 되면 순음청력검사가 가능하고 실제 기능 이득을 기반으로 세부적인 보청기의 조절이 가능.

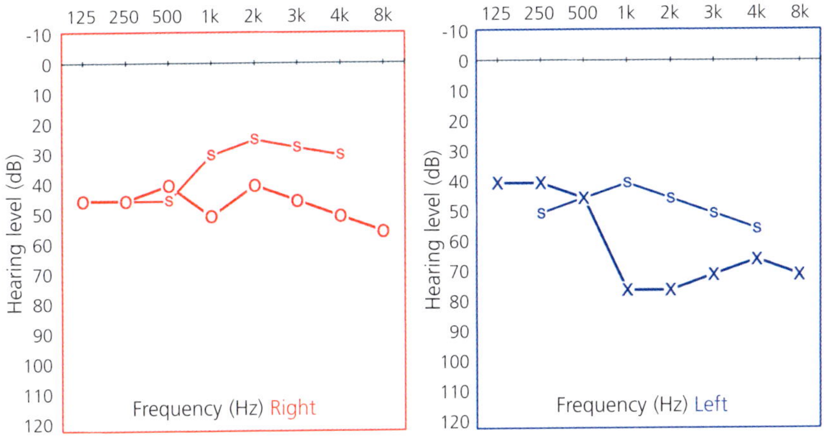

그림 3 증례1 환아의 3세 8개월에서 순음청력검사결과와 보청기 기능이득검사.

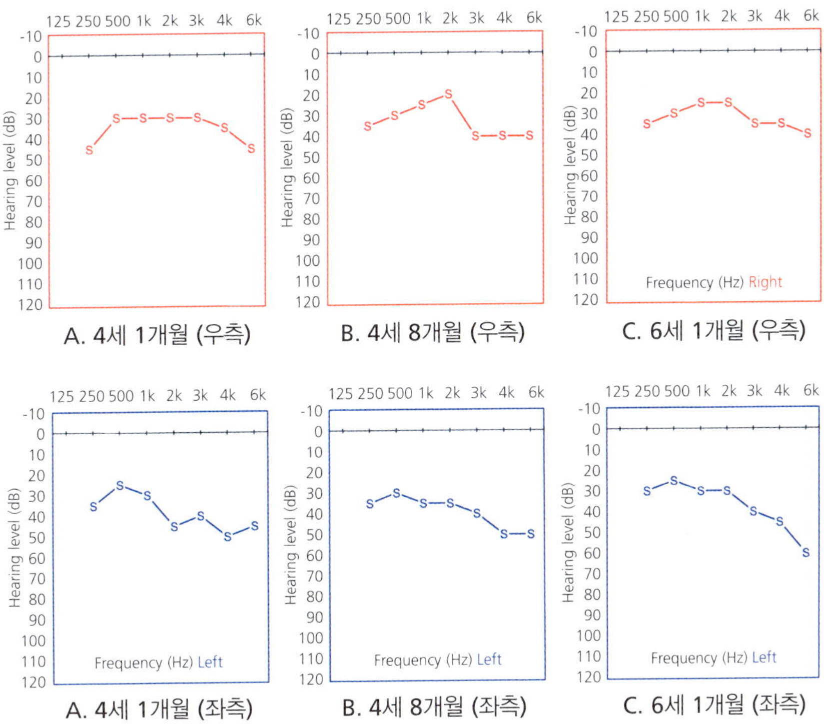

그림 4 증례1 환아의 기능이득검사 FU.

6세 1개월에서 보청기 착용 후 어음명료도는 60 dB 자극음에서 우측 88% 좌측 72%

- 학령기 이전에 전 주파수에 기능이득검사상 역치가 40 dB 이내로 들어갈 수 있도록 조절.

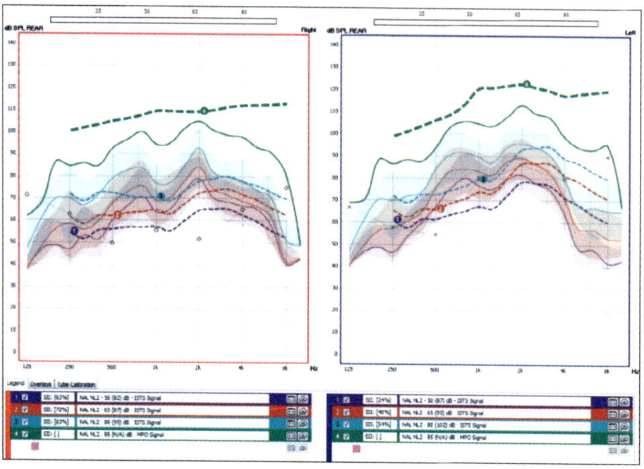

그림 5 **증례1 환아의 6세 1개월에서 REM**

- 청각재활과 함께 정상 발달까지 성공적으로 시행이 가능했던 케이스로 7세 경 기존 기기의 고장으로 RIC 보청기(저주파 이득을 위해 dome은 closed 형태로 사용)로 시작하였으며 새로운 보청기에서도 별다른 문제 없이 잘 적응 중임.

〈증례2〉 신생아난청선별검사 refer 소견으로 내원한 생후 2개월 남아

- 출생 후 신생아중환자실 입원 병력이 있던 생후 2개월 남아로 난청선별검사에서 양측 refer 소견이 있어 의뢰됨.
- 난청 가족력은 없으며, 중환자실 입원하였으나 특이 후유증은 없는 상태
- 생후 2-6개월 사이 뇌간유발반응검사와 ASSR 등을 시행하며 난청 진단

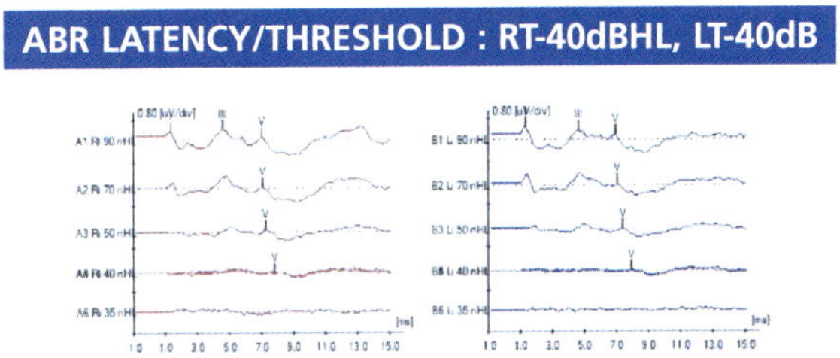

그림 6 증례2 환아의 생후 2개월 뇌간유발반응검사 결과.

우측 40 dB, 좌측 40 dB의 역치 값이 확인

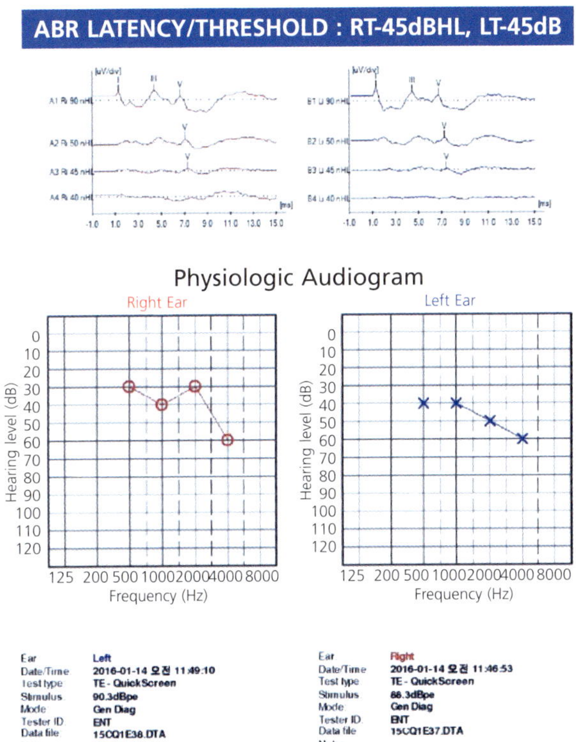

그림 7 증례2 환아의 생후 5개월 뇌간유발반응검사, ASSR, TEOAE 결과. *(계속)*

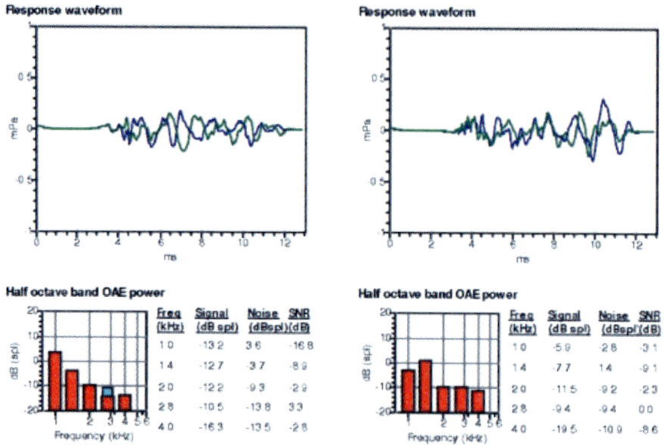

그림 7 *(계속)* **증례2 환아의 생후 5개월 뇌간유발반응검사, ASSR, TEOAE 결과.**
우측 45 dB, 좌측 45 dB의 역치 값이 확인. OAE도 반응이 없음 (청신경병증은 배제 가능)

- 청력의 변동 가능성이 전혀 없는 것은 아니나, 반복 시행한 검사에서 40 dB 이상의 양측 난청은 분명함으로 보청기 착용은 시작하는 것으로 결정. 생후 6개월부터 보청기 착용을 시작.
- 양측 BTE 타입, 6채널, 출력/이득 127/60 보청기로 시작.
- 앞선 증례와 마찬가지로 언어재활 및 언어평가를 주기적으로 시행하며 정상 발달 진행 여부를 관찰

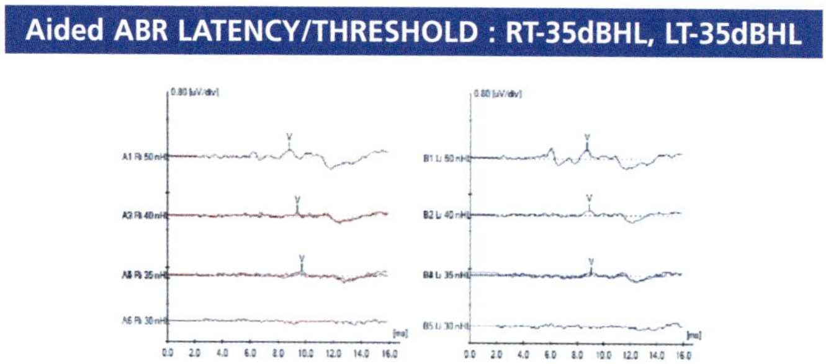

그림 8 **만 3세경 시행한 보청기 착용 상태의 뇌간유발반응검사(aided ABR).**
Unaided 상태에서는 우측은 40 dB, 좌측은 45 dB가 측정되었으나 보청기 착용 시에는 양측 모두 35 dB를 보이고 있음.

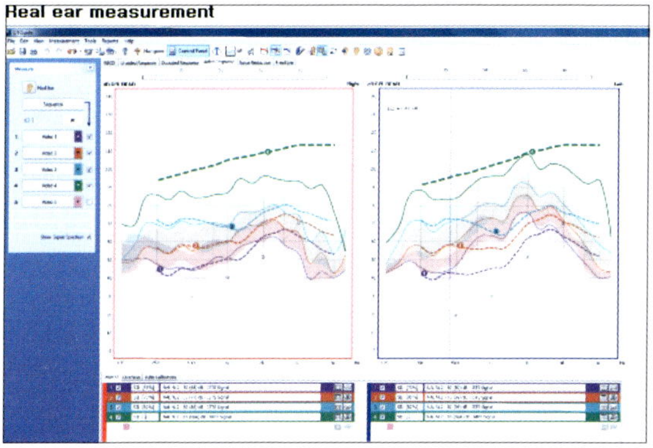

그림 9 만 3세경 시행한 REM

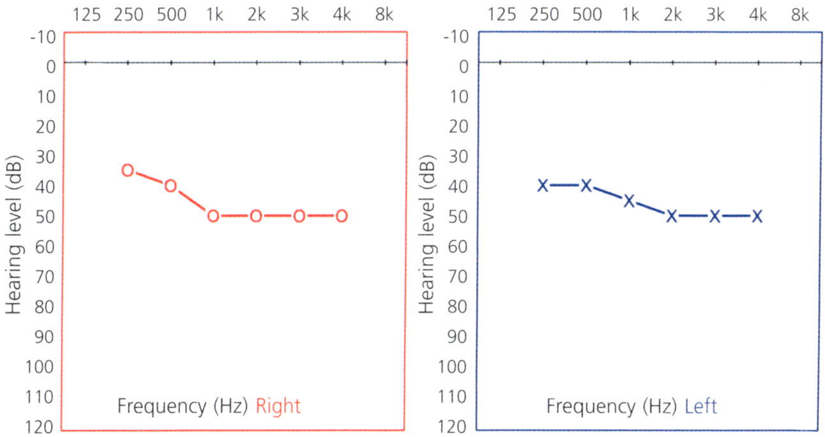

그림 10 증례2 환아의 3년 7개월에서 순음청력검사 결과.
ABR에서 예상되었던 양측 45 dB 정도의 청력 역치 값이 확인.

- 만 4세경부터 순음청력검사가 가능해지면 실제 청력을 바탕으로 조절이 가능할뿐만 아니라 환아와의 의사소통도 어느 정도 가능해지므로 조금 수월하게 조절이 가능할 수 있음.
- 6세 4개월경 사용하던 보청기의 고장으로 보청기를 교체하였음.
- BTE가 아닌 RIC 보청기(저주파 이득을 위해 closed dome을 사용)로 하였고 12채널, 출력/이득은 119/50이었음.

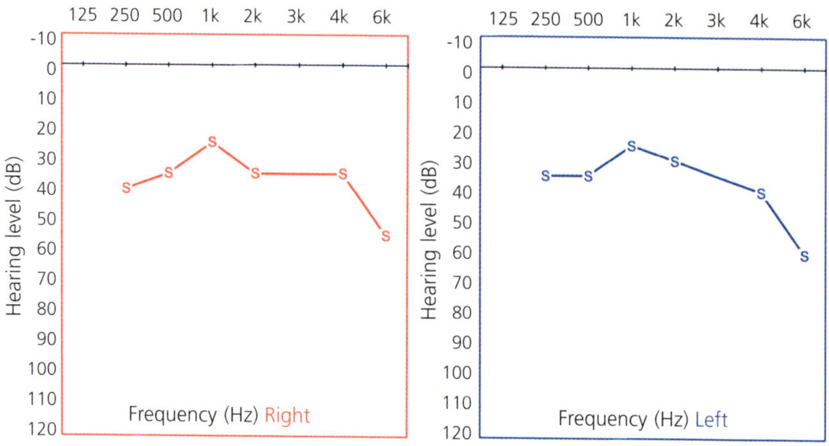

그림 11 **증례 2 환아의 3년 7개월에서 기능이득검사.**
순음청력검사에서 확인된 정확한 역치 값을 바탕으로 보청기 조절을 시행.

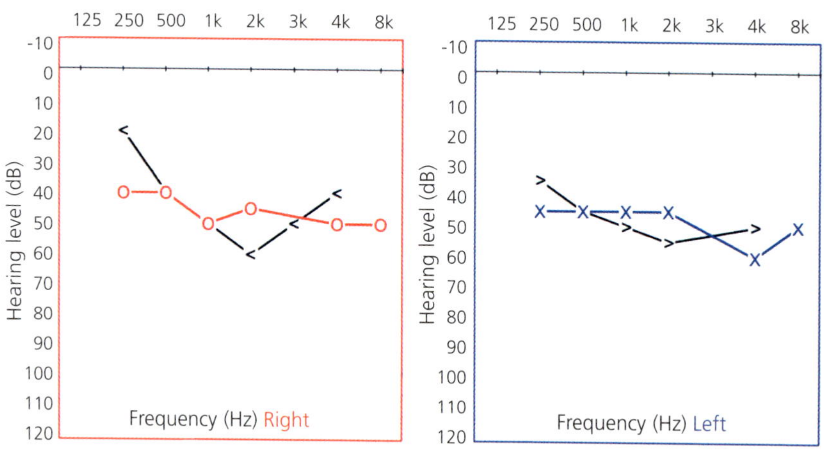

그림 12 **증례 2 만 6세경 순음청력검사.**
청력에 있어서 큰 변화는 없는 상태

- 기존에 보청기를 잘 사용하던 경우 보청기를 교체하더라도 별 어려움 없이 적응을 잘함.

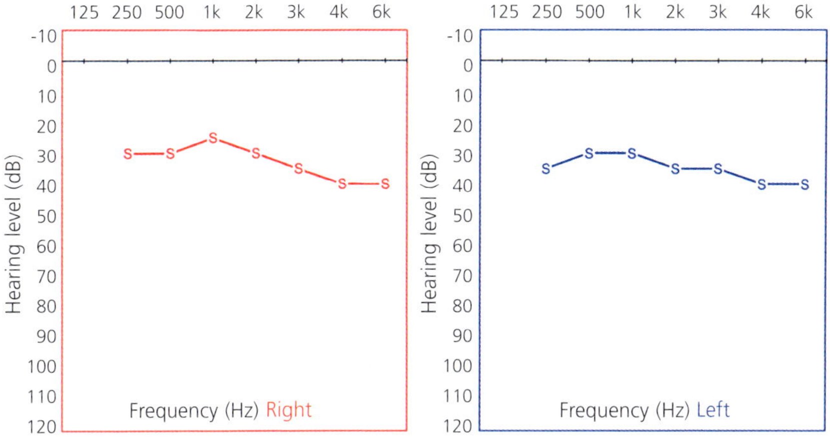

	SRT	WRS
Rt		96% (60 dB SL)
Lt		92% (60 dB SL)

그림 13 6세 4개월 보청기 교체 후 기능이득검사 및 어음명료도.

- 보청기 교체 후에도 어음명료도 우측 96%, 좌측 92%로 높은 수준 유지.

Section

09

청각신경병증

청각신경병증(auditory neuropathy)은 이음향방사나 cochlear microphonic(CM)은 나타나지만, 청성뇌간반응은 나타나지 않거나 매우 비정상적인 소견을 보이는 감각신경성난청으로, 병리학적으로는 외유모세포의 기능은 보존되어 있으면서, 내유모세포와 제1형 청신경세포를 통한 청각전달로의 이상에 기인한다. 과거에는 일반적으로 청각신경병증으로 불리었으나, 청신경의 기능은 정상이면서 내유모세포나 신경접합부의 기능에만 문제가 있는 모든 경우가 포함되고 있기 때문에, '청각신경병증 스펙트럼 장애'가 더 정확한 용어라고 할 수 있다.

진단이 완료되어 청각신경병증으로 확인되면, 두 가지의 치료 방향이 제시될 수 있다. 첫 번째 치료 방향은 소음 환경에서의 청각 능력을 향상시키기 위해 signal-to-noise ratio (SNR)를 극대화하는 방법이며, 다른 한 가지는 일반적인 보청기나 인공와우 수술을 통해 소리를 증폭시키는 방법이다. 치료 방식은 환아나 환아의 가족, 보호자와의 심도있는 상담 이후에 결정되어야 하며, 원인이 시냅스후 병변인지, 중추성 병변이지에 따라 궁극적인 치료 결과에 대해 정확한 정보를 전달할 수 있어야 한다. 본 장에서는 보청기 피팅에 세심한 주의가 요하는 청각신경병증의 보청기 선택과 피팅에 대해 대표적인 증례와 함께 기술하려고 한다.

1 청각소실/어음분별력 특징

- 청각신경병증 환자의 평균 순음 역치는 약 57 dB HL로 정상에서 고도 난청까지 고르게 분포. 40-60% 정도가 중등도 이상의 난청.
- 청력에 변동성이 있음.
- 경도-중등도 난청에서는 상승형(ascending, 저주파 소실이 더 큼)을 보이며 고도 난청으로 진행될수록 평평한 형태가 많아짐.
- 행동(순음)청력처럼 자극 세기와 관련된 청각지각력(intensity-related perception)은 잘 보존되나 시간적 정보와 관련된(time-related) 청각 기능은 심각하게 저하 → 순음청력역치에 비해 어음명료도가 훨씬 더 크게 떨어짐
- 소음 청취 능력도 크게 감소하며 선택적 청취 능력을 요하는 이분청취 숫자검사 (dichotic digit test)의 수행력도 크게 감소

2 보청기 선택

어음명료도가 낮기 때문에 보청기를 통한 청능 개선에는 한계가 분명함. 그럼에도 보청기를 지속적으로 사용하는 것이 청능 개선에 도움이 될 수 있다는 보고가 있으며, 나중에 인공와우를 시행하더라도 보청기를 지속적으로 사용한 경우가 더 좋다는 연구도 있어 보청기 사용의 가치가 전혀 없다고 할 수는 없음. FM system을 이용한 보청기가 사용되거나 BTE 보청기가 사용됨.

(1) FM system

- 청각신경병증에서 증상이 가벼운 경우, 환아들은 주파수 변조 시스템 기계의 도움을 받을 수 있음.
- 학교에서 수업을 듣는 교실 환경에서 많이 이용
- 발화자로부터 생성된 말소리는 직접 라디오 신호를 통해 환아가 착용하고 있는 헤드폰으로 전달되면서 어음인지를 더 향상 시킬 수 있음.
- 인공와우와 함께 적용되면 어음이해도가 더 상승할 수 있다고 함.

(2) BTE 보청기

- 신호 대 잡음비 향상을 위해 방향성 마이크로폰과 노이즈 감소 기능 등 다양한 기능이 포함될 수 있는 BTE 형태가 나음
- 또한 소아에서 점차 성장하는 점을 고려했을 때도 BTE 보청기가 우선 고려되어야 함.

3 피팅 방법 및 재활기간

(1) 낮은 출력으로 이득을 제공

- 출력을 가능한 줄여서 유모세포가 손상되지 않도록 하는 것이 좋음 → 청각신경병증은 유모세포는 양호한 상태임.
- 순음청력검사상의 역치는 정상일 수 있고 소아이기 때문에 정확한 청력 역치 확인이 어려움 → 시각강화 청력검사 같은 행동반응청력검사를 통해 청력 역치를 최대한 가늠하고 보청기 출력을 결정

(2) 선형증폭 및 압축시간 증가

- 청각신경병증이 있으면 temporal resolution이 떨어짐.
- 아직은 보청기 기술이 이렇게 낮아진 temporal envelope을 증가시키지는 못함.
- 디지털 보청기에서 사용하는 비선형 압축(non-linear amplitude compression)인 WDRC(wide dynamic range compression)의 경우 빠른 압축시간을 가지면 어음이 가지는 spectral envelope을 감소시키고 temporal cue를 받아들이기 힘들게 함 → 비선형 압축보다는 선형 압축이 도움이 됨.
- 압축시간(attack/release time)을 늦추는 것이 나음(압축 시간을 늦추면 20% 정도 어음인지 향상이 된다는 보고가 있음).

(3) 저주파수 제거

- 저주파수 신호를 필터로 제거하거나 감소시키는 것이 실험적으로는 도

움이 될 수 있다고 보고 있음.

- 혹은 주파수 전이(frequency transposition)를 통해 저주파수 신호를 고주파수로 이동하는 것이 도움이 될 수도 있음.

(4) 재활 방법 및 기간

- 다른 감각신경성 아동과 대등한 언어 발달을 보이는 경우도 있으나 많은 환아가 발달장애를 하고 있기 때문에 보청기를 통한 재활에 더 많은 시간이 소요되고 성공률도 낮음.
- 보청기가 소리 신호를 증폭시켜주기는 하지만 언어 이해 장애의 원인이 되는 신경 동기화 장애를 극복시키는 것은 아님 → 재활 기간이 오래 걸리지만 효과도 떨어질 수밖에 없음.

4 보청기 처방과 관련된 다양한 상황에서의 고려사항 (Troubleshooting)

- **보청기 착용의 효과가 어느 정도나 있을까요?**

청각신경병증으로 묶여 있지만 환자별로 청력 수준이 워낙 다양합니다. 청력 소실의 크기가 크지 않고 그 외 다른 장애가 동반되어 있지 않다면 일반적인 감각신경성 난청과 동일한 수준의 언어발달을 보이기도 하는 반면 다른 발달장애가 동반된 경우에는 보청기를 통한 재활에 더 많은 시간이 소요되고 효과도 그리 만족스럽지 않은 것으로 보입니다. 대체적으로 보청기보다는 인공와우이식술의 성적이 조금 더 나은 것 같습니다. 따라서 보청기 착용의 효과가 없다면 인공와우이식술의 시행도 고려할 필요가 있습니다.

보청기 착용의 효과를 높이기 위한 노력도 필요합니다. 이는 어느 정도 한계를 인정할 필요가 있는데 오히려 외부적인 소음 환경을 개선하는 것도 방법이 됩니다. 특히 유소아의 경우 어음에 대한 자극을 통해 발달이 필요한데 주변 소음이 큰 경우 이런 어음인식에 영향을 줍니다. 소음이 없는 조용한 환경에서 보청기를 사용하는 것이 도움이 될 수 있기 때문에 주변에 소음에 대한 조절도 필요할 수 있겠습니다. 보청기의 소음 제거 기능을 활용하는 것도 방법이겠습니다.

5 여러가지 증례들

〈증례1〉 미숙아로 태어난 1세 남아

- 미숙아로 출생하여 3개월간 신생아 중환자실에서 치료 받음. 신생아 난청 선별검사에서 양측 refer.
- 생후 1년째 ABR에서 양측 반응 없고 ASSR은 양측 110 dB
- 반면 DPOAE에서는 양측 반응이 잘 관찰됨.
- ABR에서 condensation click과 rarefaction click에서 CM 파형 역전이 관찰되어 auditory neuropathy 진단.
- 고심도 난청에 해당하므로 보청기보다는 인공와우이식술을 고려하는 편이 더 낫다고 판단되었지만 동반된 뇌병변 및 발달장애로 인공와우이식술을 시행하지 못하고 보청기 착용을 시작.
- 양측 BTE 보청기를 시도하였고 이득은 일반적인 목표 이득보다 조금 낮게 설정하여 시작하였음.
- 방향성 마이크로폰을 사용하고 소음제거기능을 사용해서 소음의 영향을 최소화시키기 위한 노력을 하였음.
- 이득 값을 점차 조절하였고 소리에 대한 일부 반응이 관찰되기는 함. 그러나 좋은 예후를 기대하기는 어려운 상황임.

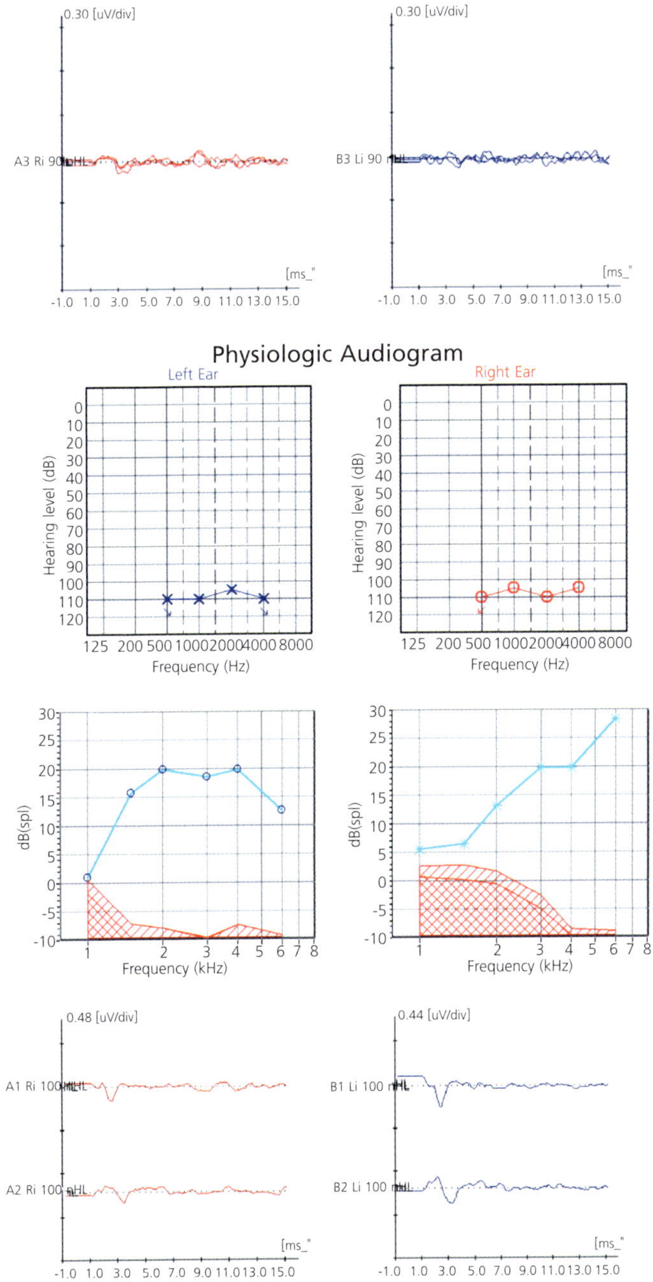

그림 1 증례1 환아의 청력검사 결과

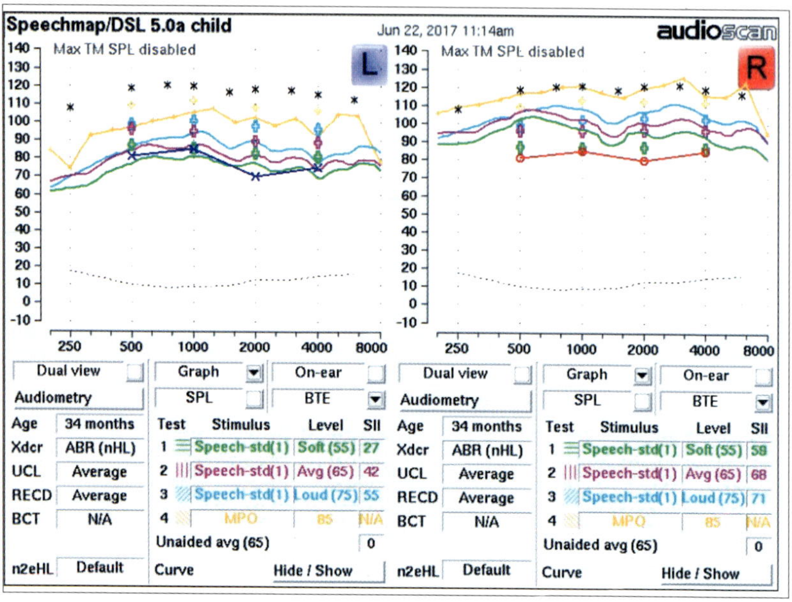

그림 2 증례1 환아의 피팅 결과

〈증례2〉 정상출생아로 언어발달 지연으로 내원한 2세 여아

- 언어발달지연으로 생후 2세에 내원하였고 ABR에서 양측 반응 없고 ASSR에서는 75-90 dB의 청력역치값 확인.
- DPOAE에서는 양측 반응이 있어 청각신경병증으로 진단.
- 먼저 BTE 보청기 착용을 시작. 청각신경병증의 경우 청력이 변할 수 있기 때문에 처음부터 인공와우이식술을 고려하는 것이 적절하지 않음.
- DSL로 목표 이득을 설정하였고 행동관찰 청력검사에서 양측 80 dB 반응이 있음.
- 4시간 정도 사용을 유지하고 있고 발화량이 늘어난다는 점에서 긍정적임.
- 증폭을 조금씩 올려주긴 했으나 한계가 있어 향후 인공와우이식술의 시행을 염두해두고 있음.

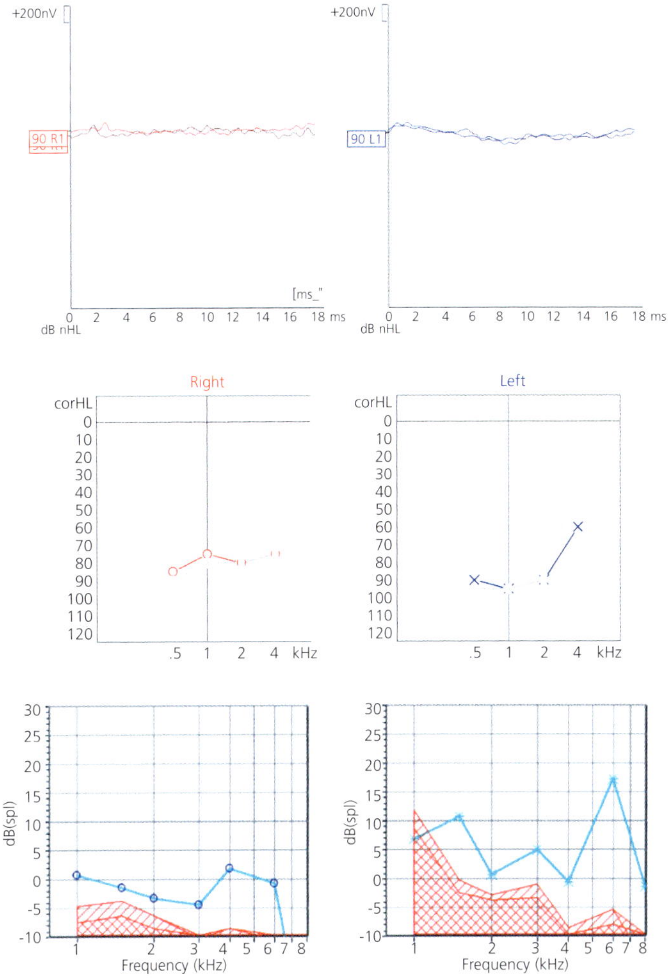

그림 3 증례2 환아의 청력검사 결과

〈증례3〉 점차 진행하는 난청으로 내원한 8세 여아

- 출생 시 특이사항 없었으며, 난청 가족력도 없고 신생아난청선별검사에서도 양측 모두 pass 했던 8세 여아로 점차 진행하는 양측 난청으로 내원.
- 소리에 대한 반응이 많이 떨어져서 7세부터 보청기 착용을 시작하였으나 효과가 별로 없어서 내원.
- 발달 장애도 동반된 상태로 좋은 예후가 기대되기는 더 어려운 상황.

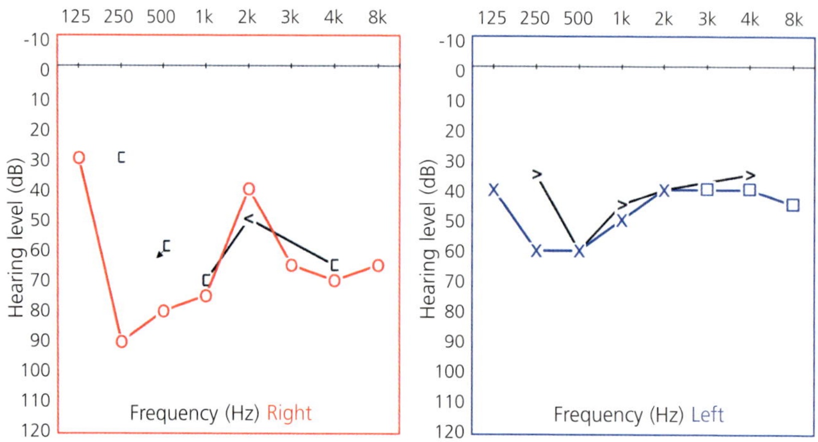

	SRT	WRS
Rt	CNT	4% (80 dB HL)
Lt	75 dB HL	16% (70 dB HL)

그림 4 증례3 환아의 내원 당시 순음청력검사 및 어음명료도

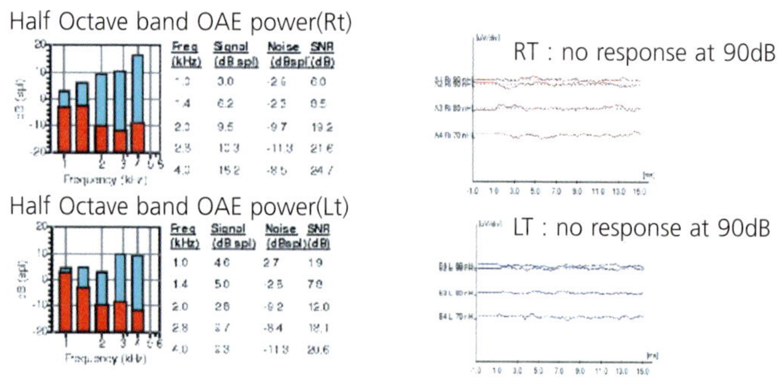

그림 5 증례3 환아의 OAE와 ABR.

ABR에서는 반응이 없었으나 OAE에서는 반응이 있어 청신경병증 진단

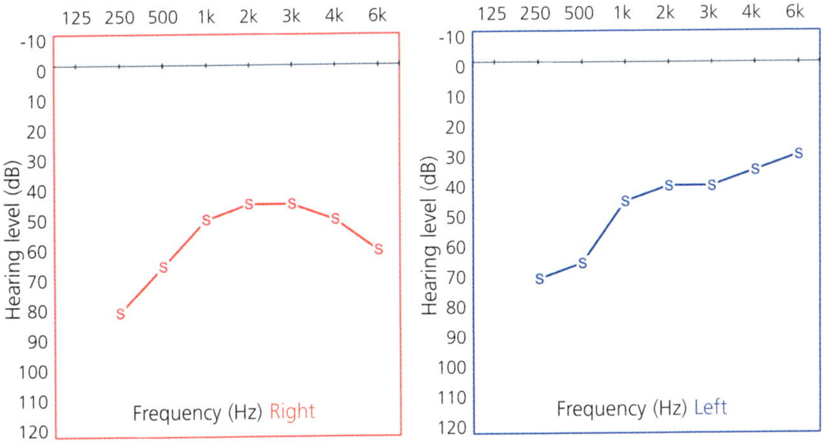

	SRT	WRS
Rt		12% (70 dB HL)
Lt		36% (65 dB HL)

그림 6 증례3 환아의 1년 보청기 착용 후 기능이득검사 및 어음명료도.

약간의 개선은 있었으나 뚜렷하지 않음.

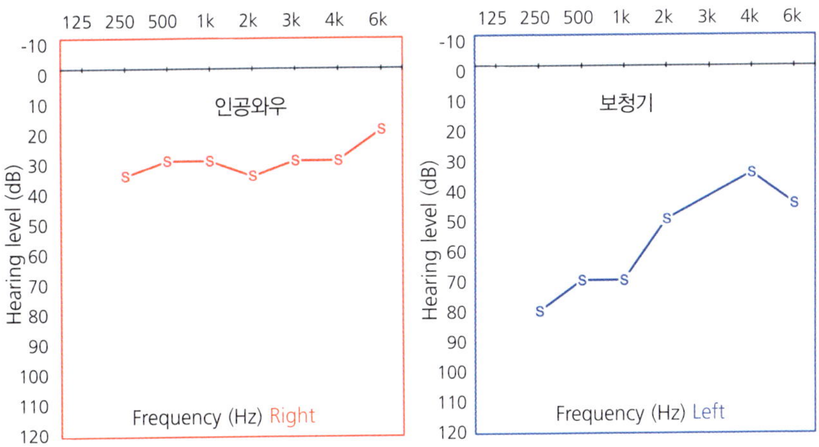

그림 7 증례3 환아의 우측 인공와우이식술 좌측 보청기의 기능이득평가.

- 양측 착용 중인 BTE 보청기로 우선 최대한 조절을 시도. 그러나 출력과 이득 등을 조절해도 효과는 제한적.
- 청신경병증이 어음명료도가 떨어지기 때문에 효과적인 얻기는 상당히 어려움.
- 언어평가에서는 보청기 착용하고도 CAP 점수 5점(입모양을 보지 않고 일상생활문장을 이해할 수 있다)였고 1음절 59%, 2음절 57%, 문장 70%로 수용어휘력에 있어 10%ile 미만 값을 보여 언어발달이 뒤쳐지고 있음을 알 수 있었음.
- 본 환아의 경우, 특히 우측은 보청기로는 효과를 전혀 기대하기 어려워 인공와우이식술을 계획하였음.
- 환아 연령 8년 7개월에서 우측 인공와우이식술을 시행(Nucleus CI422).
- 우측 인공와우와 좌측 보청기 착용으로 이전보다는 더 나은 언어평가 점수를 보임.
- CAP 점수는 5점에서 7점으로 상승
- 1음절 (59% → 79.6%), 2음절 (57% → 98.3%), 문장 (70% → 98%) 모두 증가.
- 다만 좌측 보청기는 잘 사용하지 않으려고 한다고 보고.

결과적으로 청신경병증에서 청력소실이 중등도 이상으로 진행된 경우에는 보청기만으로는 효과적인 청각적 발달을 성취하기 어려울 수 있음.

참고문헌

1. 대한이과학회. 2017년. 보청기 (Current Opinion on HEARING AIDS). 세종의학
2. 대한청각학회. 2017년. 청각검사지침. 2판. 학지사.
3. Dillon H. 2012. Hearing Aids. Second Edition.Thieme
4. Handbook of Clinical Audiology. Katz J. 2014, 7th ed. Wolters Kluwer Health.
5. Clinical Audiology; An Introduction. Stach BA. 2010, 2nd ed. Cengage Learning.
6. Cox RM, Schwartz KS, Noe CM, Alexander GC. Preference for one or two hearing AIDS among adult patients. Ear Hear. 2011 Mar-Apr;32(2):181-97. doi: 10.1097/

AUD.0b013e3181f8bf6c. Erratum in: Ear Hear. 2011 May-Jun;32(3):409. PMID: 20890203; PMCID: PMC3042486

7. Byrne D, Noble W, LePage B. Effects of long-term bilateral and unilateral fitting of different hearing aid types on the ability to locate sounds. J Am Acad Audiol. 1992 Nov;3(6):369-82. PMID: 1486199
8. Punch JL, Jenison RL, Allan J, Durrant JD. Evaluation of three strategies for fitting hearing aids binaurally. Ear Hear. 1991 Jun;12(3):205-15. doi: 10.1097/00003446-199106000-00008. PMID: 1916046
9. Stenfelt S, Reinfeldt S. A model of the occlusion effect with bone-conducted stimulation. Int J Audiol. 2007;46(10):595-608
10. Moon SK, Lee JW, Choung YH, Park K. Clinical analysis of hearing aid failure. Korean J Otolaryngol 2015;48(1):13 – 17.
11. Pekkarinen E, Salmivalli A, Suonpää J. Efect of noise on word discrimination by subjects with impaired hearing, compared with those with normal hearing. Scand Audiol 1990;19(1):31 – 36.
12. Abdellaoui A, Tran Ba Huy P. Success and failure factors for hearing-aid prescription: results of a French national survey. Eur Ann Otorhinolaryngol Head Neck Dis 2012;130(6):313 – 319.
13. Kim H, Choo OS, Park K, Gu GY, Park SH, Jang JH, Park HY, Choung YH. Hearing aids are still beneficial to patients, even if they have a low speech discrimination. Eur Arch Otorhinolaryngol. 2020;277(11):2987-2994.
14. Barker C, Dillon H, Newall P. Fitting low ratio compression to people with severe and profound hearing losses. Ear Hear 2001;22(02):130 – 141.
15. Souza PE, Bishop RD. Improving speech audibility with wide dynamic range compression in listeners with severe sensorineural loss. Ear Hear 1999;20(06):461 – 470.
16. Villchur E. Multichannel compression processing for profound deafness. J Rehabil Res Dev 1987;24 (04):135 – 148.
17. Souza P, Wright R, Bor S. Consequences of broad auditory filters for identification of multichannel-compressed vowels. J Speech Lang Hear Res 2012;55(02):474 – 486.
18. Souza PE, Jenstad LM, Folino R. Using multi-channel wide-dynamic range compression in severely hearing-impaired listeners: effects on speech recognition and quality. Ear Hear 2005;26(02):120 – 131.
19. Weile JN, Behrens T, Wagener K. An improved option for people with severe to profound hearing losses. Hear Rev 2011;18:32 – 45.
20. Ricketts TA, Picou EM, Shehorn J, Dittberner AB. Degree of hearing loss affects bi-

lateral hearing aid benefits in ecologically relevant laboratory conditions. J Speech Lang Hear Res 2019;62(10):3834 – 3850.

21. Lee HJ, Lee JM, Na G, Moon YM, Lee C, Jung J. Which patients with a unilateral hearing aid for symmetric sensorineural hearing loss have auditory deprivation? Clin Exp Otorhinolaryngol 2020;13(01):23 – 28.
22. Turton L, Souza P, Thibodeau L, Hickson L, Gifford R, Bird J, Stropahl M, Gailey L, Fulton B, Scarinci N, Ekberg K, Timmer B. Guidelines for Best Practice in the Audiological Management of Adults with Severe and Profound Hearing Loss. Semin Hear. 2020 Aug;41(3):141-246.
23. Woods WS, Van Tasell DJ, Rickert ME, Trine TD. SII and fit-to-target analysis of compression system performance as a function of number of compression channels. Int J Audiol 2006;45(11):630 – 644.
24. Moore BC. Dead regions in the cochlea: diagnosis, perceptual consequences, and implications for the fitting of hearing aids. Trends Amplif. 2001 Mar;5(1):1-34.
25. 장애인 보청기 급여제품 및 결정가격 고시 [시행 2021. 11. 1.] [보건복지부 고시 제2021-264호, 2021. 11. 1., 전부개정] (https://www.law.go.kr/행정규칙/장애인보청기급여제품및결정가격고시/(2021-264,20211101))
26. Jeong SW, KIM LS, LEE YM, AHN SY, PARK JS. Clinical characteristics of pediatric auditory neuropathy. Korean Journal of Otolaryngology-Head and Neck Surgery 2007:759-65.
27. Sininger Y, Oba S. Patients with auditory neuropathy: who are they and what can they hear. Auditory neuropathy: A new perspective on hearing disorders 2001:15-35.
28. Kim LS. Auditory neuropathy. Korean Journal of Audiology 2008;12 (1):1-9.
29. Berlin CI, Bordelon J, John PS, Wilensky D, Hurley A, Kluka E, et al. Reversing click polarity may uncover auditory neuropathy in infants. Ear and Hearing 1998;19 (1):37-47.
30. Hood LJ. Auditory neuropathy/dys-synchrony disorder: diagnosis and management. Otolaryngologic Clinics of North America 2015;48 (6):1027-40.

CHAPTER 10

보청기 문제점 이렇게 해결하면 된다

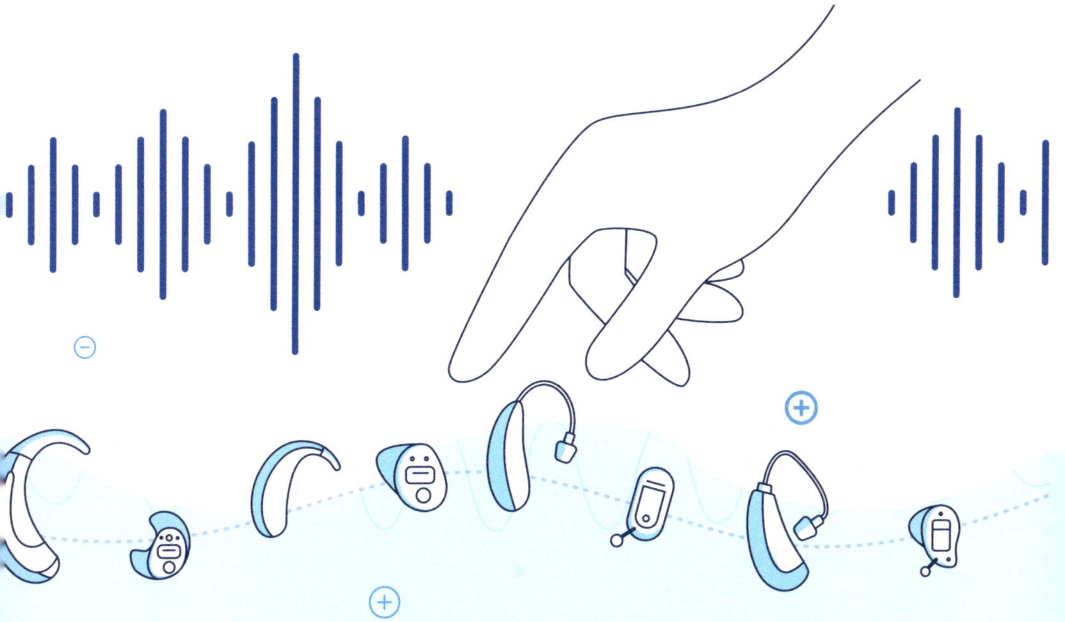

Section

01

피팅 시

1 문제점의 구체화

보청기 클리닉에서 자주 접하게 되는 문제점

소리가 안 들린다.				2
	보청기 경고음을 포함하여 모든 소리가 들리지 않는다.			2-1)
	보청기 경고음은 들리는데 다른 소리가 들리지 않는다.			2-2)
	소리가 작게 들린다.			2-3)
		모든 소리가 작게 들린다.		
		특정 소리가 작게 들린다.		
	소리가 부정확하다, 말소리가 명확하지 않다.			2-4)
		평상시 대화를 할 때에 소리가 부정확하다.		
		평소에는 괜찮은데 시끄러운 장소에서 부정확하다.		
소리가 크다				3
	내 목소리가 크다.			3-1)
	다른 소리가 크다.			3-2)
		특정 소리가 크게 들린다.		
			(작은 소리) 잡음이 크다, 비오는 소리, 에어컨 소리 등	
			(보통 소리) 말소리	
			(큰 소리) 부딪히는 소리, 버스 소리, 문 닫는 소리	
소리가 변형된다				4
	소리가 쨍쨍거린다.			4-1)
	소리가 웅웅거린다.			4-2)
이상한 소리가 들린다.				5
소리가 들렸다 안들렸다 한다.				6

2 소리가 안 들려요.

1) 보청기 경고음을 포함하여 모든 소리가 들리지 않는다.

발생 원인	진단 방법	해결 방법
배터리 방전	배터리 검사	새 배터리 교환
귀지 막힘	기기 점검	음구 청소 귀지 방지망 교체
보청기 결함	위 두 가지가 아닌 경우	입고

(1) 배터리 방전

- 보청기 착용자가 보청기 사용 중 문제점을 제기하였을 때, 배터리 문제인 경우가 많음.
  - 소리가 들리지 않거나 작아진 경우 가장 먼저 배터리 확인이 필수적임. 간단하게는 보유하고 있는 새 배터리로 갈아 끼워 확인해볼 수 있음.
  - 보청기 배터리 잔량 체크기를 이용해 건전지 소모 정도를 확인해볼 수 있음(그림 1).

보청기 배터리 관리법

- 건조하고 서늘한 곳에 보관, 단 냉장고나 냉동실은 오히려 습기 노출로 쉽게 부식될 수 있어 권유하지 않음.
- 자연 방전 등의 가능성을 고려하여 3-6개월 정도 사용할 만큼만 구입. 구입 시에는 배터리 뒷면의 사용기한을 확인.
- 배터리 뒷면의 스티커는 사용하기 직전에 제거.
- 동전이나 열쇠 등 귀금속과의 접촉을 피하여 보관.
- 보청기를 사용하지 않을 때에는 배터리 도어를 분리하거나 전원을 끄기.

(2) 귀지 막힘

- 소리가 들리지 않거나 작아진 경우, 배터리가 잘 작동한다는 가정 하에

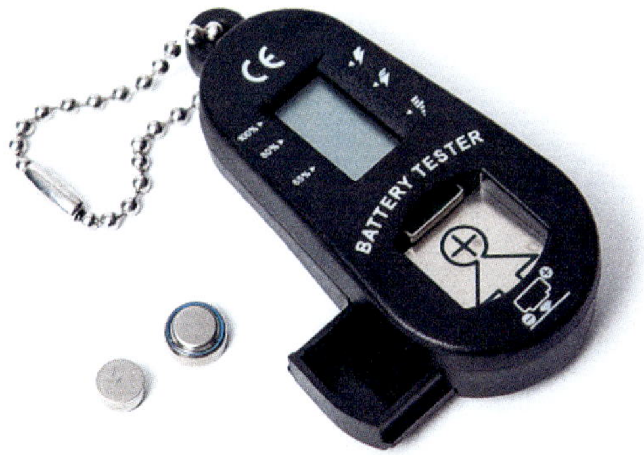

그림 1 보청기 배터리 잔량 체크기

(출처 : https://smartstore.naver.com)

가장 많은 원인은 귀지 막힘.

- 이를 예방하기 위해 보청기 착용자로 하여금 적어도 1주에 2-3회는 주기적으로 보청기를 청소할 것을 권장.
- 귀지 막힘은 육안으로 확인이 잘 되지 않을 뿐만 아니라 잘못된 방법으로 청소를 할 경우 오히려 보청기 부품에 손상을 입힐 수도 있음.

① **음구 청소**

- 보청기의 리시버와 마이크 모두에 귀지 막힘이 발생할 수 있음.
- 청소용 솔을 이용하여 리시버와 마이크 입구를 살살 문질러 청소하되, 음구가 아래를 향하도록 위치, 귀지가 바닥으로 떨어지도록 함**(그림 2)**.

② **귀지 방지망 교체**

- 보청기의 리시버와 마이크에는 귀지가 바로 기계 안으로 들어가지 않도록 귀지 방지망이 설치되어 있음.
- 귀지가 심하게 막혀 있거나 자주 막히는 경우, 귀지 방지망 자체를 교체하는 것이 더 효과적일 수 있음**(그림 3, 4)**.

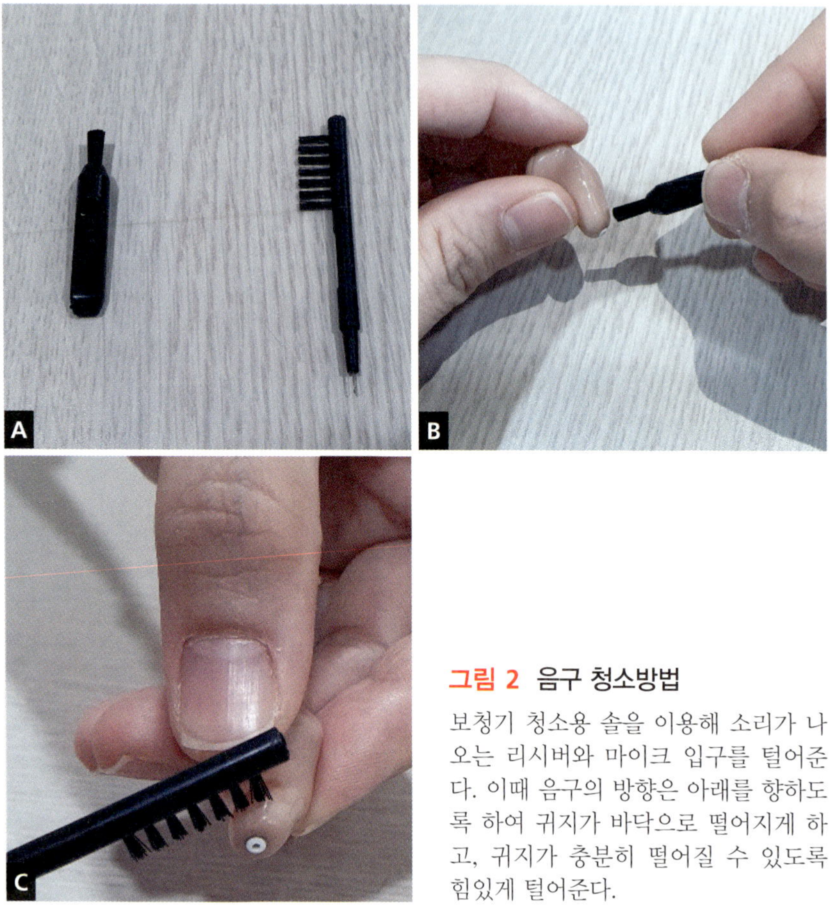

그림 2 음구 청소방법

보청기 청소용 솔을 이용해 소리가 나오는 리시버와 마이크 입구를 털어준다. 이때 음구의 방향은 아래를 향하도록 하여 귀지가 바닥으로 떨어지게 하고, 귀지가 충분히 떨어질 수 있도록 힘있게 털어준다.

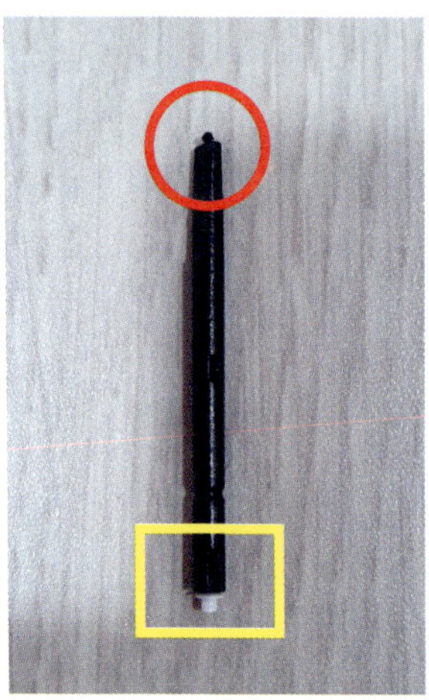

그림 3 귀지 방지망 교체기

귀지 방지망을 제거하는 툴과 (빨간 동그라미) 새로운 귀지 방지망 (노란 네모)이 함께 붙어있다.

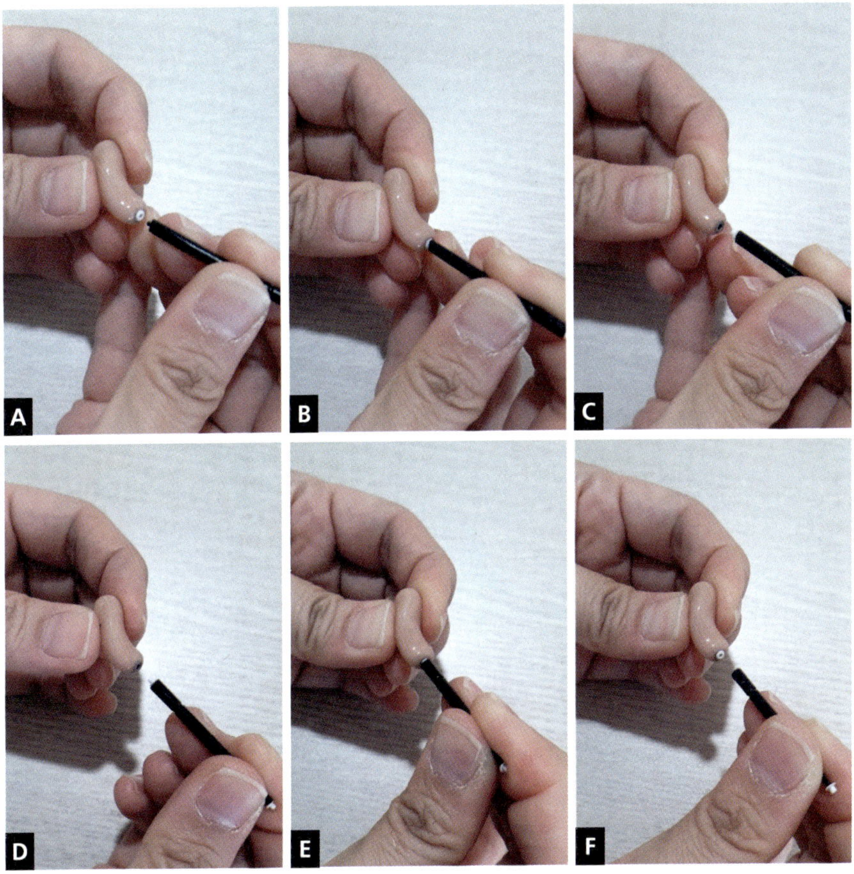

그림 4 귀지 방지망 교체방법

귀지 방지망 교체기의 tip을 이용해 기존의 귀지 방지망에 꽂아 넣는다. 귀지 방지망과 교체기가 딸깍하고 결합이 된 것을 확인한 후, 그대로 바깥으로 교체기를 잡아당기면 교체기와 함께 귀지 방지망이 제거된다. 새 귀지 방지망을 음구에 맞춰 끼워 넣으면 역시 딸깍하며 결합된다. 이때에는 교체기를 잡아당기면 새 귀지 방지망은 유지된 채로 교체기만 빠져나오게 된다.

(3) 보청기 결함

- 그 외의 경우 기계 고장, 단선 등을 고려하여 공장 입고 및 기기 점검이 필요함.

2) 보청기 경고음은 들리는데 다른 소리가 들리지 않는다.

- 위와 같은 경우는 마이크의 고장이 원인임.
- 경고음을 확인할 수 없다면, 피팅 프로그램을 연결하여 경고음 설정 화면에서 경고음을 실행시켜 확인할 수 있음.
- 이와 같은 문제점은 공장으로 입고하여 기기 점검이 필요함.

3) 소리가 작게 들린다.

발생 원인	진단 방법	해결 방법
배터리 약함	배터리 검사	새 배터리 교환
귀지 막힘	기기 점검	음구 청소 귀지 방지망 교체
불충분한 증폭	면담 실이 측정	증폭
보청기 출력 부족	보청기 출력처방 확인	보청기 변경
벤트 사이즈 문제	벤트 막아보기 실이 측정	보청기 교정

(1) 배터리 약함

- 배터리가 약하면 소리가 작게 들리거나 잡음이 섞이는 것처럼 들리게 되다가 점차 들리지 않게 됨. 2-(1)-1)을 참고하여 배터리를 검사하고 새 배터리로 교환.

(2) 귀지 막힘

- 귀지가 음구를 완전히 막지 않고 일부만 막은 경우, 소리가 작게 들릴 수 있음.
- 리시버가 막힌 경우 주로 소리의 왜곡이 없이 음량만 작아지는 반면, 마이크가 막힌 경우에는 고주파의 증폭이 적어지면서 저주파가 강조되어

웅웅거리는 소리의 왜곡과 함께 음량이 작아짐. 2-(1)-2)를 참고하여 귀지를 청소.

(3) 불충분한 증폭

- 배터리와 귀지 막힘의 문제가 없다는 가정 하에 소리가 여전히 작게 들린다고 하면 증폭이 불충분한 경우가 있음.
- 보청기 착용자가 느끼는 "소리가 작게 들린다"는 문제점이 어떤 상황에서 발생하는 지를 확인
  - 문제가 되는 구간의 이득을 올리는 방식으로 피팅해야 함.
  - 모든 소리가 작게 들리는지, 평소에는 괜찮지만 작은 소리로 대화를 나눌 때에만 잘 안들린다던지, 반대로 남들과 대화하는 것은 괜찮지만 경적 소리 같은 큰 소리가 잘 안들리는지를 구분하여 확인.
  - 실이 측정을 시행하여 문제 구간을 확인하고 이득을 조절할 수 있음.

(4) 보청기 출력 부족

- 위 2-(3)-3)에서처럼 보청기의 이득을 최대로 조절하였음에도 불구하고 보청기 착용자가 여전히 소리가 작다고 한다면, 보청기의 최대 출력을 확인하여 더 높은 출력을 제공할 수 있는 보청기로 변경을 권유해볼 수 있음.

(5) 벤트 사이즈 문제

- 위 2-(3)-3)에서처럼 보청기의 증폭을 최대로 하였음에도 불구하고 보청기 착용자가 여전히 소리가 작다고 한다면, 보청기의 벤트나 이어팁을 통하여 소리가 새어나가지는 않는지 확인해볼 수 있음.
- 벤트나 이어팁을 막은 뒤 검사를 해보거나 실이 측정을 시행해 볼 수 있음.

4) 소리가 부정확하다, 말소리가 명확하지 않다.

- 보청기를 착용시 소리는 크게 들리더라도 명확하지 않은 느낌을 받게 될 수 있음.

(1) 평상시 대화를 할 때에 소리가 부정확하다

- 조용한 방에서 충분한 크기의 소리 자극이 있을 때에도 말소리가 분명하지 않다면 이것은 환자의 낮은 어음 분별능력 (WRS, word recognition score)과 관련됨.
  - 이런 경우에는 보청기를 처음 착용하기 전부터 충분히 보청기의 한계에 대하여 설명을 하는 것이 필수적임.

(2) 평소에는 괜찮은데 시끄러운 장소에서 부정확하다.

발생 원인	진단 방법	해결 방법
신호 대 잡음비 적음	SNR 검사	양이 착용 권유 고채널, 고성능 보청기 권유 방향성 보청기 권유

① 양이 착용 권유

- 신호 대 잡음비를 향상시키기 위한 가장 좋은 방법은 양이청을 활용하는 것.
- 보청기를 양쪽에 모두 착용하면 신호 대 잡음비를 높여 청취 능력 및 소리에 대한 방향 감각을 증진시킬 수 있음.
- 양측 보청기는 소리의 상승작용으로 보다 작은 이득 수준에서 소리를 들음으로 소리 변형 및 되울림의 감소 등의 이점이 있음.

② 고채널, 고성능 보청기 권유

- 보청기가 고채널, 고성능으로 갈수록 신호와 잡음비를 구분하는 능력이 좋아짐.
- 양이 착용 후에도 신호 대 잡음비 향상이 미미 하다면 보청기를 변경해 볼 수 있음.

③ 방향성 보청기 권유

- 전방향 마이크 Omni directional microphone는 음구 acoustic inlet가 한 개인 반면, 음구가 두 개 이상 장착된 방향성 마이크의 경우 신호 대 잡

음비를 3-5 dB 정도 향상시킬 수 있음.

- FM 보청기의 경우 보호자나 선생님의 입 주변에 마이크를 설치하고 FM 수신기를 부착한 보청기를 난청 환자의 귀에 착용함.
  - 거리에 상관없이 증폭량이 일정함.
  - 듣고자 하는 말소리는 선별 증폭하고, 주변 소음의 증폭을 억제할 수 있음.
  - 아동의 경우 성인보다 더 높은 SNR을 필요로 함.
  - 소음이나 방향이 많은 교실과 같은 장소에서 많은 시간을 보내기 때문에 FM 보청기가 더 효과적일 수 있음.

3 소리가 크다.

1) 내 목소리가 크다

발생 원인	해결 방법
폐쇄 과 Occlusion effect	환기구 제작 보청기를 깊게 삽입 저주파수 음역 대의 소리 증폭
증폭 효과 Ampclusion effect	저주파수 음역 대의 소리 증폭 감소

(1) 폐쇄효과

- 내 목소리가 크게 들리는 경우, 폐쇄효과와 증폭 효과를 구분.
  - **폐쇄효과** : 보청기가 외이도를 막음으로써 몸에서 발생한 음압이 귀 밖으로 빠져나가지 못하고 고막과 보청기 사이에 갇힘으로써 울려서 들리는 현상임. 이런 경우에는 배터리를 뺀 보청기를 착용하였을 때에도 본인의 목소리가 크게 들리는 것에는 변화가 없음.
  - **증폭 효과** : 보청기가 소리를 증폭할 때 착용자의 목소리도 함께 증폭

이 됨으로써 본인의 목소리를 크게 자각하는 현상으로, 이런 경우에는 배터리를 뺀 보청기를 착용하면 완화된다. 위와 같은 방법으로 폐쇄효과를 확인하면 다음 방법으로 이를 해결할 수 있음.

① 환기구 제작

- 보청기의 이어 몰드나 이어쉘에 구멍을 뚫어 외이도에 갇힌 음압을 배출하기 위해 환기구의 직경이 1mm 넓어질 때마다 폐쇄효과는 4 dB 정도 감소.
- 물리적인 한계 때문에 귓속형 보청기의 경우 외이도가 넓다면 최대 2 - 3mm까지 환기구를 뚫을 수 있지만 고막형 보청기의 경우 환기구는 최소한으로만 유지 가능.
- 넓은 환기구가 필요한 경우 (주로 경사형 난청, 500 Hz에서 20 dB 이하의 정상 청력), 환기가 아주 잘되는 형태의 귀걸이형 보청기를 권유하는 것이 좋음.

② 보청기를 깊게 삽입

- 보청기가 고막에 가까워지게 되면 고막에 발생하는 음향 임피던스가 증가되고, 외이도의 공명 주파수를 변화시켜 외이도 내의 진동을 감소시키는 효과가 있음.
- 이어몰드 제작시 외이도의 2차 굴곡부가 포함될 수 있도록 하여 보청기가 충분히 고막에 가깝게 위치할 수 있도록 제작하여야 하며, 보청기 사용자에게도 올바른 착용법을 안내하여 보청기가 고막에 가깝게 위치하도록 함.

③ 저주파수 음역대의 소리 증폭

- 폐쇄효과는 외이도가 막힘으로써 발생하는 것으로, 저주파수 음역대의 증폭을 줄이는 것은 폐쇄효과의 개선 없이 청력 개선에 더 큰 불편함을 일으킬 수 있음.
- 이런 경우 저주파수 음역대의 소리를 증폭시키는 방법이 있음.
  - 폐쇄효과 시에는 주로 모음만이 강조되어 음성이 변조되고 어색하게 느끼게됨

- 보청기를 통해 증폭된 음성으로 본인의 목소리를 듣게 됨으로써 모음과 자음을 모두 강조, 오히려 그 어색함을 줄여주는 효과를 기대할 수 있음.
- 단, 저주파수 음역대가 너무 강조되는 경우 시끄러운 상황에서의 청취 효과가 떨어지는 등의 단점이 있음.

(2) 증폭 효과

- 저주파수 음역대가 너무 강조되어 본인의 목소리 울림을 경험하게 되는 경우에는 해당 주파수의 증폭을 낮춤으로써 해결할 수 있음.

2) 다른 소리가 크다

- 다른 소리가 크다고 할 때에는 이득을 조정해볼 수 있음.
- 압축시스템의 원리를 생각하여 소리가 크게 들리는 구간을 정확히 파악해서 이득을 조정.
- 잡음, 바람 소리, 비 오는 소리 등이 크게 들리는 것은 '작은 소리'의 구간, 일반적인 대화 시 상대방의 목소리가 크게 들리는 것은 '보통 소리'의 구간, 부딪히는 소리나 차가 지나가는 소리가 크게 들리는 것은 '큰 소리'의 구간이라고 생각할 수 있음.

4 소리가 변형된다.

- 난청 환자들은 모든 주파수에서 일률적으로 청력 손실이 있는 것보다 고음 혹은 저음 등 특정 주파수가 다른 주파수에 비해 상대적으로 많이 손실된 형태를 보임.
- 음향기기의 음량을 높일 때처럼 모든 주파수에서 음량을 동일하게 높이는 것은, 주파수 균형을 맞추지 못하여 보청기 사용자로 하여금 소리의 명료도가 떨어지며 부자연스럽게 느끼게 됨.

1) 소리가 쨍쨍거린다.

- 물소리, 그릇 소리 등 고주파와 관련된 소리가 유독 쨍쨍거리고 날카롭

환자의 표현	문제점
'날카로운, 쇳소리의, 거친' 소리	과도한 고주파수 증폭
	불충분한 저주파수 증폭
'울리는, 뭉개진, 불명확한' 소리	과도한 저주파수 증폭
	불충분한 고주파수 증폭

게 느껴진다면, 이는 고주파 이득이 많이 강조된 것.

- 고주파 이득을 줄이거나 저주파 이득을 올려서 조정할 수 있음.
- 보청기 착용 전 정확한 청력검사를 시행하여 각 주파수의 청력 손실을 파악, 주파수 별로 세심하게 조정하도록 함.
- 실이 측정을 통해 미세 조정을 시행하면 조정이 좀더 용이하여 보청기 착용 시 편안한 음조를 얻을 수 있음.

2) 소리가 웅웅거린다.

- 소리가 웅웅거린다, 소리가 울리고, 뭉개지고, 불명확하다, 남자 목소리 같다 등으로 표현됨.
- 저주파 이득을 줄이거나 고주파 이득을 올려서 조정할 수 있으며 실이 측정이 도움을 줄 수 있음.

5 이상한 소리가 들린다.

1) 외부 소음, 인디케이터 작동음 혹은 환청

- 보청기에서 이상한 소리가 들린다고 호소하는 경우. 가장 흔한 원인은 인디케이터 작동음
  - 보청기 피팅 프로그램에 내장된 인디케이터 작동음을 들려주며 확인 가능

- 그동안 난청으로 인해 듣지 못했던 외부 소음을 이상한 소리로 인지하는 경우도 있음.
- 드물지만 본인에게만 들리는 환청의 가능성도 배제할 수 없음.

• 소리는 상담자가 직접 들어 보기 전에는 해결할 수 없음.
  - 보청기 사용자가 보청기 착용 시 발생하는 이상한 소리를 호소할 때에는 반드시 보청기를 직접 끼고 들어보도록 함.

2) 되울림 현상 Feedback phenomenon

(1) 보청기 착용 조건에 의한 외부 되울림 현상

원인	해결방법
보청기를 정확하게 삽입하지 못함	보청기의 위치 및 방향을 정확하게 삽입
보청기가 헐거움	보청기 재 제작
외이도내의 이물로 인한 음향 난반사	외이도 점검
마이크 주변의 반향 물체 존재	손, 모자, 전화기 등이 마이크에 접촉하지 않는지 확인

(2) 보청기의 전기적, 기계적, 음향적 결함에 의한 내부 되울림 현상

원인	해결방법
보청기의 리시버와 마이크가 가까움	귀걸이형 보청기로 교체 리시버를 고막에 가깝게 위치
보청기의 과도한 증폭	문제가 되는 주파수 음역대의 증폭 감소 단, 어음 분별력의 저하 가능성 고려
보청기의 외형이 얇음	보청기 재 제작
환기구나 보청기 내부의 균열	보청기 재 제작

6 소리가 들렸다 안 들렸다 한다.

특징	원인	해결 방법
5분 이내 작동 멈춤	보청기 합선	보청기 점검/수리
1시간 정도 작동 후 멈춤	배터리 성능 저하 보청기 과전류	배터리 성능 체크 보청기 점검/수리
휴식 후 보청기를 다시 끼면 다시 소리가 들림	청각 피로 효과	볼륨 조정기 사용

1) 보청기 착용 5분 내 작동 정지

- 보청기 내부의 합선이 발생한 경우 보청기 착용 직후에는 소리가 잘 들리다가 5분 이내에 작동이 멈추게 됨. 이런 경우 센터에 입고하여 점검 및 수리가 필요함.

2) 보청기 착용 1시간 내 작동 정지

- 위와 같은 경우에는 우선은 배터리의 문제가 아닌지를 확인해야 함.
- 그 다음으로는 보청기 내 미세한 합선이 있거나 부식, 먼지 등이 있어 과전류가 흐르는 경우를 의심해 볼 수 있음. (센터에 입고하여 점검 및 수리가 필요함.)

3) 소리가 안 들리다가 휴식 후 보청기를 다시 착용하면 소리가 들림

- 보청기 착용 직후에는 괜찮다가 수시간이 지나면 점차 잘 들리지 않는다고 호소하는 경우가 있음.
- 충분한 휴식 후 보청기를 재 착용하면 다시 잘 들리는 경우가 많음.
- 청각 피로 현상을 의심해볼 수 있음.
  - 후미로성 난청 환자에서 나타날 수 있음.

- 후미로성 난청에 대한 진단이 필수적이며, 환자에게는 이에 대해 설명하고 휴식 후 보청기를 착용하거나, 보청기에 볼륨 조정기를 부착하여 조절할 수 있도록 하는 것이 도움이 될 수 있음.

참고 문헌

1. Gatehouse S. The time course and magnitude of perceptual acclimatization to frequency responses: Evidence from monaural fitting of hearing aids. J Acoust Soc Am 1992; 92(3):1258-68.
2. Kuk F, Keenan D, Lau CC. Vent configurations on subjective and objective occlusion effect. J Am Acad Audiol. 2005;16(9):747-62.
3. Debra E. Trees & Christopher W. Turner (1986) Spread of Masking in Normal Subjects and in Subjects with High-Frequency Hearing Loss, Audiology, 25:2, 70-83, DOI: 10.1080/00206098609078372.
4. Crandell CC, Smaldino JJ, Flexer C (1995). Sound-field fm pplications:Theory and practical applications. San Diego: Singular
5. Lee K-S. Post-Fitting Modification of Hearing Aids. Korean J Audiol. 1998;2(1):23-32.
6. Austin CD, Kasten RN, Wilson H. Real ear measurements of hearing aid plumbing modifications. Part II. Hear Instm 1990;43:25-30.
7. Minsung Kim, Seungdeok Heo. Effects of Vent Diameter on Real Ear Acoustics. Audiology and Speech Research 12, no.4 (2016) : 204-208.
8. Lybarger SF. Earmolds. In Katz J, ed. Handbook of Clinical Audiology 3rd ed. Baltimore: Williams and Wilkins, 1985:885-910.

Section
02

피팅 외

1 피팅으로 해결할 수 없는 보청기 사용자의 불편사항

- 보청기의 첫 사용자 중 상당수는 처음에 기대했던 만큼 자연스러운 청취력을 얻지 못한다고 느끼고 오히려 불편감을 호소하는 경우가 흔함.
- 보청기 착용 초기에 호소하는 여러가지 전기학적, 물리학적인 문제는 이에 대한 미세 조절을 포함한 보청기 피팅으로 해결.
- 보청기 삽입, 제거, 배터리 교환 등의 문제시 보청기 사용 관련 재교육이 필요.
- 이어몰드, 이어쉘 또는 보청기 케이스로 인한 불편을 호소할 경우 이에 대한 물리적 변경이 필요.
- 보청기 사용자가 문제점을 호소하는 경우 해당 문제가 보청기 자체의 문제인지, 사용자가 보청기에 대한 정보가 부족해서 생긴 문제인지를 파악, 후자인 경우 환자와의 상담 및 교육을 통하여 해결.
- 환자 추적 관찰시에 보청기 착용에 따른 소감과 문제점 등을 자세히 경청하여 필요한 요소를 도와주고 문제점을 찾아서 해결.
  - 송신기(microphone), 수신기(receiver), 귀지 제거망(wax filter) 등에 대한 세밀한 점검과 보청기 청소 등을 통하여 환자의 만족도를 높힘.

2 구체적인 불편사항과 해결방법

1) 보청기 착용시 불편사항과 해결방법

① 통증

- 보청기 사용자가 통증을 호소하면 보청기가 사용자의 귀에 적절하게 착용되었는지 직접 확인하고 착용 부위에 상처나 발적이 있는지 검사해야 함.

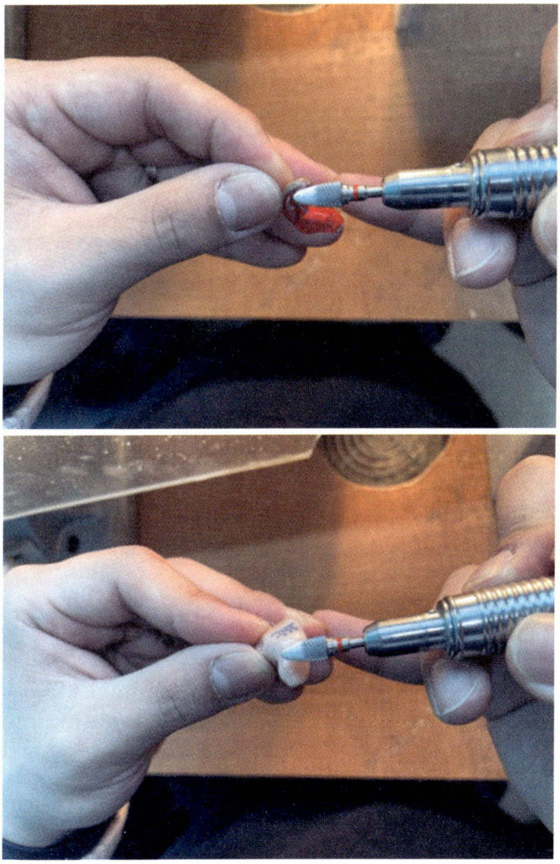

그림 1 귓속형 보청기 연마작업

귓속형 보청기를 착용하였을 때에 특정 부위에 통증 발생시, 통증을 호소하는 위치를 파악한 후 연마작업을 하면 해결 가능.

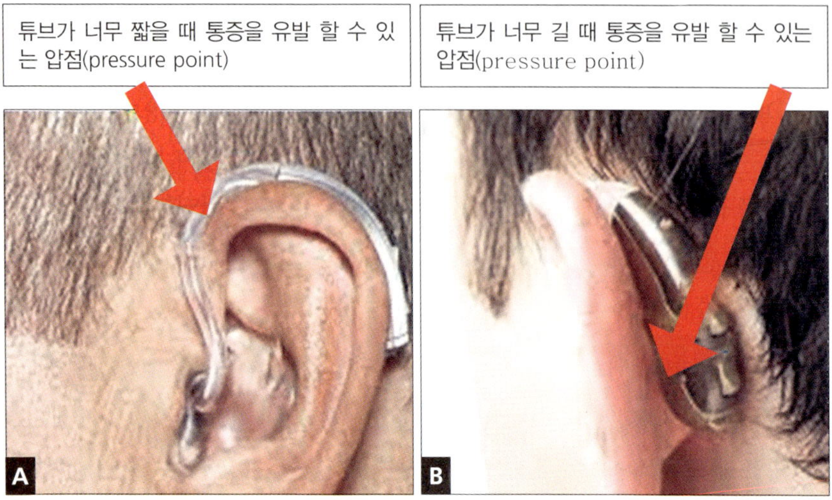

그림 2 귀걸이형 보청기의 튜브 길이에 따라 통증을 유발할 수 있음.

- 통증이 특정 부위에 국한되어 있다면 그 부위에 상처가 생겼을 가능성이 많으므로 이어몰드를 일부 연마하여 다듬거나(**그림 1**), 길이를 조절하여 해결 가능(**그림 2**).
- 귀 전반에 걸쳐서 통증이 있다면 보청기가 환자의 귀에 너무 클 가능성이 있으므로 이어몰드를 완전히 다시 만들어야 함.

② 보청기가 헐겁거나 피드백이 발생하는 경우

- 난청의 정도가 심할수록 더 큰 증폭이 필요하므로 이런 경우 소리의 되울림이 발생하지 않도록 환자의 외이도에 잘 맞는 보청기를 제작하는 것이 중요.
- 처음에는 잘 맞는 보청기가 오래 착용한 후에 소리의 되울림이 생길 수 있음.
  - 시간이 경과하면서 귀의 모양이 조금 변하거나 체중 변화로 인한 외이도 용적이 변할 수 있음.
  - 보청기의 이어쉘이나 이어몰드가 약간 작아지기도 하여 보청기와 외

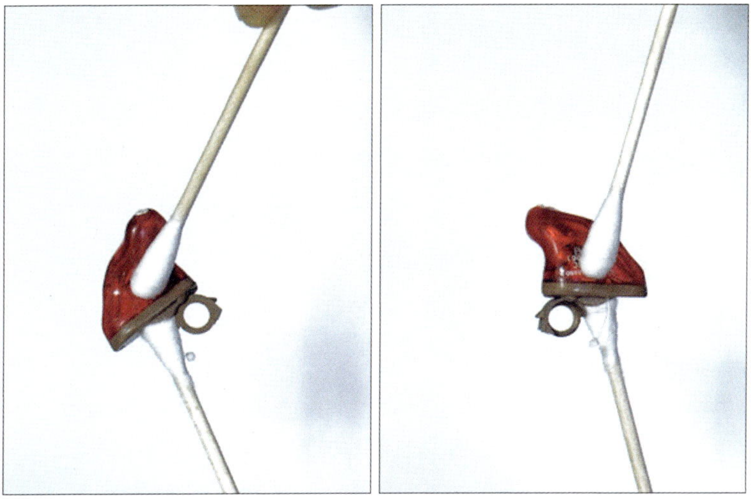

그림 3 귓속형 보청기에 코팅을 하는 모습

보청기를 오래 착용하여 헐거워지거나 피드백이 발생되는 경우 이어쉘에 코팅액을 발라서 코팅을 하면 해결할 수 있음. 코팅액을 바른 후 열을 가하는 장치에 넣고 5분 정도 가열하면 됨.

이도 사이에 발생한 틈으로 소리가 빠져나가 되울림이 발생할 수 있음.

- 틈을 없애기 위해서 보청기에 코팅을 하거나**(그림 3)** 이어쉘을 다시 제작 할 수 있음.

- 입을 다문 상태에서 본을 떠서 만든 이어몰드는 외이도를 정확하게 폐쇄시키지 못하여 외이도에 잔여 공간이 생기게 됨. 그 결과 소리의 되울림을 일으킬 수 있으며 보청기가 헐겁거나 음식을 먹을 때 보청기가 흘러나올 수도 있음.
  - 이런 경우에는 **(그림 4)**와 같이 입을 벌린 상태에서 귓본을 뜨는 것이 해부학적으로 귀의 모양에 좀 더 잘 맞고 되울림을 적게 일으켜서 편안해질 수 있음.

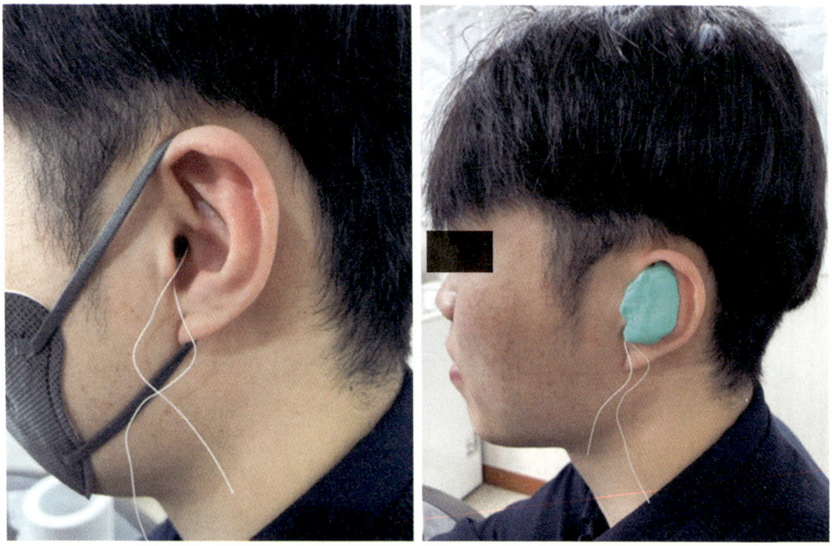

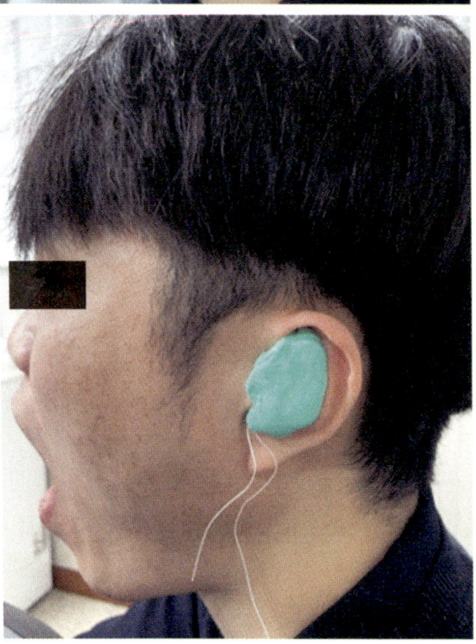

그림 4 입을 벌린 상태에서 귓본을 채취하여 이어쉘을 재제작하는 과정

- 오픈형 보청기의 경우에는 **(그림 5)**와 같이 보청기 착용자의 외이도 크기 및 출력상태에 맞는 이어돔을 선택하여 보청기가 헐겁거나 피드백이 발생하는 등의 문제를 해결할 수 있음.

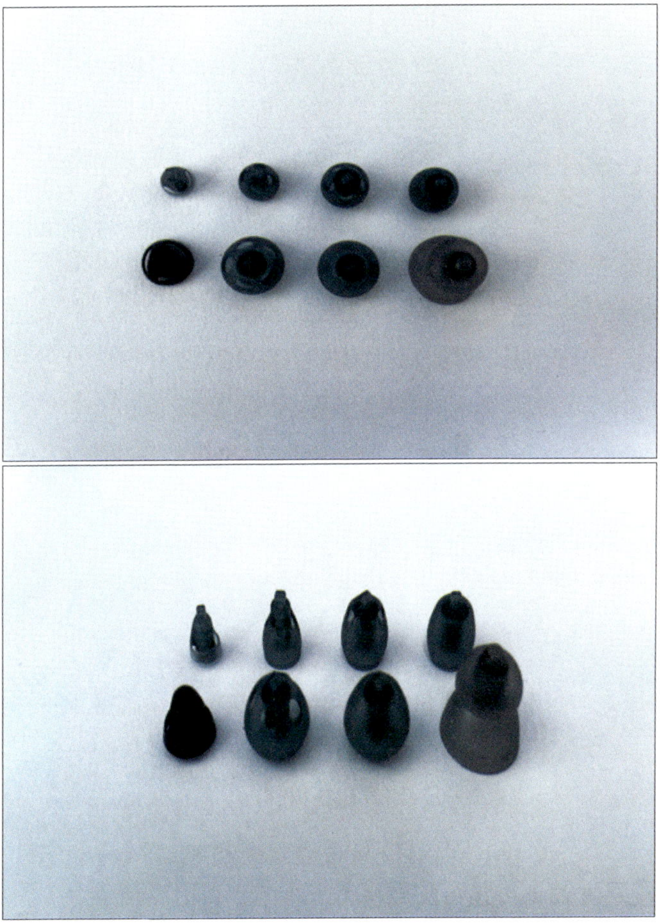

그림 5 개방형 보청기의 경우에는 보청기 착용자의 귓구멍 크기 및 출력 상태에 맞는 이어돔 선택이 가능

2) 보청기 사용도중 불편사항과 진단방법 및 해결방법

① 보청기의 출력이 약한 경우

발생 원인	진단 방법	해결 방법
건전지가 약하다	건전지 검사	새 건전지 교환
건전지 접촉부 오염	접촉부를 육안으로 확인	접촉부 청소
수화기 오염	음구를 현미경으로 확인	음구 청소 (그림 6)
송화기 오염	음구를 현미경으로 확인	음구 청소 (그림 6)
송화기 결함	잡음 혹은 왜곡의 확인	송화기 교체

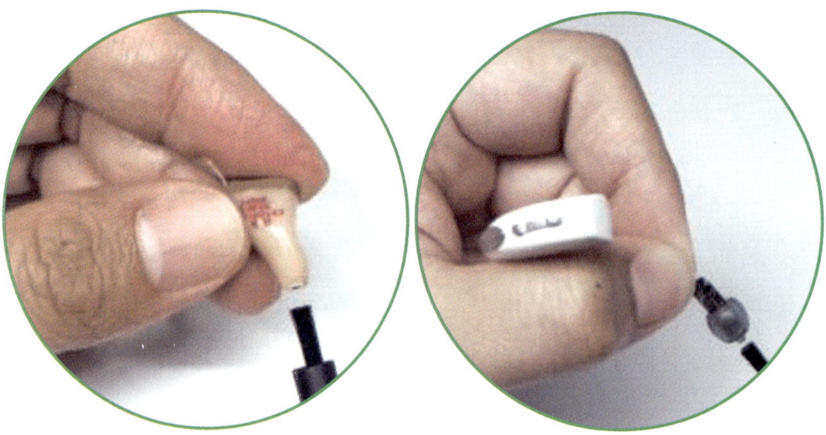

주의

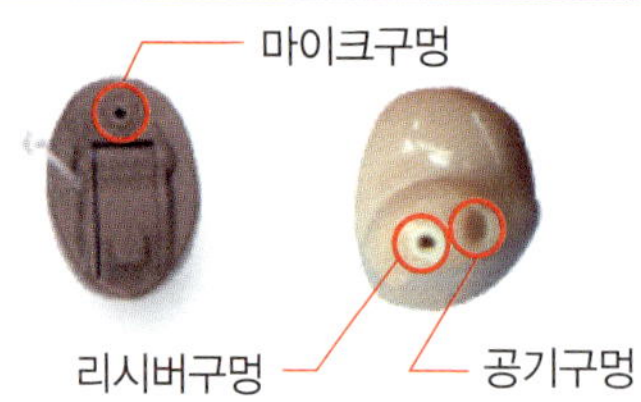

마이크, 리시버 구멍에 이물질이 들어갔을 경우 제거하기 위해 구멍을 파거나 뾰족한 것으로 찌르지 마십시오. 고장의 원인이 될 수 있습니다.

그림 6 음구 청소

귀지나 먼지 등 이물질로 인해 소리가 작아졌을 수 있으므로 청소솔을 이용하여 리시버홀과 마이크홀을 청소해 주어야 함.

② 수화기에서 전혀 소리가 나지 않는 경우

발생 원인	진단 방법	해결 방법
건전지의 방전	건전지 검사	새 건전지 교환
건전지 접촉부의 불량	건전지 접촉부를 흔들면서 확인	접촉부 교정
송화기의 불량	증폭기의 잡음 들림, 왜곡현상	송화기 교체
수화기의 막힘/불량	전혀 소리가 안남	이물질 제거/수화기 교체
음량조절기의 불량	음량조절기를 돌려서 잡음 확인	음량조절기의 교체
각종 스위치의 불량	스위치를 움직여서 잡음 확인	스위치 교체
결선의 불량 또는 파손	보청기 몸체의 여러 곳을 눌러 단속음이 생기는 지 확인	재결선

③ 귀속형 보청기의 음향 되돌림

발생 원인	진단 방법	해결 방법
보청기의 삽입이 잘못됨	보청기의 삽입상태 관찰	보청기의 삽입법 재설명 (그림 7)
삽입상태의 헐거움	젤 등을 발랐을 때 멈춤	덧씌우기(코팅) (그림 3)
내부 음향 되울림	내부 음향되돌림 검사	보청기의 재제작
수화기 튜브의 이탈	육안으로 확인	수화기 튜브 재설치
송화기의 위치	송화기 주위의 물체 확인	방해 물질 제거/송화기 위치 조정

① 보청기에 글씨가 있는 부분이 앞쪽(얼굴방향)을 향하도록 잡습니다.

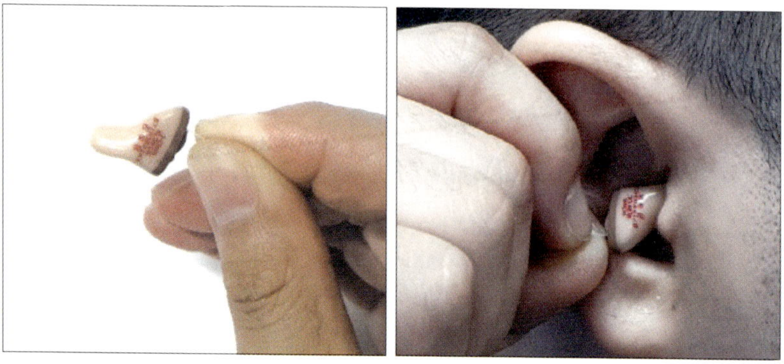

② 보청기를 귀 윗부분이나 귓볼을 뒤쪽으로 살짝 잡아당기면서 안쪽으로 잘 들어가도록 넣어줍니다.

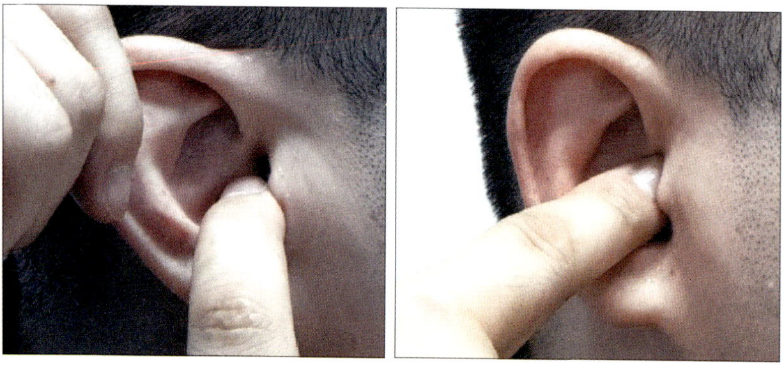

③ 보청기는 개인 귀보양(귓본)에 맞춰서 제작되므로 그림과 같이 완전하게 삽입 되어야 합니다. 보청기가 완전히 들어가지 않으면 삐하는 소리가 나거나 잘 안들릴 수 있으니 주의하시기 바랍니다.

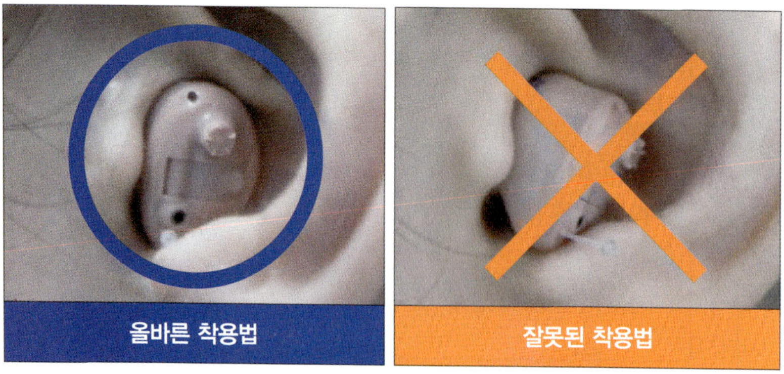

그림 7 보청기의 올바른 삽입법

④ 귀걸이형 보청기의 음향 뒤울림

발생 원인	진단 방법	해결 방법
귀꽂이의 삽입이 잘못됨	귀꽂이의 삽입상태 관찰	보청기 착용법 재설명
귀꽂이의 삽입강태가 헐거움	젤 등을 발랐을 때 멈춤	귀꽂이 재제작
송화기 튜브의 이탈	송화기의 음구를 막았을 때에도 계속 음향 되울림 발생	송화기 튜브의 재설치
수화기 튜브의 이탈	수화기의 음구를 막았을 때에도 계속 음향되울림 발생	수화기 튜브의 재설치
이어후크에 금이 감	이어후크의 끝을 손으로 막아도 계속 음향 되울림 발생	이어후크의 교체
귀꽂이의 튜브에 금이 감	귀꽂이의 음구를 막았을 때에도 계속 음향 되울림 발생	튜브 교체

3 보청기 사용자가 자주 묻는 질문과 답변

자주 묻는 질문	답변
보청기 소리가 갑자기 안나요! 어떻게 해야 할까요?	먼저 배터리를 새 것으로 교체하시고 배터리 방향이 올바른지 확인해 주세요. 리시버 부분에 이물질이 끼어 있는지 확인하고 청소해 주세요.
보청기를 물에 빠뜨렸어요! 어떻게 해야 하나요?	먼저 배터리를 분리하고 마른 수건 또는 휴지로 물기를 제거하고 습기 제거통에 넣어주세요. 드라이기로 말릴 경우 찬바람으로 말려주세요. 그래도 작동이 안되면 A/S 접수해 주세요.
보청기 사용 중 대표적인 주의사항은 어떤 게 있나요?	물, 땀, 습기에 노출되지 않도록 주의해 주세요. 땀을 흘릴 경우 보청기를 빼시고 환기 및 건조 후 사용해 주세요.
보청기 착용 후 전화 소리가 잘 들리지 않습니다. 어떻게 해야 하나요?	귓속형 보청기의 경우 귀에서 휴대폰을 떨어뜨려서 전화를 받습니다. 통화 시 삐~ 소리가 날 경우 간격을 벌려주세요. 오픈형/귀걸이형 보청기가 귀 위쪽에 있으므로 보통 전화를 받을 때보다 조금 더 위쪽으로 올려서 통화합니다.
충전형 보청기가 충전이 되지 않습니다. 어떻게 해야 하나요?	보청기가 충전기에 제대로 꽂혀 있는지 확인하고 충전기에 정확히 삽입될 수 있도록 다시 넣어주세요. 또는 충전기가 전원 콘센트에 제대로 연결되어 있는지 확인하고 다시 연결하기 바랍니다.
보청기를 사용하기 전에 완전히 충전해야 하나요?	처음으로 사용할 때에는 보청기를 사용하기 전에 완전히 충전해야 합니다. 이후 사용시 부분 충전도 가능하기는 하나 보청기를 완전히 충전하면 재충전할 필요없이 가장 오래 사용할 수 있습니다.
충전형 보청기를 장시간 보관했을 때 보청기가 자동으로 켜지지 않는 경우가 있습니다.	충전기가 전원에 연결되지 않고, 보청기를 24시간 이상 충전기에 두면 충전기가 대기모드로 전환되고 보청기가 꺼집니다. 장시간 충전기에 보관할 경우 전기 배터리 전원을 절약하기 위해 보청기가 꺼집니다. 이 경우 보청기를 충전기에서 분리하면 평소처럼 자동으로 켜지지 않습니다. 보청기의 버튼을 5-7초 동안 눌러 수동으로 켜 주어야 합니다.

참고문헌

1. Ricketts TA, Bentler R, Mueller HG. Hearing aid orientation and troubleshooting. In: Essentials of modern hearing aids, 1st ed. San Diego: Pleural publishing; 2019, p. 709-734.
2. Dillon H. Problem solving and fine-tuning. In: Hearing aids, 2nd ed. New York: Thieme Publishers; 2012, p. 354-373.

CHAPTER 11

보청기 관련 법규 및 규정

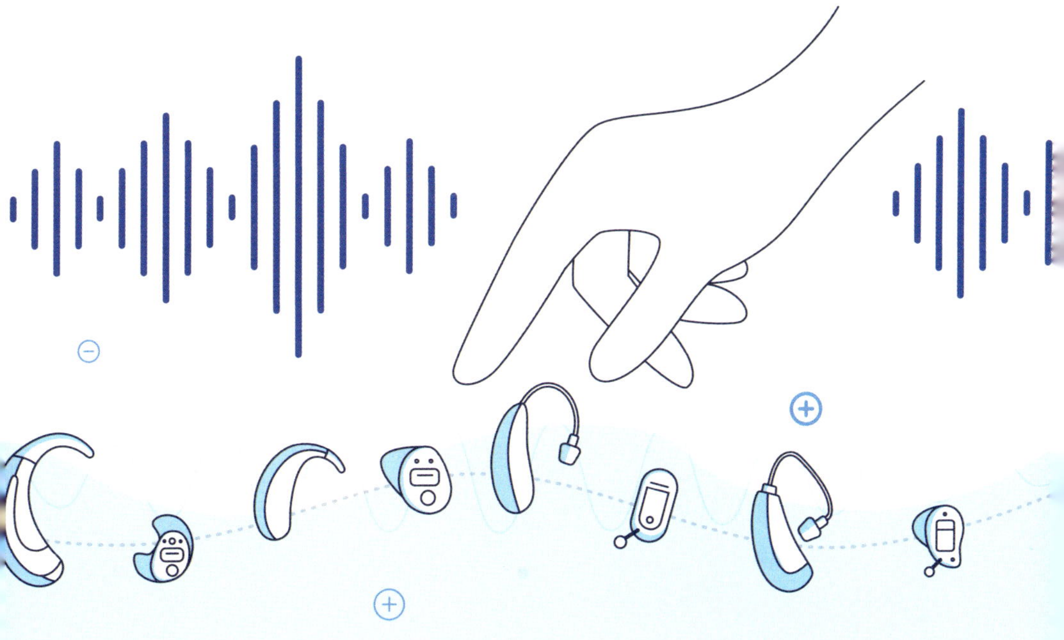

질문1. 장애등급 심사 제도는 무엇이고 어디서 하나요?

과거 의료기관에서 장애진단 및 등급심사를 모두 시행했습니다. 하지만 2011.04.01. 이후 장애등급심사제도를 운영하면서 1) 의료기관에서는 장애를 진단하고 2) 장애심사전문기관(국민연금공단 위탁심사)에서 등급심사를 하고 있습니다.

2007.04.01.부터 장애수당을 신청하는 중증장애인을 대상으로 도입하였고, 2010.01.01.부터 1-3급 장애등급 심사에 적용하여 2011.04.01.부터 1-6급 장애등급 심사에 확대 적용하였습니다.

이러한 장애심사 업무는 국민연금공단에서 위탁 받아 하고 있는데, 국민연금공단 산하 장애심사센터에서 합니다. 장애심사센터는 본부(서울)과 장애심사센터 지역본부(7개소)로 조직되어 있는데, 현재 청력장애는 7개 지역본부에서 심사하며 각각의 관할구역은 다음과 같습니다; 서울북부, 서울남부(강원), 경인, 대전세종, 광주(제주), 대구, 부산.

질문2. 장애등급 심사의 흐름도는 어떻게 되나요?

이 중에서 '장애진단', '진료기록지 등 발급'의 업무가 장애를 진단하는 의료기관의 역할입니다

질문3. 장애등급 심사의 결과는 무엇이 있나요?

흔히 장애 해당과 미해당으로만 알고 계시는데, 장애심사센터에서는 이비인후과 전문의 자문 하에 심사를 진행하여 아래 6가지 결과 중의 하나를 결정합니다.

① 장애의 정도가 심한 장애인
② 장애의 정도가 심하지 않은 장애인
③ 장애정도 미해당; 장애인의 장애정도에 해당하지 않는 경우
④ 장애정도 결정보류; 장애정도 판정기준의 치료기간을 준수한 적절한 치료를 받지 않은 경우
⑤ 장애정도 확인불가; 심사관련 서류의 부족 등으로 장애상태의 확인이 불가능한 경우

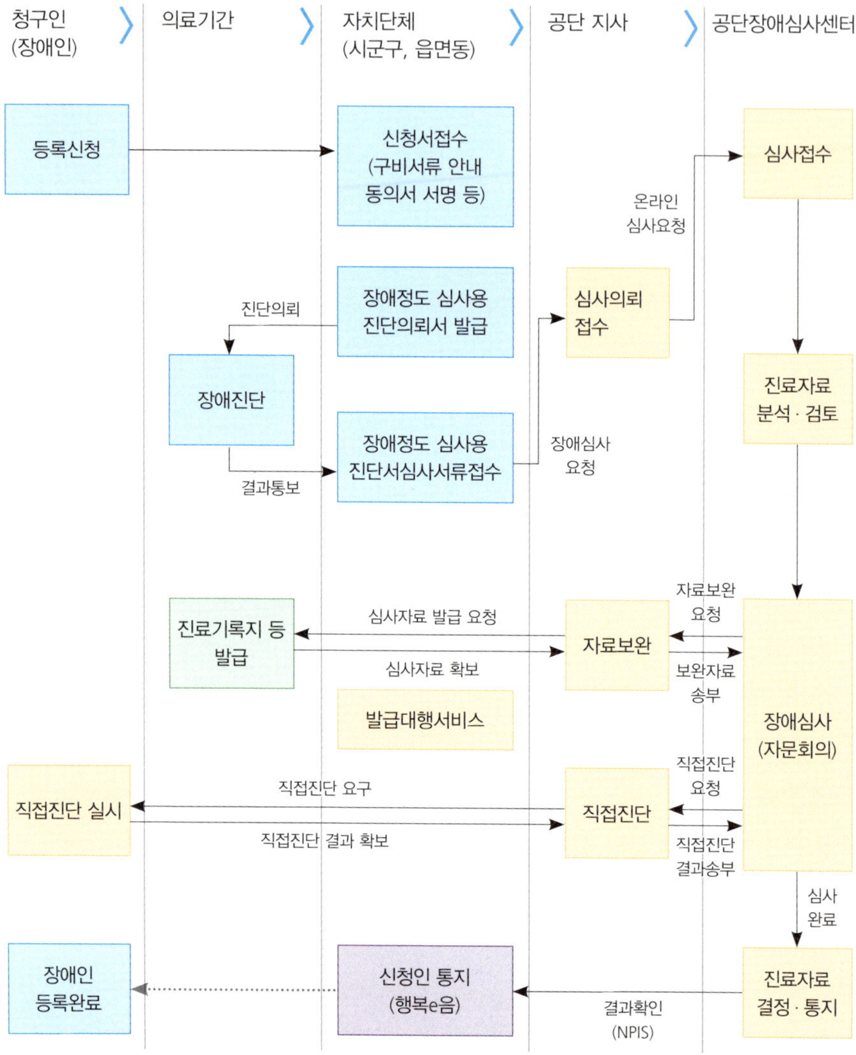

⑥ 심사반려; 심사대상자가 심사서류 제출 등에 협조하지 않아 심사를 진행할 수 없을 경우

이중 ①과 ②가 흔히 말하는 '장애 해당'입니다.

질문4. 결정보류, 자료보완은 어떤 경우에 내리나요?

(1) 결정보류

'결정보류'는 '재판정'과는 다릅니다. 결정보류는 회복 혹은 악화의 가능성이 있어서 장애판정을 하는 현 시점에 장애가 고착되지 않았다고 판단되는 경우에 내립니다.(근거; 장애인복지법 시행규칙 중 청각장애진단 시기; 장애의 원인 질환 등에 관하여 충분히 치료하여 장애가 고착되었을 때에 진단하며, 장애의 고착 여부는 골도순음청력검사 결과를 이용하여 판단한다. 그 기준 시기는 원인 질환 또는 부상 등의 발생 또는 수술 이후 6개월 이상 지속적으로 치료한 후로 한다.)

따라서 수술 등의 치료로 호전이 가능하고 수술이 예정된 경우의 전음성/혼합성 난청(장애인복지법 시행규칙 상 '기도-골도차가 6분법에 의해 20데시벨(dB) 이상'으로 정의), 6개월 이내에 발병한 돌발성 난청이 여기에 해당합니다. 다만 수술 등의 치료로 호전이 가능한 전음성/혼합성 난청이지만 수술이 예정되지 않은 경우에는 장애등급 심사를 하고 필요한 경우 '재판정'을 내립니다.

(2) 자료보완

'자료보완' 혹은 '확인불가'는 제출된 심사자료가 장애등급 심사를 함에 있어서 모호한 경우에 내립니다. 가장 대표적인 사례는 아래와 같습니다.

① 순음청력검사 역치와 클릭음 청성뇌간반응검사 역치가 불일치하는 경우; 예; 순음청력검사는 전(全)주파수 무반응, 클릭음 청성뇌간반응검사 역치는 양측 70 dBnHL

② 최소한 1번 이상 골도청력역치를 검사 않은 경우

③ 최대어음명료도의 신뢰성이 모호한 경우

④ 최대어음명료도의 제시음 레벨이 미기재된 경우

⑤ 청성뇌간반응검사의 파형 혹은 역치 판독이 이상한 경우

질문5. 청각장애 진단을 하는 이비인후과 전문의로서 알아야 할 사항은 무엇이 있을까요?

(1) 순음청력검사는 2~7일의 반복검사주기를 가지고 3회 시행합니다. 적어도 1번은 골도청력검사가 되어있어야만 합니다.

(2) 기도순음역치의 신뢰도를 확보하기 위하여 청성뇌간반응검사 결과를 제

출해야 하는데, 이때 반드시 이비인후과 전문의의 판독을 제출해야 합니다. 판독은 장애정도 심사용 진단서 혹은 진료기록지, 검사결과지 중에 적어도 하나에 적으시면 됩니다.

(3) 이명의 경우 매우 까다롭게 심사를 하며 이명이 들린다고 해서 모두 청각 장애정도를 가중하는 것은 아닙니다.

일단(1) 이명의 존재가 2회 이상의 반복된 이명도검사에서 확인이 되어야 하고(2) 이명의 정도가 "심해야" 합니다. 심한 이명은 1년 이상 지속적으로 적극적인 진단과 치료에 대한 진료기록지를 확인하여 판정하는데, 따라서 아래와 같은 체계적인 척도평가도구를 사용하여 평상시에 의무기록을 남기는 것이 중요합니다.

① THI(Tinnitus Handicap Inventory)

0-16: Slight or no handicap(Grade 1) / 18-36: Mild handicap(Grade 2) / 38-56: Moderate handicap(Grade 3) / 58-76: Severe handicap(Grade 4) / 78-100: Catastrophic handicap(Grade 5)

② Biesinger, et al(1998)

I; 장애 없는 상태. / II; 조금 장애. 조용할 때, 스트레스 많을 때와 같이 특정 상황에서만 성가심. / III; 항상 성가심. 집이든 직장에서든 훼방. / IV; 심하게 장애. 집이든 직장에서든 심한 훼방, 직장일을 할 수 없음

③ 임상진료지침(유럽 2019)

I; 불편, 장애 없는 상태 / II; 가끔, 스트레스 많을 때, 주로 조용할 때 장애(감정, 인지, 집중, 작업수행) / III; 여러 상황에서 정기적으로 장애(감정, 인지, 집중, 작업수행) / IV; 모든 상황에서 항상 장애(감정, 인지, 집중, 작업수행, 일상수행)

1 보청기 처방전, 검수확인서

1) 처방전

2019.01.부터 변경된 '보조기기(개인용 음성증폭기, 보청기) 처방전'을 따릅니

다. 따라서 청각장애인이 장애인 보청기 급여제품(일명 급여 보청기)을 구입하려면 처방전 및 청력검사 결과지를 이비인후과 전문의로부터 발급받아야 하는데, 처방전을 작성할 때 주의사항은 아래와 같습니다.

(1) 보청기 사용이 일상생활에 도움이 될 지를 의학적 관점에서 판단합니다.

① 문진을 통하여 환자가 보청기를 착용하고 지속적으로 사용할 수 있는 상태인지 확인

② 순음청력검사, 어음청력검사 결과를 통하여 보청기가 청음이나 청각재활에 도움이 되는지를 판단합니다. 예를 들어서, 보청기 관리가 불가한 중증 치매환자, 정기적이고 올바른 보청기 적합이 불가한 말기환자 및 와병/거동 불가자 등인지를 확인합니다. 순음청력검사 상 고도난청 혹은 농이고, 어음청력검사 상 어음명료도(혹은 어음인지도)가 너무 낮은 경우 보청기 착용의 목적과 효능을 잘 판단하여 처방전을 발급해야 합니다. 다만, 이 판단을 함에 있어서 처방일 이전 6개월 이내에 청력검사 결과를 활용하면 되므로 굳이 추가 검사를 않아도 됩니다.

(2) 또한 고막 및 바깥귀길 상태가 보청기 착용이 가능한 지를 의학적 관점에서 판단합니다. 이학적 검사를 통하여 보청기 착용이 가능한 귀 상태인지 확인합니다.

(3) 순음청력검사, 어음청력검사가 불가한 영유아의 경우 '⑤ 환자상태 및 진료소견' 부분에 그 사유를 적되, 이러한 영유아에서 보청기 처방을 하는 근거가 되는 청성뇌간반응검사 혹은 청성지속반응검사, 시각강화검사(VRA), 조건화유희검사(CPA) 등의 행동학적 청력검사 결과를 기재하면 됩니다.

(4) 처방전 발급비용은 진료비에 포함되어 있으므로 따로 부담하지 않습니다.

2) 검수확인서

2019.01.부터 변경된 '보조기기 검수확인서' 서식을 따릅니다. 따라서 청각장애인이 장애인 보청기 급여제품에 대한 급여 청구를 하려면 검수확인서를 이비인후과 전문의로부터 발급받고 보청기판매업소로부터 기타 관련서류를 발급받아야 하는데, 검수확인서를 작성할 때 주의사항은 아래와 같습니다.

(1) 보조기기 검수확인서 발급의 대원칙은 보청기를 구입하고 1개월이 경과한 후에 보청기로 인한 청능 개선을 평가하고 보청기 착용 상태에서 청력개선 효과가 있다고 확인되는 경우에만 발급해야 합니다. 따라서 검수확인서 발급 시점은 충분한 적합(fitting)이 되어서 보청기를 통한 청능개선이 된 이후입니다. 만약 보청기를 구입하고 적합 1개월이 경과한 후에 실시한 상기 평가에서 충분한 청능개선 효과가 없으면 1달 정도 더 적합을 한 이후에 다시 평가합니다.

(2) 보청기로 인한 청능 개선을 위한 평가로는 아래와 같은 방법이 있는데, 임상현장에서 가장 많이 쓰는 'Test for performance'로는 음장검사, Speech mapping 등이 있고 'Assessment for performance'로는 IOI-HA, APHAB 등이 있습니다. 이중에서 음장검사 결과는 필수적으로 '보조기기 검수확인서'에 적고(음장검사 결과지 제출은 불필요), 나머지 결과에 대해서는 '⑤ 검수확인' 부분에 추가로 기재할 수 있습니다.

① Test for performance

- Real ear measurement(REM), Speech mapping
- Sound-field audiogram

② Assessment for performance

- 진료 중 대화 청취도 평가; free field voice test, Ling 6 sounds test
- IOI-HA, APHAB 등
- International Outcome Inventory for Hearing Aids(IOI-HA)
    - Abbreviated Profile of Hearing Aid Benefit(APHAB)
    - Pediatric Abbreviated Profile of Hearing Aid Benefit(P-APHAB)
    - Client Oriented Scale of Improvement(COSI)
    - Hearing Handicap Inventory for the Elderly(K-HHIE)
    - Hearing Handicap Inventory for Adults(HHIA)
    - Parents' Evaluation of Aural/Oral Performance of Children(PEACH)

[주] Weinstein(1997)가 내린 treatment efficacy의 정의는 1) Treatment effectiveness: 조용할 때/소음하 보청기가 언어 인지력을 향상시키거나 normal loudness perceptions을 회복시키는가? 2) Treatment efficiency: 언어 이해도를 향상시킴에 있어서 보청기가 다른 것보다 나은가? 3) Treatment effects: 보청기를 쓰면 환자의 사회적, 정서적 안녕 혹은 삶의 질이 향상되는가? 입니다.

(3) 보청기 착용 전 90 dB 제시음에서 어음명료도 60%였는데 착용 후 음장검사에서 60 dB 제시음에서 어음명료도 60%인 환자의 경우 보청기로 인한 청능개선이 없는 것인가요?
그렇지 않습니다. 어음명료도만 보면 착용 전 60%, 착용 후 60%로 청능개선이 없어 보이지만, 착용 전에는 90 dB의 소리를 주어야 했고 착용 후에는 60 dB만 주어도 되므로 실질적인 청능개선은 있는 겁니다. 따라서 '⑤ 검수확인' 부분에 이런 내용을 기술하시면 됩니다.
(4) 검수확인서 발급비용은 진료비에 포함되어 있으므로 따로 부담하지 않습니다.

2 급여 보청기 등

질문1. 어떤 난청인에서 보청기 급여가 되나요?

보청기에 대한 급여는 등록된 청각장애인에게만 해당되며, 다른 유형의 장애인에게는 해당이 되지 않습니다. 장애인보조기기로서 보청기에 대한 급여 적용은 1) 건강보험의 경우 등록청각장애인 중 건강보험 가입자 및 피부양자에게, 2) 의료급여의 경우 등록청각장애인 중 의료급여 수급권자에게 해당됩니다.
만 19세 미만의 등록청각장애인은 양측 보청기가 급여 지원됩니다.
의료급여 수급권자의 경우 반드시 사전에 시·군·구에서 수급적격여부 판단을 보청기 구입 이전에 받아야 합니다.
[주] 보청기와 별도로 저소득 장애인에게 일상생활에 필요한 장애인보조기기(시각신호표시기, 진동시계, 헤드폰(청취증폭기), 대화용장치)를 지원합니다.

질문2. 급여를 신청하고 지급받는 주체는 누구인가요?

(1) 여기서 혼동하면 안되는 것이 보청기 급여 지원은 의료기관에 대한 지불(payment)가 아니고 해당 청각장애인에 대한 지원(reimbursement)입니다. 따라서 보장구 구입비용은 원칙적으로 수급권자 본인 및 그 가족, 법정대리인에게 지급됩니다.

(2) 다만, 건강보험 대상자 및 의료급여 수급권자가 제작·판매업자에게 지급할 것을 요청시에는 제작·판매업자에게 지급 가능하며, 해당 제작·판매업자는 「장애인복지법」에 따라 개설된 의지·보조기 제작·수리업자이거나 「의료기기법」에 따라 허가받은 수입·제조·판매업자임을 증명하는 서류를 추가로 제출하되, 이미 공단에 보조기기업소로 등록된 경우 이를 생략합니다.

건강보험 지원 절차	의료급여 지원절차
① 장애인 보조기기 처방	① 장애인 보조기기 처방
② 사진급여 신청	② 신청 * • 별지 제 13호 서식
③ 공단의 급여결정 통보	③ 보장기관의 수급자격 판단
④ 보조기기 구입	④ 보조기기 구입
⑤ 보조기기 검수확인	⑤ 보조기기 검수확인 *
⑥ 구입비용 지급청구 to 공단 • 제21호서식	⑥ 구입비용 지급청구 to 시 · 군 · 구 • 제14호의 5서식
⑦ 구입비용 지급 **	⑦ 구입비용 지급 **
⑧ 사후 점검 • 내구연한 전까지	⑧ 사후점검 • 3개월 1년 경과 시점
⑨ 후기 적합관리 비용 지급 ** • 제9호, 제10호 서식	⑨ 후기 적합관리 비용 지급 ** • 제9호, 제10호 서식

* 제작 · (수입) · 판매업자 대행 불가

** 제작 · 판매업자에게 지급 가능

질문3. 급여 지원은 얼마나 되나요?

지원금액은 ① 건강보험 대상자의 경우 보험급여대상 품목의 기준액 및 실구입금액 중 최저금액의 90%를, ② 의료급여 수급권자의 경우 의료급여대상 품목의 급여 기준액 범위 내에서 전액을 지원합니다.

급여 비용 지급은 크게 두가지 종류이고 시기적으로 5번에 나누어 지급됩니다.

(1) 보청기 및 초기 적합관리 급여 : 보청기 제품별 고시 금액은 ① 보청기 자체에 대한 비용과 더불어 ② 보청기를 구매한 날로부터 1년간 제공되는 성능 유지 · 관리 서비스에 대한 급여(초기 적합관리 급여)가 포함된 가격입니다.

(2) 후기 적합관리 급여 : 보청기를 구매한 날로부터 1년이 지난 때부터 해당 보청기의 내구연한까지 제공되는 성능 유지·관리 서비스에 대한 급여입니다. 구입일로부터 1년이 경과한 후부터 1년마다 4번에 나누어 지급됩니다.

대상자	보청기 + 초기 적합관리 (보조기기 급여비)	후기 적합관리 (보청기 적합관리 급여비)
일반 (건강보험 가입자) 급여비 90% 본인부담금 10%	최대 99.9만원 급여 (=111만원 x 90%)	최대 18만원 급여 (=20만원 x 90%) (구입 경과 1년 후부터 연간 4.5만원씩 4년간)
기초수급자 및 차상위계층 (의료급여 수급권자) 급여비 100%	최대 111만원 급여	최대 20만원 급여 (구입 경과 1년 후부터 연간 5만원씩 4년간)

질문4. 어떤 보청기가 급여 지원 대상 보청기인가요?

시중에 판매되는 아무 보청기에나 모두 급여가 되는 것은 아니고, 장애인 보청기 급여제품 목록이 정해져 있으며 해당 보청기의 가격 역시 정해져 있습니다.(근거; 보건복지부 고시 「장애인 보청기 급여제품 및 결정가격 고시」, 일명 "제품 개별가격고시제")

보청기 급여평가에 관한 사항 및 기타 보청기 급여제품 등록에 관한 사항은 보청기급여평가위원회에서 결정하고, 보청기의 가격 결정 및 조정은 국민건

제품군	1	2	3	4
가격	70만원 이하	70만원 초과 ~ 90만원	90만원 초과 ~ 111만원	111만원 초과
제품수	12개	24개	108개	42개
업체명 (가나다순)	리사운드(지엔히어링코리아) (총 44개)			
	1개	1개	42개	
		스타키(스타키코리아) (총 26개)		
		8개	15개	3개
	시그니아(더블유에스오디올로지코리아) (총 15개)			
	1개	5개	7개	2개
	오티콘(디만트코리아) (총 31개)			
	4개	1개	16개	10개
	유니트론, 포낙(소노바코리아) (총 65개; 유니트론 26개, 포낙 39개)			
	5개	7개	26개	27개
	우리와우 (2개)			
	1개	1개		
		세기스타 (3개)		
		1개	2개	

강보험공단이 보고한 내용을 고려하여 보건복지부장관이 별도로 고시합니다.(근거; 보건복지부 고시 「장애인보조기기 보험급여 기준 등 세부사항」)
2021. 11. 1.에 전부개정된 보건복지부 고시 「장애인 보청기 급여제품 및 결정가격 고시」에 등록된 보청기 업체의 현황은 위와 같습니다(업체명 가나다순).

질문5. 누가 장애인 보청기 급여제품을 판매할 수 있나요?

장애인 보청기 급여제품을 제공하려는 사람은 보건복지부 고시 「장애인보조기기 보험급여 기준 등 세부사항」의 [별표 3] 보조기기 제품 및 업소 등록기준에 해당하는 기준을 갖춘 후 [별지 6] 보조기기업소등록신청서를 작성하여 공단에 제출하여야 합니다.

[주] 장애인 보청기 급여제품 판매자는 보청기 판매 시 표준계약서를 반드시 작성·체결해야 하는데, 여기에는 보청기 적합관리 실시에 대한 사항을 명시하여야 합니다.

질문6. 언제 급여비 지급청구를 하나요?

청각장애인에 대한 보청기 급여비 지급청구는 두 가지입니다.

(1) 보조기기 급여비 지급청구; 보청기 및 초기 적합관리에 대한 비용에 대한 급여비 지급청구로서, 대개 구입 당시에 구매자가 지불하며, 구입일로부터 최소한 1달 이상의 적합 기간을 거쳐서 이비인후과 전문의로부터 보조기기 검수확인서를 발급받아서 지급청구합니다. 구입일은 신용카드전표, 현금영수증, 거래명세서 등의 날짜입니다.

(2) 보청기 적합관리 급여 청구; 후기 적합관리 비용에 대한 급여비 지급청구로서, 이비인후과 전문의로부터의 확인은 불필요하며, 적합관리서비스를 제공한 적합관리 업소에서 처리합니다. 2021.07.01. 이후에 구입한 보청기에 대해 구입일로부터 1년이 경과한 후 후기적합관리 급여비 지급합니다. 다만 적합관리 필수 서비스 명시하고, 필수 서비스 제공이 완료되면 후기 적합관리 급여비 청구 가능하되, 보청기 적합관리 급여 청구서, 구매증빙서류(세금계산서, 현금영수증 등), 청력측정결과지 및 데이터로그기록(피팅기록지)를 제출해야 합니다.

보청기 구입일 : 검수확인서 발급 : 구입비용(초기 급여) 지급청구 : 구입비용(초기 급여) 적용기간 :	2022.7.1. 2022.8.1. 이후 2022.8.1. 이후 3년간 2022.7.1.~2023.6.30
후기 적합관리 적용기간	후기 적합관리 급여 신청기간 * 반드시 적합관리 필수 서비스를 실제로 1회 이상 실시한 이후
· 적합1차 : 2023.7.1.~2024.6.30.	· 2023.7.1.~2027.6.30.
· 적합2차: 2024.7.1.~2025.6.30.	· 2024.7.1.~2028.6.30.
· 적합3차: 2025.7.1.~2026.6.30.	· 2025.7.1.~2029.6.30.
· 적합4차: 2026.7.1.~2027.6.30.	· 2026.7.1.~2030.6.30.

[주] 급여비 청구 소멸시효는 서비스제공일로부터 3년이라서 초기 적합관리 비용이든, 후기 적합관리 비용이든 서비스제공일로부터 3년이 경과하면 급여 청구가 불가합니다.

질문7. 급여비 지급청구를 어떻게 하나요?

(1) 보청기 및 초기 적합관리에 대한 비용(보조기기 급여비 지급청구); 해당 청각장애인이 아래 서식을 구비하여 국민건강보험공단(건강보험 대상자) 혹은 해당 시·군·구의 동주민센터(의료급여 수급권자)에 지급청구할 수 있도록 도와줍니다.(근거 법령; 보건복지부 고시 「국민건강보험법 시행규칙」, 「의료급여법 시행규칙」)

① 보조기기 급여 지급청구서 ; 제품제조번호, 제품일련번호는 serial number를, 표준코드는 lot number를 의미합니다.

- 건강보험 ; 「국민건강보험법 시행규칙」 별지 제21호서식
- 의료급여 ; 「의료급여법 시행규칙」 별지 제14호의5서식

② 보조기기 처방전(발행일로 6개월 이내만 인정)

③ 보조기기 검수확인서

④ 세금계산서

- 신용카드전표 또는 현금영수증 + 거래명세서 제출 가능
- 요양기관으로부터 직접구매시 진료비 명세서 제출도 가능

⑤ 표준코드와 바코드를 확인할 수 있는 보조기기 사진 1장

⑥ 보청기 구매 표준계약서

⑦ 통장 사본

⑧ 장애인 등록증 또는 복지카드 사본

[주] 보조기기 판매업자가 공단에 보조기기 보험급여의 지급을 직접 청구하는 경우에는 아래 서류를 추가해서 공단에 제출해야 합니다.

⑨ 현금영수증(신용카드 매출전표) 및 세금계산서 각 1부(↔ 급여를 받을 사람 본인 또는 가족이 급여를 수령하는 경우: 현금영수증(신용카드 매출전표) 1부만 제출)

⑩ 별지 제21호의2서식의 보조기기 급여 지급청구 위임장 1부

⑪ 가입자나 피부양자의 신분증 사본 1부

⑫ 보조기기 판매업자의 대표자 신분증 사본 1부

- 국민건강보험법 시행규칙 [별지 제21호서식] 〈개정 2021. 6. 30.〉와 의료급여법 시행규칙 [별지 제14호의5서식] 〈개정 2021. 9. 14.〉 이후로는 보조기기 급여 지급청구 위임장을 제출할 필요가 없으나 국민건강보험공단 지사마다 약간의 행정처리의 차이가 있을 수 있어서 통상적으로 제출하고 있습니다.
- 지급청구를 위임받은 제작·판매업자는 [별지 제21호의2서식] 보조기기 급여 지급청구 위임장을 제출해야 하고, [별지 제21호서식] 혹은 [별지 제14호의5서식] 혹은 [별지 9]를 아래와 같이 작성합니다.

■ 국민건강보험법 시행규칙 [별지 제21호서식] <개정 2021. 6. 30.>

보조기기 급여 지급청구서

⑩ 수령 계좌	[ ] 가입자 또는 피부양자 계좌	금융기관명	계좌번호
	[V] 보조기기 판매업자 계좌		
	[ ] 급여를 받을 사람 본인의 요양비등 수급계좌 (압류방지 계좌)	예금주	주민(외국인)등록번호 또는 사업자등록번호

■ 의료급여법 시행규칙 [별지 제14호의5서식] <개정 2021. 9. 14.>

보조기기 급여비 지급청구서

⑪ 수령인	⑫ 금융기관명	⑬ 계좌번호	⑭ 예금주	⑮ 주민등록번호
[ ]수급권자				
[V]보조기기 제작·판매자				

■ 장애인보조기기 보험급여 기준 등 세부사항 [별지 제9호서식]

보청기 적합관리 급여 청구서

⑦ 수령 계좌	가입자 또는 피부양자 계좌 [ ] 보청기판매업소 계좌 [V] 급여받은 사람 본인의 요양비 등 수급계좌 [ ]	금융기관명	계좌번호
		예금주 성명	주민(외국인)등록번호 또는 사업자등록번호

[주] 국민건강보험공단 지사마다 약간의 행정처리의 차이가 있을 수 있어서 통상적으로 아래 서류를 같이 제출하는 경우가 흔합니다.

- 사업자등록증 사본 1부
- 의료기기 판매(임대)업 신고증 사본 1부
- 장애인보조기기업소등록증 사본 1부

(2) 후기 적합관리에 대한 비용(보청기 적합관리 급여 청구); 해당 청각장애인이 아래 서식을 구비하여 국민건강보험공단(건강보험대상자) 혹은 해당 시·군·구의 동주민센터(의료급여 수급권자)에 지급청구할 수 있도록 도와줍니다.(근거 법령; 보건복지부 고시 「장애인보조기기 보험급여 기준 등 세부사항」)

① 보청기 적합관리 급여 청구서; 「장애인보조기기 보험급여 기준 등 세부사항」[별지 9]

② 구매증빙서류(세금계산서, 현금영수증 등)

③ 청력측정결과지 및 데이터로그기록(피팅기록지)

[주] 장애인 보청기 급여제품을 판매한 업소가 폐업하거나 접근이 불가한 장소로 이전했습니다. 어떻게 해야 하나요?

보청기 판매자가 폐업 등의 사유로 적합관리를 제공하지 못하게 되는 경우 보험급여를 받을 사람은 다른 적합관리 업소를 방문하여, 해당 적합관리 업소 대표자로부터 보건복지부 고시 「장애인보조기기 보험급여 기준 등 세부사항」의 [별지 9] 보청기 적합관리 급여 청구서를 받아서 공단에 제출하여야 합니다. 이때 적합관리 업소에서는 [별지 9] 서식을 작성할 때 ⑤ 적합관리 업소 변경 및 변경사유를 추가로 작성합니다.

[주] 전자세금계산서 제출 의무 확대; 2021.07.01. 이후로 구입하는 보조기기(보청기 후기 적합관리 포함)부터 적용되고, 기존에는 법인사업장인 경우에만 세금계산서를 전자세금계산서로 제출하였으나 개인사업장도 수기세금계산서가 아닌 전자세금계산서 제출을 의무화되었습니다.

※ 보조기기 급여비 지급청구서 작성 예시

건강보험 대상자 국민건강보험법 시행규칙 [별지 제21호서식] <개정 2021. 6. 30.>

⑤ 기준액	⑥ 고시금액	⑦ 실구입(판매)금액 (⑧+⑨)	⑧ 본인부담액	⑨ 청구금액
1,110,000 원	950,000 원	950,000 원	95,000 원	855,000 원
1,110,000 원	1,110,000 원	1,110,000 원	111,000 원	999,000 원
1,110,000 원	1,700,000 원	1,700,000 원	701,000 원	999,000 원
원	원	원	원	원

의료급여 수급권자 의료급여법 시행규칙 [별지 제14호의5서식] <개정 2021. 9. 14.>

⑥ 기준액	⑦ 고시금액 (전동휠체어, 전동스쿠터 및 자세보조용구만 적습니다)	⑧ 실구입금액	⑨ 본인부담액	⑩ 청구금액
1,110,000 원	원	950,000 원	0 원	950,000 원
1,110,000 원	원	1,110,000 원	0 원	1,110,000 원
1,110,000 원	원	1,700,000 원	590,000 원	1,110,000 원
원	원	원	원	원

건강보험 대상자

⑤ 기준액 : 보청기의 경우 후기적합관리비용을 제외한 금액을 적습니다.

⑥ 고시금액 : 「국민건강보험법 시행규칙」 별표7 제1호나목에 따라 보건복지부장관이 고시한 금액을 적습니다.

⑦ 실구입(판매)금액 : 구입한 보조기기의 실제 구입(판매)금액을 적습니다.

실구입(판매)금액은 가입자나 피부양자가 지출한 금액 명세를 확인할 수 있는 서류에 기재된 금액의 합계와 일치해야 합니다.

⑧ 본인부담액 : 급여를 받을 사람의 부담액을 적습니다. 실구입(판매)금액이 기준액보다 적은 경우에는 기준액 · 고시금액 · 실구입(판매)금액 중 가장 낮은 금액의 10%에 해당하는 금액을 적고, 실구입(판매)금액이 기준액보다 많은 경우에는 기준액 · 고시금액 · 실구입(판매)금액 중 가장 낮은 금액의 10%에 해당하는 금액과 실구입(판매)금액과 기준액의 차액[실구입(판매)금액이 고시금액보다 많은 경우에는 고시금액과 기준액의 차액을 말합니다]을 합산한 금액을 적습니다.

⑨ 청구금액 : ⑤, ⑥ 및 ⑦ 중 가장 낮은 금액의 90%에 해당하는 금액을 적습니다. 다만,「국민건강보험법 시행령」 별표 2 제3호라목1) · 2)에 해당하는 경감 대상자는 가장 낮은 금액의 100%에 해당하는 금액을 적습니다.

의료급여 수급권자

⑥ 기준액 :「국민건강보험법 시행규칙」 별표 7 제2호의 보조기기 유형 및 구분 항목별 기준액을 적습니다.

⑦ 고시금액 : 전동휠체어, 전동스쿠터 및 자세보조용구만 보건복지부장관이 고시한 금액을 적습니다.

⑧ 실구입금액 : 구입한 보조기기의 실제 구입금액(세금계산서의 금액을 말합니다)을 적습니다.

⑨ 본인부담액 : 구입한 보조기기 중 본인이 직접 납부한 본인부담총액을 적습니다.

⑩ 청구금액 : ⑥, ⑦ 및 ⑧ 중 가장 낮은 금액을 적습니다.

※ 보청기 적합관리 급여 청구서 작성 예시

건강보험 대상자

④ 적합관리 차수	[√] 1차, [ ] 2차, [ ] 3차, [ ] 4차 ※ 내구연한기간을 제품 구입1년 후 부터 1개년으로 나눈 것을 의미하며 동 차수 내 서비스 제공횟수가 아닙니다.				
⑥적합관리일자	⑦ 적합관리 서비스 내용		제공여부 (O, X)	적합관리 제공자 성명	급여받은 사람
2022.03.04.	1. 보청기 사용 및 관리에 관한 상담		O	이OO	(서명)
2022.03.04.	2. 청각평가		O	이OO	
2022.03.04.	3. 보청기 조절		O	이OO	
	4. 청능훈련 (선택)				
⑧서비스 금액	75,000 원	⑨본인부담액	30,000 원	⑩ 청구금액	45,000 원

의료급여 수급권자

④ 적합관리 차수	[√] 1차, [ ] 2차, [ ] 3차, [ ] 4차 ※ 내구연한기간을 제품 구입1년 후 부터 1개년으로 나눈 것을 의미하며 동 차수 내 서비스 제공횟수가 아닙니다.				
⑥적합관리일자	⑦ 적합관리 서비스 내용		제공여부 (O, X)	적합관리 제공자 성명	급여받은 사람
2022.03.04.	1. 보청기 사용 및 관리에 관한 상담		O	이OO	(서명)
2022.03.04.	2. 청각평가		O	이OO	
2022.03.04.	3. 보청기 조절		O	이OO	
	4. 청능훈련 (선택)				
⑧서비스 금액	75,000 원	⑨본인부담액	25,000 원	⑩ 청구금액	50,000 원

⑨ : 서비스 금액 중 본인이 실제로 부담한 금액을 적습니다. 서비스 금액이 1차수 급여기준액인 50,000원보다 초과하는 경우 급여기준액, 서비스 금액 중 낮은 금액의 10%에 해당하는 금액과 서비스금액과 급여기준액의 차액을 합산한 금액을 적습니다.

⑩ : ⑧ 과 급여기준액인 50,000원 중 낮은 금액의 90%에 해당하는 금액을 적습니다. 다만 「국민건강보험법 시행령」별표2 제3호라목1)·2)에 해당하는 경감 대상자는 가장 낮은 금액의 100%에 해당하는 금액을 적습니다.

질문8. 후기 적합관리가 뭔가요?

후기 적합관리는 아래 사항을 포함합니다.

① 청각평가 ; 보청기 선정과 조절을 위한 목적으로 사용하는 것으로, 청력 손실의 유형, 정도 및 형태, 의사소통능력의 정도 등을 파악합니다.

② 보청기 조절 ; 물리적 변형과 전기음향적 조절을 포함한 서비스입니다.

- 물리적 변형 : 편안한 착용감을 위하여 필요한 경우 보청기 외형, 귀꽂이, 환기구 등을 변형합니다.
- 전기음향적 조절 : 급여 받을 사람의 청력도에 근거하여 주파수별 이득, 최대출력, 압축비율 등을 조정합니다.

③ 청능훈련(선택 사항) ; 다양한 환경에서 보청기를 통한 의사소통 능력 향상을 위하여 개별화된 훈련 프로그램을 말합니다.

참고문헌

1. Newman CW, Jacobson GP, Spitzer JB. Development of the Tinnitus Handicap Inventory. Arch Otolaryngol Head Neck Surg. 1996 Feb;122(2):143-8.
2. Biesinger E, Heiden C, Greimel V, Lendle T, Hoing R, Albegger K. [Strategies in ambulatory treatment of tinnitus]. HNO. 1998 Feb;46(2):157-69.
3. Cima RFF, Mazurek B, Haider H, Kikidis D, Lapira A, Norena A, et al. A multidisciplinary European guideline for tinnitus: diagnostics, assessment, and treatment. HNO. 2019 Mar;67(Suppl 1):10-42.
4. Weinstein, B. E. Introduction: Customer satisfaction with and benefit from hearing aids. Seminars in Hearing. 1997 Feb;18(1):3 – 5.
5. 국민건강보험법 시행규칙 [시행 2022. 1. 1.] [보건복지부령 제834호, 2021. 10. 14., 일부개정] (https://www.law.go.kr/법령/국민건강보험법시행규칙)
6. 의료급여법 시행규칙 [시행 2022. 1. 1.] [보건복지부령 제828호, 2021. 9. 14., 일부개정] (https://www.law.go.kr/법령/의료급여법시행규칙)
7. 장애인보조기기 보험급여 기준 등 세부사항 [시행 2021. 12. 1.] [보건복지부 고시 제2021-287호, 2021. 11. 26., 일부개정] (https://www.law.go.kr/행정규칙/장애인보조기기보험급여기준등세부사항/(2021-287,20211126))
8. 장애인 보청기 급여제품 및 결정가격 고시 [시행 2021. 11. 1.] [보건복지부 고시 제2021-264호, 2021. 11. 1., 전부개정] (https://www.law.go.kr/행정규칙/장애인보청기급여제품및결정가격고시/(2021-264,20211101))

부록. 장애인 보청기 급여제품 및 결정가격 고시 [시행 2021. 11. 1.] [보건복지부고시 제2021-264호, 2021. 11. 1., 전부개정] (https://www.law.go.kr/행정규칙/장애인보청기급여제품및결정가격고시/(2021-264,20211101))

○ **제품군 I(70만원 이하) : 12개 제품**

연번	제품코드	제품명	형태	가격(원)	업체명
1	D22058135013	GAN290-DVI	귀걸이형	550,000	주식회사 지엔히어링코리아
2	D22088045005	NE 1 PR	오픈형	600,000	디만트코리아 주식회사
3	D22018040009	Nevara 1 CIC P	고막형	600,000	디만트코리아 주식회사
4	D22038040003	Nevara 1 ITC	귓속형	600,000	디만트코리아 주식회사
5	D22058045012	SR 3 SP	귀걸이형	600,000	디만트코리아 주식회사
6	D22058085017	Phonak Vitus BTE-UP	귀걸이형	600,000	소노바코리아 유한회사
7	D22058085018	Phonak Vitus+ BTE-UP	귀걸이형	600,000	소노바코리아 유한회사
8	D22038080019	Phonak Vitus+ ITE-312	귓속형	600,000	소노바코리아 유한회사
9	D22038090001	Enchant 20-10	고막형	650,000	우리와우보청기
10	D22088085026	KS 10.0	오픈형	674,500	소노바코리아 유한회사

연번	제품코드	제품명	형태	가격(원)	업체명
11	D22088145006	Pure 1px	오픈형	700,000	더블유에스오디올리지코리아 유한회사 오퍼레이션 지점
12	D22088085029	Phonak Vitus+ RIC-312T	오픈형	700,000	소노바코리아 유한회사

○ **제품군 II(70만원 초과 ~ 90만원) : 24개 제품**

연번	제품코드	제품명	형태	가격(원)	업체명
1	D22018145004	Insio 1px CIC	고막형	720,000	더블유에스오디올리지코리아 유한회사 오퍼레이션 지점
2	D22088015001	AUDIBEL VIA 1200 RIC R	오픈형	800,000	(주)스타키코리아
3	D22038010001	Starkey HIGH-P 1200 ITC	귀속형	800,000	(주)스타키코리아
4	D22018010002	Starkey HIGH-PP 1200 CIC	고막형	800,000	(주)스타키코리아
5	D22038010004	Starkey HIGH-SP 1200 ITC	귀속형	800,000	(주)스타키코리아
6	D22088145005	Cellion 2px	오픈형	800,000	더블유에스오디올리지코리아 유한회사 오퍼레이션 지점

연번	제품코드	제품명	형태	가격(원)	업체명
7	D22018145005	Insio 2px CIC	고막형	800,000	더블유에스오디올리지코리아 유한회사 오퍼레이션 지점
8	D22038145006	Insio 2px ITC	귓속형	800,000	더블유에스오디올리지코리아 유한회사 오퍼레이션 지점
9	D22088145007	Pure 2px	오픈형	800,000	더블유에스오디올리지코리아 유한회사 오퍼레이션 지점
10	D22058045009	PH7 SP	귀걸이형	800,000	디만트코리아 주식회사
11	D22018080014	Phonak Vitus+ ITE-10 NW O	고막형	800,000	소노바코리아 유한회사
12	D22038080007	Shine Rev + 10 A Omni	고막형	800,000	소노바코리아 유한회사
13	D22038080008	Shine Rev + 312 W Dir	외이도형	800,000	소노바코리아 유한회사
14	D22058085009	Shine Rev + P	귀걸이형	800,000	소노바코리아 유한회사
15	D22088085009	Shine Rev + RIC	오픈형	800,000	소노바코리아 유한회사
16	D22058085010	Shine Rev + UP	귀걸이형	800,000	소노바코리아 유한회사
17	D22058015001	Audibel A4 iQ GOLD BTE 13	귀걸이형	850,000	(주)스타키코리아

연번	제품코드	제품명	형태	가격(원)	업체명
18	D22038090002	Enchant 20-312	귓속형	850,000	우리와우보청기
19	D22058015002	Audibel A4 iQ GOLD BTE 13 Power Plus	귀걸이형	900,000	(주)스타키코리아
20	D22058015007	STARKEY LIVIO 1200 BTE 13	귀걸이형	900,000	(주)스타키코리아
21	D22088015004	STARKEY LIVIO 1200 RIC R	오픈형	900,000	(주)스타키코리아
22	D22018070002	Aura L140M	고막형	900,000	세기스타(주) 대구공장
23	D22018080013	Phonak Virto V30-10 NW O	고막형	900,000	소노바코리아 유한회사
24	D22048130031	RLY3ITE-DW-UP	외이도형	900,000	주식회사지엔히어링코리아

○ **제품군 III(90만원 초과 ~ 111만원) : 108개 제품**

연번	제품코드	제품명	형태	가격(원)	업체명
1	D22018010001	Starkey HIGH-P 1600 CIC	고막형	950,000	(주)스타키코리아
2	D22038010003	Starkey HIGH-PP 1600 ITC	귓속형	950,000	(주)스타키코리아
3	D22048010001	Starkey HIGH-SP 1600 ITE	외이도형	950,000	(주)스타키코리아
4	D22058015010	Starkey Muse iQ i2000 BTE 13 Power Plus	귀걸이형	950,000	(주)스타키코리아

연번	제품코드	제품명	형태	가격(원)	업체명
5	D22018145006	Insio 3px CIC	고막형	950,000	더블유에스오디올리지코리아 유한회사 오퍼레이션 지점
6	D22038145007	Insio 3px ITC	귓속형	950,000	더블유에스오디올리지코리아 유한회사 오퍼레이션 지점
7	D22018040020	ZR3 CIC	고막형	950,000	디만트코리아 주식회사
8	D22018040021	ZR3 CIC P	고막형	950,000	디만트코리아 주식회사
9	D22018040022	ZR3 IIC	고막형	950,000	디만트코리아 주식회사
10	D22018040023	ZR3 IIC P	고막형	950,000	디만트코리아 주식회사
11	D22038040007	ZR3 ITC	귓속형	950,000	디만트코리아 주식회사
12	D22088045011	ZR3 MNR	오픈형	950,000	디만트코리아 주식회사
13	D22088085001	AQ sound XC 5-R	오픈형	950,000	소노바코리아 유한회사
14	D22038080001	jam SHD 5-10	고막형	950,000	소노바코리아 유한회사
15	D22058085014	Phonak Naida M30-SP	귀걸이형	950,000	소노바코리아 유한회사
16	D22038080014	Phonak Virto B30-312	귓속형	950,000	소노바코리아 유한회사

연번	제품코드	제품명	형태	가격(원)	업체명
17	D22018080006	Phonak Virto B30-312 NW O	고막형	950,000	소노바코리아 유한회사
18	D22038080018	Phonak Virto V30-312	귓속형	950,000	소노바코리아 유한회사
19	D22018080003	T Insera 600 10A Omni	고막형	950,000	소노바코리아 유한회사
20	D22038080013	T Insera 600 312 Omni	귓속형	950,000	소노바코리아 유한회사
21	D22048080001	T Insera 600 W 312 Dir	외이도형	950,000	소노바코리아 유한회사
22	D22018130029	AMZ6CIC-W-MP	고막형	950,000	주식회사 지엔히어링코리아
23	D22018130030	RE5CIC-W-HP	고막형	950,000	주식회사 지엔히어링코리아
24	D22018130031	RE5CIC-W-MP	고막형	950,000	주식회사 지엔히어링코리아
25	D22088135012	PZ861-DRW	오픈형	990,000	주식회사 지엔히어링코리아
26	D22088135013	PZ861-DRWC	오픈형	990,000	주식회사 지엔히어링코리아
27	D22088135014	PZ862-DRWT	오픈형	990,000	주식회사 지엔히어링코리아
28	D22058135014	PZ888-DW	귀걸이형	990,000	주식회사 지엔히어링코리아
29	D22088015002	AUDIBEL VIA 1600 RIC R	오픈형	1,000,000	(주)스타키코리아

연번	제품코드	제품명	형태	가격(원)	업체명
30	D22058015008	STARKEY LIVIO 1600 BTE 13	귀걸이형	1,000,000	(주)스타키코리아
31	D22088015005	STARKEY LIVIO 1600 RIC 312	오픈형	1,000,000	(주)스타키코리아
32	D22088015006	STARKEY LIVIO 1600 RIC R	오픈형	1,000,000	(주)스타키코리아
33	D22018145009	Insio 7px IIC	고막형	1,000,000	더블유에스오디올리지코리아 유한회사 오퍼레이션 지점
34	D22088085018	DX MoXi Fit 3	오픈형	1,000,000	소노바코리아 유한회사
35	D22088085022	DX MoXi Move R 3	오픈형	1,000,000	소노바코리아 유한회사
36	D22088085005	Phonak Audeo M30-312	오픈형	1,000,000	소노바코리아 유한회사
37	D22088085006	Phonak Audeo M30-R	오픈형	1,000,000	소노바코리아 유한회사
38	D22088145008	Pure 3px	오픈형	1,020,000	더블유에스오디올리지코리아 유한회사 오퍼레이션 지점
39	D22038010002	Starkey HIGH-P 2000 ITC	귓속형	1,050,000	(주)스타키코리아
40	D22038010005	Starkey HIGH-SP 2000 ITC	귓속형	1,050,000	(주)스타키코리아

연번	제품코드	제품명	형태	가격(원)	업체명
41	D22058015011	Starkey Muse iQ i2400 BTE 13 Power Plus	귀걸이형	1,050,000	(주)스타키코리아
42	D22058145004	Motion SP 3px	귀걸이형	1,050,000	더블유에스오디올리지코리아 유한회사 오퍼레이션 지점
43	D22088045008	AO5 MNR T R	오픈형	1,050,000	디만트코리아 주식회사
44	D22088045009	F300 miniRITE R	오픈형	1,050,000	디만트코리아 주식회사
45	D22058045013	PG30 BTE SP	귀걸이형	1,050,000	디만트코리아 주식회사
46	D22058045014	PG30 BTE UP	귀걸이형	1,050,000	디만트코리아 주식회사
47	D22018070001	Aura L170L	고막형	1,050,000	세기스타(주) 대구공장
48	D22038070002	Aura L173H	귓속형	1,050,000	세기스타(주) 대구공장
49	D22038080015	Phonak Virto B50-312	귓속형	1,050,000	소노바코리아 유한회사
50	D22018080008	Phonak Virto B50-312 NW O	고막형	1,050,000	소노바코리아 유한회사
51	D22038130054	AMZ6ITC-DW-MP	귓속형	1,050,000	주식회사 지엔히어링코리아
52	D22058135015	BBU695-DWT	귀걸이형	1,050,000	주식회사 지엔히어링코리아

연번	제품코드	제품명	형태	가격(원)	업체명
53	D22018130001	LND17CIC-HP	고막형	1,050,000	주식회사 지엔히어링코리아
54	D22018130002	LND17CIC-LP	고막형	1,050,000	주식회사 지엔히어링코리아
55	D22018130003	LND17CIC-MP	고막형	1,050,000	주식회사 지엔히어링코리아
56	D22018130004	LND17CIC-UP	고막형	1,050,000	주식회사 지엔히어링코리아
57	D22038130004	LND17ITC-HP	귓속형	1,050,000	주식회사 지엔히어링코리아
58	D22038130005	LND17ITC-MP	귓속형	1,050,000	주식회사 지엔히어링코리아
59	D22038130007	LND17ITC-W-HP	귓속형	1,050,000	주식회사 지엔히어링코리아
60	D22038130008	LND17ITC-W-MP	귓속형	1,050,000	주식회사 지엔히어링코리아
61	D22018130021	LS9CIC-HP	고막형	1,050,000	주식회사 지엔히어링코리아
62	D22018130023	LS9CIC-MP	고막형	1,050,000	주식회사 지엔히어링코리아
63	D22018130024	LS9CIC-UP	고막형	1,050,000	주식회사 지엔히어링코리아
64	D22038130045	LS9ITC-HP	귓속형	1,050,000	주식회사 지엔히어링코리아
65	D22038130046	LS9ITC-MP	귓속형	1,050,000	주식회사 지엔히어링코리아

연번	제품코드	제품명	형태	가격(원)	업체명
66	D22038130055	RE5ITC-DW-MP	귓속형	1,050,000	주식회사 지엔히어링코리아
67	D22038130056	RE5ITC-DWT-HP	귓속형	1,050,000	주식회사 지엔히어링코리아
68	D22038130057	RE5ITC-DWT-MP	귓속형	1,050,000	주식회사 지엔히어링코리아
69	D22048130028	RE5ITE-DW-MP	외이도형	1,050,000	주식회사 지엔히어링코리아
70	D22048130029	RE5ITE-DWT-HP	외이도형	1,050,000	주식회사 지엔히어링코리아
71	D22048130030	RE5ITE-DWT-MP	외이도형	1,050,000	주식회사 지엔히어링코리아
72	D22088015003	AUDIBEL VIA 2000 RIC R	오픈형	1,100,000	(주)스타키코리아
73	D22018010003	Starkey HIGH-PP 2000 CIC	고막형	1,100,000	(주)스타키코리아
74	D22088015007	STARKEY LIVIO 2000 RIC 312	오픈형	1,100,000	(주)스타키코리아
75	D22088015008	STARKEY LIVIO 2000 RIC R	오픈형	1,100,000	(주)스타키코리아
76	D22018145007	Insio 5px CIC	고막형	1,100,000	더블유에스오디올리지코리아 유한회사 오퍼레이션 지점
77	D22038145008	Insio 5px ITC	귓속형	1,100,000	더블유에스오디올리지코리아 유한회사 오퍼레이션 지점

연번	제품코드	제품명	형태	가격(원)	업체명
78	D22018040005	G400 CIC	고막형	1,100,000	디만트코리아 주식회사
79	D22018040006	G400 CIC P	고막형	1,100,000	디만트코리아 주식회사
80	D22018040007	G400 IIC	고막형	1,100,000	디만트코리아 주식회사
81	D22018040008	G400 IIC P	고막형	1,100,000	디만트코리아 주식회사
82	D22038040002	G400 ITC	귓속형	1,100,000	디만트코리아 주식회사
83	D22088045003	G400 miniRITE	오픈형	1,100,000	디만트코리아 주식회사
84	D22088085012	AQ sound XC 7-R	오픈형	1,100,000	소노바코리아 유한회사
85	D22088085019	DX MoXi Fit 5	오픈형	1,100,000	소노바코리아 유한회사
86	D22088085023	DX MoXi Move R 5	오픈형	1,100,000	소노바코리아 유한회사
87	D22018080002	jam SHD 7-10	고막형	1,100,000	소노바코리아 유한회사
88	D22058085015	Phonak Naida M50-SP	귀걸이형	1,100,000	소노바코리아 유한회사
89	D22018080007	Phonak Virto B50-10 NW O	고막형	1,100,000	소노바코리아 유한회사
90	D22018080010	Phonak Virto M50-10 NW O	고막형	1,100,000	소노바코리아 유한회사

연번	제품코드	제품명	형태	가격(원)	업체명
91	D22038080016	Phonak Virto M50-312	귓속형	1,100,000	소노바코리아 유한회사
92	D22018080011	Phonak Virto M50-312 NW O	고막형	1,100,000	소노바코리아 유한회사
93	D22088085027	sound XC 7-R312	오픈형	1,100,000	소노바코리아 유한회사
94	D22018080004	T Insera 700 10A Omni	고막형	1,100,000	소노바코리아 유한회사
95	D22088135010	Amaze AMZ663-DRWC	오픈형	1,100,000	주식회사 지엔히어링코리아
96	D22088135011	Amaze AMZ664-DRW	오픈형	1,100,000	주식회사 지엔히어링코리아
97	D22088135009	AMZ663-DRW	오픈형	1,100,000	주식회사 지엔히어링코리아
98	D22088135001	LND1763-DRW	오픈형	1,100,000	주식회사 지엔히어링코리아
99	D22038130001	LND17ITC-DW-HP	귓속형	1,100,000	주식회사 지엔히어링코리아
100	D22038130002	LND17ITC-DW-MP	귓속형	1,100,000	주식회사 지엔히어링코리아
101	D22088135006	LS961-DRW	오픈형	1,100,000	주식회사 지엔히어링코리아
102	D22088135007	LS962-DRW	오픈형	1,100,000	주식회사 지엔히어링코리아
103	D22058135009	LS988-DW	귀걸이형	1,100,000	주식회사 지엔히어링코리아

연번	제품코드	제품명	형태	가격(원)	업체명
104	D22038130042	LS9ITC-DW-HP	귓속형	1,100,000	주식회사 지엔히어링코리아
105	D22038130043	LS9ITC-DW-MP	귓속형	1,100,000	주식회사 지엔히어링코리아
106	D22048130025	LS9ITE-DW-HP	외이도형	1,100,000	주식회사 지엔히어링코리아
107	D22088135015	RE561-DRW	오픈형	1,100,000	주식회사 지엔히어링코리아
108	D22088135016	RE561-DRWC	오픈형	1,100,000	주식회사 지엔히어링코리아

○ 제품군 IV(111만원 초과) : 42개 제품

연번	제품코드	제품명	형태	가격(원)	업체명
1	D22058015009	STARKEY LIVIO 2400 BTE 13	귀걸이형	1,150,000	(주)스타키코리아
2	D22088015009	STARKEY LIVIO 2400 RIC 312	오픈형	1,150,000	(주)스타키코리아
3	D22088015010	STARKEY LIVIO 2400 RIC R	오픈형	1,150,000	(주)스타키코리아
4	D22018080005	T Insera 800 10A Omni	고막형	1,150,000	소노바코리아 유한회사
5	D22018080001	Phonak Brio 4 I-10 NW O	고막형	1,190,000	소노바코리아 유한회사
6	D22058045007	PG30 C BTE SP	귀걸이형	1,200,000	디만트코리아 주식회사

연번	제품코드	제품명	형태	가격(원)	업체명
7	D22058045008	PG30 C BTE UP	귀걸이형	1,200,000	디만트코리아 주식회사
8	D22088085013	AQ sound XC 9-R	오픈형	1,200,000	소노바코리아 유한회사
9	D22088085014	Phonak Audeo M50-312	오픈형	1,200,000	소노바코리아 유한회사
10	D22088085015	Phonak Audeo M50-R	오픈형	1,200,000	소노바코리아 유한회사
11	D22058085016	Phonak Naida M70-SP	귀걸이형	1,200,000	소노바코리아 유한회사
12	D22058085005	Phonak Sky M30-M	귀걸이형	1,200,000	소노바코리아 유한회사
13	D22058085026	Phonak Sky M30-PR	귀걸이형	1,200,000	소노바코리아 유한회사
14	D22058085025	Phonak Sky M30-SP	귀걸이형	1,200,000	소노바코리아 유한회사
15	D22088085028	sound XC 9-R312	오픈형	1,200,000	소노바코리아 유한회사
16	D22018145008	Insio 7px CIC	고막형	1,250,000	더블유에스오디올리지코리아 유한회사 오퍼레이션 지점
17	D22038145009	Insio 7px ITC	귓속형	1,250,000	더블유에스오디올리지코리아 유한회사 오퍼레이션 지점
18	D22018040016	G500 CIC	고막형	1,250,000	디만트코리아 주식회사

연번	제품코드	제품명	형태	가격(원)	업체명
19	D22018040017	G500 CIC P	고막형	1,250,000	디만트코리아 주식회사
20	D22018040018	G500 IIC	고막형	1,250,000	디만트코리아 주식회사
21	D22018040019	G500 IIC P	고막형	1,250,000	디만트코리아 주식회사
22	D22038040006	G500 ITC	귓속형	1,250,000	디만트코리아 주식회사
23	D22088045010	G500 miniRITE	오픈형	1,250,000	디만트코리아 주식회사
24	D22088085020	DX MoXi Fit 7	오픈형	1,300,000	소노바코리아 유한회사
25	D22088085024	DX MoXi Move R 7	오픈형	1,300,000	소노바코리아 유한회사
26	D22018080012	Phonak Virto M70-10 NW O	고막형	1,300,000	소노바코리아 유한회사
27	D22038080017	Phonak Virto M70-312	귓속형	1,300,000	소노바코리아 유한회사
28	D22018085009	Phonak Virto B70-Titanium	고막형	1,350,000	소노바코리아 유한회사
29	D22088085021	DX MoXi Fit 9	오픈형	1,400,000	소노바코리아 유한회사
30	D22088085025	DX MoXi Move R 9	오픈형	1,400,000	소노바코리아 유한회사
31	D22088085016	Phonak Audeo M70-312	오픈형	1,400,000	소노바코리아 유한회사

연번	제품코드	제품명	형태	가격(원)	업체명
32	D22088085017	Phonak Audeo M70-R	오픈형	1,400,000	소노바코리아 유한회사
33	D22058085006	Phonak Sky M50-M	귀걸이형	1,400,000	소노바코리아 유한회사
34	D22058085007	Phonak Sky M50-PR	귀걸이형	1,400,000	소노바코리아 유한회사
35	D22058085024	Phonak Sky M50-SP	귀걸이형	1,400,000	소노바코리아 유한회사
36	D22058085023	Phonak Sky M70-M	귀걸이형	1,700,000	소노바코리아 유한회사
37	D22058085022	Phonak Sky M70-PR	귀걸이형	1,700,000	소노바코리아 유한회사
38	D22058085021	Phonak Sky M70-SP	귀걸이형	1,700,000	소노바코리아 유한회사
39	D22058085020	Phonak Sky M90-PR	귀걸이형	1,800,000	소노바코리아 유한회사
40	D22058085019	Phonak Sky M90-SP	귀걸이형	1,800,000	소노바코리아 유한회사
41	D22108045001	Ponto 3	골도형	4,100,000	디만트코리아 주식회사
42	D22108045002	Ponto 3 Super-Power	골도형	4,100,000	디만트코리아 주식회사

CHAPTER 12

병원에서의 보청기 처방관리 가이드라인

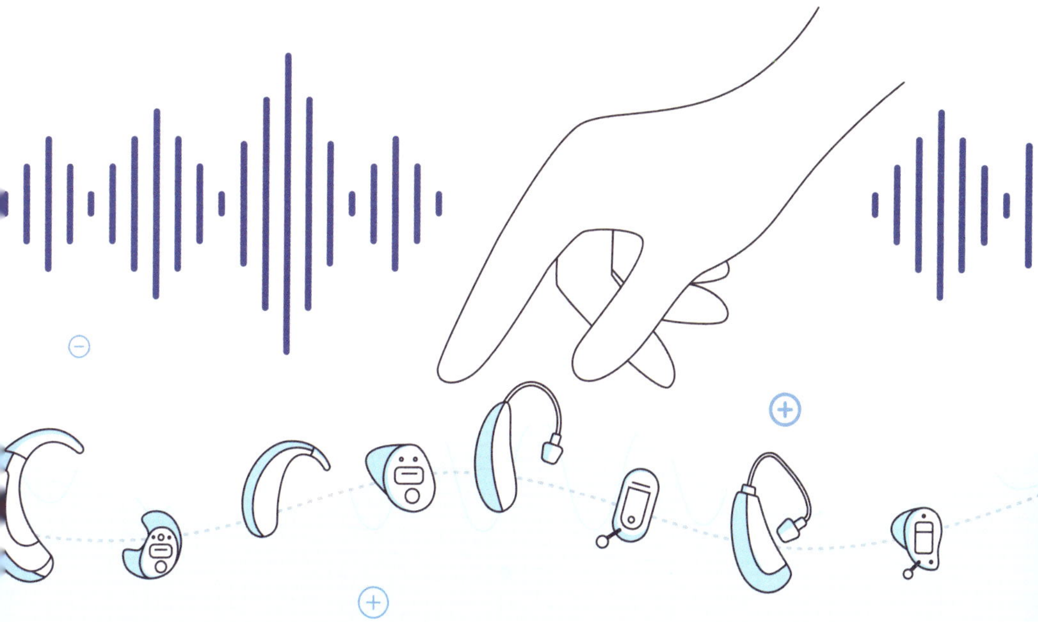

본 가이드라인은 대한이과학회 보청기연구회에서 1년간 심의하여 결정한 내용으로 환자들의 효과적이고 적합한 보청기 재활을 위한 것이다. 보청기를 통한 청각재활이 의사, 간호사, 청각사, 업체 등 많은 이들의 협력과 도움으로 이루어지는 것으로 좀 더 신뢰있고 책임있는 관리를 하고자 함이 본 가이드라인의 설정 취지이다.

1 대상

보청기 상담을 위해 병원내에서 환자와 관계된 병원의료 인력, 보청기 판매회사 및 직원.

2 목적

병원 진료를 통해 보청기를 필요로 하는 환자들이 안심하고 장기적으로 병원 진료를 통해 보청기를 관리 받을 수 있는 여건을 조성.

3 병원내 보청기 관리 가이드라인

① 병원에 내원한 환자들의 편의를 위해 가급적 보청기의 원내처방코드를 통해 보청기를 처방.

② 병원내 청각검사 업무 외 보청기 관련 업무의 가중을 피하고 환자들의 불편감을 최소화하기 위해 보청기 전담 청각사를 고용하는 것이 바람직함.

③ 전담 청각사의 경우, 이해 상충의 문제를 방지하기 위해 보청기 상담 관련 업무를 문서화하여 규정하는 것을 권고.

④ 보청기 회사 선정 및 구입과 관련하여 이해상충의 문제를 방지하기 위해 단일회사 선정을 가급적 자제.

4 보청기 판매회사 지침

① 보청기 판매회사는 보청기 판매업을 하는 데 있어 제품에 대한 식견을 갖추고 근면성실하며 환자를 대하는 데 친절한 언행을 갖춘 직원을 고용하고 지속적인 교육을 실시(인력 현황 및 경력 서류 첨부).

② 보청기 판매회사는 장기적으로 병원내 보청기 판매 및 관리가 가능한 재정적 안정성 구축(재무재표 첨부).

③ 보청기 판매회사는 불공정한 가격 및 제품을 배격하고 정당하고 적정한 제품만을 판매하도록 함.

④ 보청기 판매회사는 환자들의 장기적인 보청기 관리를 위해 5년 이상 보청기 관련 데이터를 보관하도록 함.

⑤ 보청기 판매회사는 업종간 과다경쟁을 자제하고 자신이 행한 행동에 대해 책임을 지며, 부득이한 사유로 병원내 영업을 중단하게 될 경우, 새로운 회사에게 기존의 보청기 관련 자료 (코드, 장기 관리 환자 정보 등)의 인수인계 작업을 성실하게 수행. (인수인계 서약서 첨부)

5 보청기 병원내 상담 가이드라인

① 상담 담당자 (의사, 전담청각사, 판매회사 직원)는 난청으로 병원에 내원하여 보청기를 필요로 하는 환자들이 안심하고 자신에게 맞는 보청기를 착용할 있도록 성실하고 정직하게 상담에 임하도록 함.

② 환자들이 안심하고 상담에 임할 수 있도록 환자 관련 개인정보를 절대로 유출 금지. (개인정보 노출 금지 서약서 첨부)

③ 상담 담당자는 보청기가 필요하여 병원에 내원하는 환자들에게 의사의 처방에 따른 보청기를 상담해야 하고, 병원내 수납이 아닌 임의직거래 형태나 별도의 호객행위는 하지 않도록 함.

2021년 11월 16일

대한이과학회 보청기연구회

회장 정연훈

첨부자료

1. 보청기 회사 재무재표
2. 회사 인력 현황 및 경력 서류
3. 인수인계 서약서
4. 개인정보 노출 금지 서약서

찾아보기

한글

영문

A · B · C

E · F · H

I · K · L · M

N · O · P

R · S

T · U · V · W